Christian Asche

Tamoxifen

Für Felix, Johannes und Gesa

***

Florian Fani danke ich für die wertvollen sprachlichen und fachlichen Verbesserungen.

CHRISTIAN ASCHE

TAMOXIFEN

Rediroma-Verlag

Bibliografische Information der Deutschen Nationalbibliothek:

Die Deutsche Nationalbibliothek verzeichnet diese Publikation in der Deutschen Nationalbibliografie. Detaillierte bibliografische Daten sind im Internet über http://portal.dnb.de abrufbar.

ISBN 978-3-96103-733-9

www.rediroma-verlag.de
54,95 Euro (D)

Textredaktion, Fachlektorat, Formatierung:
Florian Fani • Format:perfekt!

Frontcover: Die Liganden-Bindungsdomäne des humanen Estrogen-Rezeptors alpha im Komplex mit 4-Hydroxytamoxifen. PDB-Eintrag 3ERT; DOI: 10.2210/pdb3ERT/pdb; Shiau, A. K. et al. Cell 1998, 95, 927.

Inhaltsverzeichnis

1. Antiestrogene: selektive Estrogen-Rezeptor-Modulatoren (SERM)

Antiestrogene wie Tamoxifen (u. a. Nolvadex® und Generika) (Strukturformel Abbildung 1.1) haben sich in der Therapie des fortgeschrittenen Mammakarzinoms etabliert. Sie sind nichtsteroidale Antiestrogene, binden kompetitiv an die Hormon-Bindungsstelle des Estrogen-Rezeptors und verhindern die konformative Veränderung, die nötig ist, um Coaktivatoren zu erkennen und eine Rezeptor-Dimerisierung zu ermöglichen. Damit hemmen sie den Transkriptionsprozess und die durch Estrogen-Rezeptoren stimulierte DNS-Synthese (Avendaño und Menéndez 2008). Da sich die Estrogen-Rezeptoren verschiedener Gewebe hinsichtlich ihrer Struktur und Aminosäuresequenz unterscheiden, fällt die biologische Antwort der nichtsteroidalen Antiestrogene gemischt aus. In dem einen Gewebe können sie am Estrogen-Rezeptor als Agonist wirken, in einem anderen aber als Antagonist. Verbindungen dieser Substanzklasse werden deshalb auch als SERM (selektive Estrogen-Rezeptor-Modulatoren) bezeichnet (Avendaño und Menéndez 2008).

Die antineoplastischen Wirkungen der nichtsteroidalen Estrogen-Antagonisten beim Mammakarzinom sind hauptsächlich auf die zu körpereigenem Estradiol kompetitive Bindung an die Bindungsstellen der Estrogen-Rezeptoren in den Karzinomzellen zurückzuführen ([1]Maximov et al. 2013). Zusätzlich finden sich bei dieser Arzneistoffklasse je nach gewebespezifischem agonistischem/antagonistischem Profil weitere Indikationsgebiete. Im Gegensatz dazu weisen die reinen Estrogen-Rezeptor-Antagonisten keinerlei agonistische Restaktivität auf. Von ihrer Struktur her sind sie Analoga der natürlichen Estrogen-Hormone mit Steroid-Gerüst und einer langen, flexiblen Seitenkette am C6. Ebensolche Verbindungen wie das Fulvestrant (u. a. Faslodex®, Strukturformel Abbildung 1.1) besitzen einen Wirkmechanismus, der verschiedene Aspekte umfasst (Osborne et al. 2004, Carlson 2005): Zunächst ist Fulvestrant ein kompetitiver Inhibitor der Estradiol-Bindung am Estrogen-Rezeptor. Die Affinität von Fulvestrant zum Estrogen-Rezeptor beträgt gegenüber dem physiologischen Hormon 89 %. Eine andere Konsequenz der Fulvestrant-Bindung am Estrogen-Rezeptor ist, dass dessen Dimerisierung gehemmt wird. Die Dimerisierung erfolgt physiologisch nach Bindung des Liganden Estradiol und ist essenziell für eine nukleäre Translokation des Rezeptors. Eine Bindung des Fulvestrants führt somit zu monomeren Rezeptoren, die nicht in den Zellkern gelangen und aufgrund einer geringeren Stabilität verstärkt abgebaut werden (Osborne et al. 2004, Avendaño und Menéndez 2008). Die lange C6-Seitenkette des Fulvestrants behindert zudem die Faltung der bedeutsamen Helix 12. Dadurch wird die Bindung anderer nötiger Coaktivatoren verhindert (Osborne et al. 2004, Carlson 2005, Avendaño und Menéndez 2008, Casa et al. 2015). Allerdings sind mittlerweile volle Estrogen-Antagonisten ohne die charakteristische Seitenkette synthetisiert worden (Srinivasan et al. 2017).

Nichtsteroidale Antiestrogene sind Abkömmlinge des Triphenylethylen-Pharmakophors. Die Triphenylethylen-Struktur ist durch sukzessive Modifikation des Prototypen des nichtsteroidalen Estrogen-Agonisten Diethylstilbestrol (Abbildung 1.1) entwickelt worden. Für eine antiestrogene Wirkung essenzielle Partialstrukturen sind die Triphenylethylen-Einheit sowie eine basische, sogenannte antiestrogene Aminoether-Seitenkette in para-Position des Phenyl-Ringes B (Avendaño und Menéndez 2008).

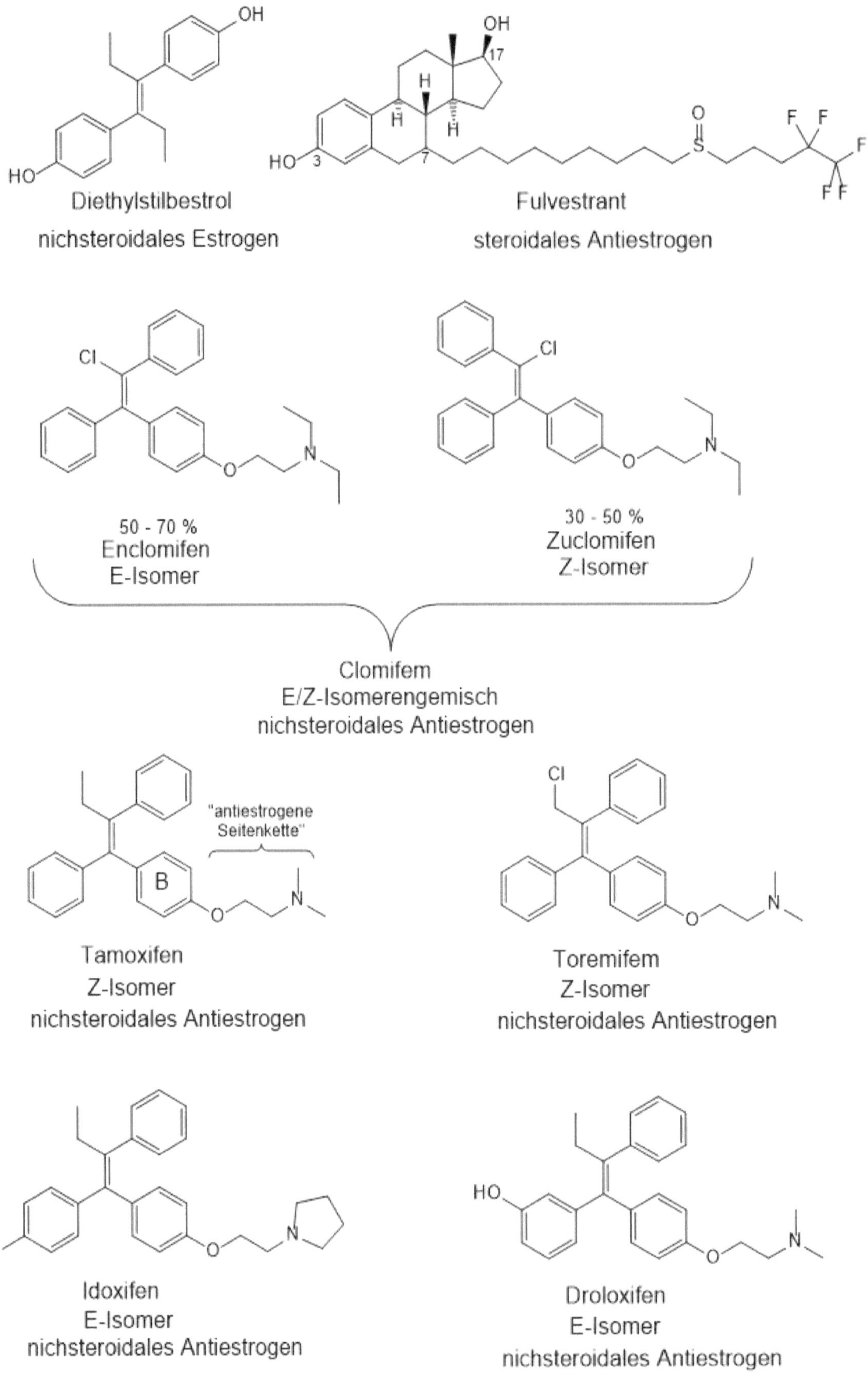

Abbildung 1.1: Strukturformeln des Diethylstilbestrol und des steroidalen Antiestrogens Fulvestrant gegenüber den nichtsteroidalen Antiestrogenen Enclomifen und Zuclomifen als Clomifen-Isomere sowie Tamoxifen, Toremifen, Idoxifen und Droloxifen

Das erste Triphenylethylen-Derivat, das zur Behandlung eines fortgeschrittenen Mammakarzinoms entwickelt wurde, war in den 1960er Jahren Clomifen (Dickey und Holtkamp 1996). Die Entwicklung zur Behandlung des fortgeschrittenen Mammakarzinoms wurde wegen potenzieller Nebenwirkungen – insbesondere aufgrund neurologischer Dysfunktionen – eingestellt (Dickey und Holtkamp 1996, Haskell et al. 1977). Derzeit wird das E/Z-Isomerengemisch Clomifen in Form des Citrat-Salzes als Ovulationsauslöser bei sterilen Frauen mit Kinderwunsch eingesetzt (Fachinformation Clomifen Ferring® 2017). Wie in Abbildung 1.1 dargestellt, ist darin das antiestrogen wirksame E-Diastereomer Enclomifen zu 50–70 % enthalten, das am Estrogen-Rezeptor schwach partialagonistisch wirksame Z-Diastereomer Zuclomifen zu 30–50 %. Insgesamt überwiegt die antiestrogene Wirkung des E-Diastereomers (Johnson et al. 1966, Ernst et al. 1976, Clark und Markaverich 1981, Crewe et al. 2007).

1974 war Tamoxifen (Nolvadex®) das erste Antiestrogen, das in Großbritannien zur Behandlung des fortgeschrittenen Brustkrebses zugelassen wurde (Avendaño und Menéndez 2008). 1977 folgte die FDA-Zulassung für die gleiche Indikation. Im selben Jahr wurde Tamoxifen auch in Deutschland zugelassen und ist seitdem hierzulande Bestandteil der Standardtherapie aller Arten von Estrogen-Rezeptor-positiven Mammakarzinomen. In den 1990er Jahren war Tamoxifen zudem das erste von der FDA zugelassene chemopräventive Krebsmedikament zur Reduktion von Mammakarzinomen bei prä- und postmenopausalen Frauen mit einem hohen Risiko (Jordan 2003). Gegenwärtig wird Tamoxifen in der adjuvanten Therapie nach der Primärbehandlung von Mammakarzinomen und zur Prophylaxe von Rezidiven über fünf Jahre bei Hochrisikopatientinnen eingesetzt. Zusätzlich kommt Tamoxifen off-label bei der Gynäkomastie des (pubertären) Mannes zum Einsatz (Lapid et al. 2013, Wibowo et al. 2016, Mannu et al. 2018).

Basierend auf weltweit verfügbaren Daten können die wichtigsten Schlussfolgerungen einer Tamoxifen-Therapie zusammengefasst werden: Eine fünfjährige Therapie vergrößert das krankheitsfreie I ervall. Die Rezidivrate bei Estrogen-Rezeptor-positiven Frauen wird 15 Jahre nach der Erst gnose halbiert. Die Fünf-Jahres-Therapie ist nicht nur bei postmenopausalen, sondern auc bei prämenopausalen Frauen effektiv. Diese Therapieform erhöht das Gesamtüberleben einem Rückgang der Mortalität nach 15 Jahren. Allerdings erhöht Tamoxifen weder das ankheitsfreie Intervall noch das Gesamtüberleben, wenn ein Estrogen-Rezeptor-negativ Tumor vorliegt. Uneinigkeit besteht darüber, ob Tamoxifen die Inzidenz erhöht, an einer iteren Krebsart zu erkranken (Avendaño und Menéndez 2008). Ausgenommen hiervon ist d Endometriumkarzinom mit einem nachweislich verdreifachten Risiko, wobei der Nutzen eir Tamoxifen-Therapie dennoch deutlich überwiegt (Jordan und Brodie 2007, Zografos et al. 2 8).

amoxifen bzw. seine aktiven Metaboliten, 4-Hydroxytamoxien und Endoxifen, binden mit hoher Affinität auch an andere sogenannte „Off-Targets", wie z. B. an die mikrosomale Antiestrogen-Bindungsstelle (AEBS), an die Proteinkinase C (PKC), an Calmodulin-abhängige Enzyme und an die Acyl-Coenzym-A-Cholesterol-Acyltransferase (ACAT) (de Médina et al. 2004). Der Hemmung der ACAT hat Tamoxifen wahrscheinlich auch einen Teil seiner Lipid-senkenden und damit kardioprotektiven Eigenschaften zuzuschreiben. Hinzu kommt die estrogene Wirkung auf den Lipidstoffwechsel und damit ebenfalls eine Lipid-senkende Wirkung (Maximov et al. 2013).

Aufgrund der nichtspezifischen Aktivierung von Estrogen-Rezeptoren sicherlich nachteilig sind die Estrogen-agonistischen Wirkungen von Tamoxifen in anderen Geweben, deren Zellen Estrogen-Rezeptoren auf ihrer Kernmembran besitzen, wie z. B. in den Knochen und dem Endometrium. Um das erhöhte Risiko von Endometriumkarzinomen zu umgehen, sind einige Antiestrogene bzw. SERM mit einem deutlich reduzierten agonistischen Profil im gynäkologischen Gewebe entwickelt worden (Howell et al. 2004, Avendaño und Menéndez 2008). Toremifen, Droloxifen und Idoxifen, deren Strukturformeln Abbildung 1.1 zu entnehmen ist, sind drei dieser SERM aus der Triphenylethylen-Familie (Howell et al. 2004).

Toremifen kam 1996 in Deutschland auf den Markt und hat mit nur einem zusätzlichen Chlor-Atom am Ethyl-Substituenten dasselbe pharmakologische Wirkprofil wie Tamoxifen. Die etwas schwächere agonistische oder antagonistische Wirkung stand einem scheinbar günstigeren Sicherheitsprofil gegenüber (Mao et al. 2012, Vogel et al. 2014, Ye und Zhai 2014) – bis 2009 in einem Rote-Hand-Brief vor QT-Prolongationen gewarnt wurde. Mittlerweile ist Toremifen vom Markt genommen worden.

Im Gegensatz zu Toremifen induziert Tamoxifen bei Ratten Leberkarzinome nach täglicher Hochdosis-Langzeittherapie. Diese potenziell karzinogene Wirkung des Tamoxifens wird der Bildung DNS-alkylierender Spezies zugeschrieben, die aus der Metabolisierung der Stilben-Partialstruktur hervorgehen (Avendaño und Menéndez 2008). Eine Cytochrom-P450-vermittelte Hydroxylierung an der allylischen Position der Ethyl-Seitenkette kann nach Abspaltung des Alkohols in Form eines Wasser-Moleküls ein hochdelokalisiertes Allyl-Kation bzw. Oxonium-Carbenium-Ion generieren, was über einen S_N1-Mechanismus nukleophile Strukturen der DNS alkyliert (Avendaño und Menéndez 2008). Dieser in Abbildung 1.2 dargestellte Mechanismus würde auch die fehlende Karzinogenität von Toremifen erklären. Die positive Ladung des Allyl-Kations würde im Fall des Toremifens destabilisiert durch den induktiven Effekt des Chlor-Atoms, das genau dem allylischen C-Atom benachbart ist (Abbildung 1.3) (Pagani et al. 2004, Avendaño und Menéndez 2008).

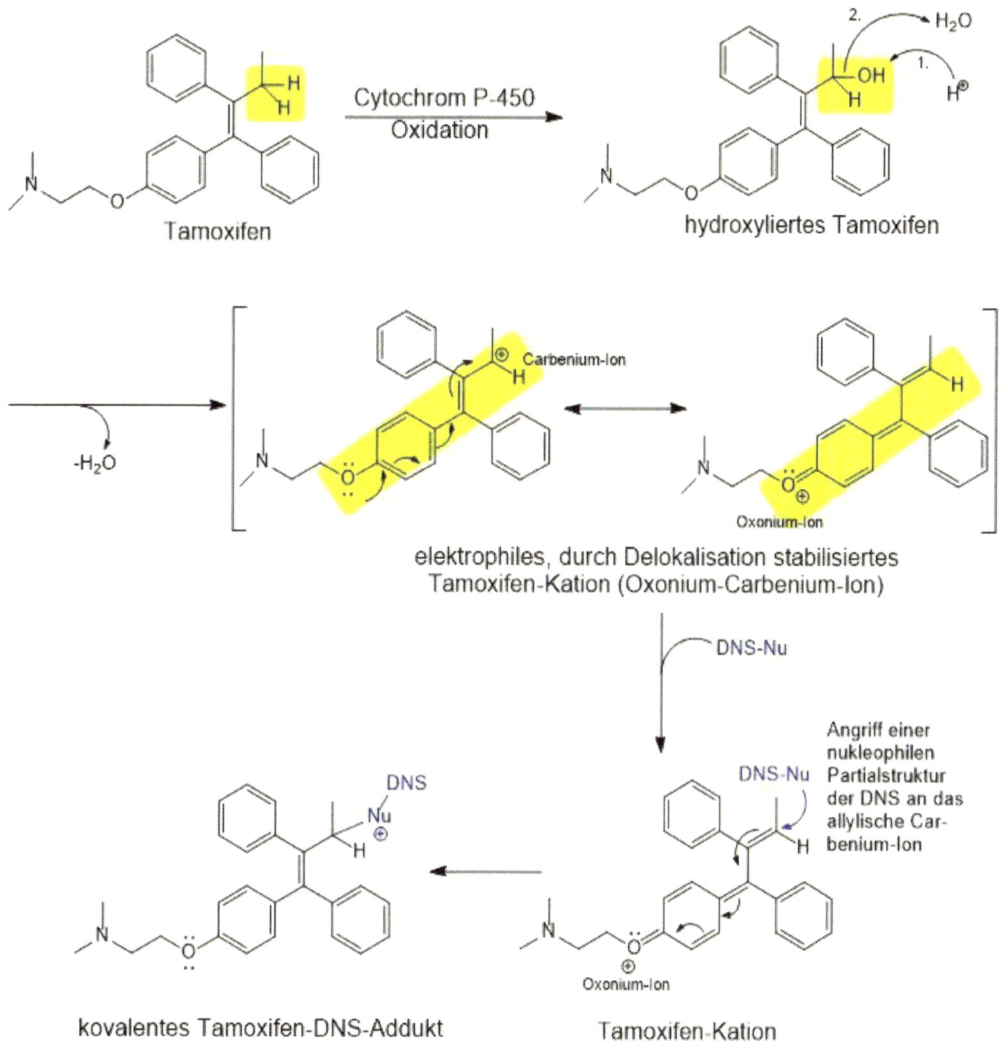

Abbildung 1.2: Postulierter Mechanismus der Alkylierung der DNS als Erklärung für die Langzeit-Toxizität von Tamoxifen (nach Avendaño und Menéndez 2008)

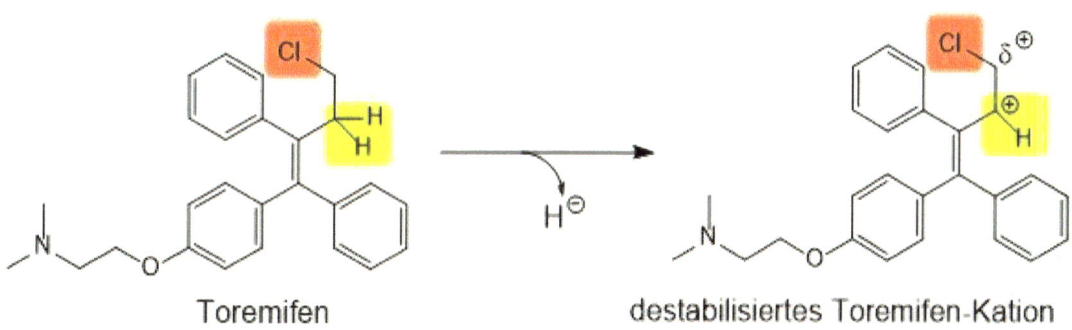

Abbildung 1.3: Destabilisierung des elektrophilen Carbenium-Ions von Toremifen durch den induktiven Effekt des zusätzlichen Chlor-Atoms (nach Avendaño und Menéndez 2008)

Mammakarzinom, Osteoporose und Fertilisationsförderung bei unerfülltem Kinderwunsch sind die Hauptindikationen der nichtsteroidalen Antiestrogene bzw. SERM. Während die Triphenylethylen-Derivate Tamoxifen und dessen Chlor-Analogon Toremifen bei Frauen mit Mammakarzinom eingesetzt werden bzw. wurden und Clomifen zur Ovulationsinduktion bei Frauen mit Kinderwunsch indiziert ist, werden die Zweit- und Drittgenerationen-SERM Raloxifen, Bazedoxifen und Lasofoxifen vorwiegend zur Prophylaxe und Therapie der postmenopausalen Osteoporose eingesetzt (Holzgrabe 2019).

In der Behandlung der Osteoporose haben die SERM ab der zweiten Generation ihre größte Bedeutung. Raloxifen (Evista®) ist der Prototyp der selektiven Estrogen-Rezeptor-Modulatoren der zweiten Generation und seit 1997 verfügbar (Abbildung 1.4). Hier ist man vom Triphenylethylen-Pharmakophor abgewichen und baut stattdessen auf ein 2-(4-Hydroxyphenyl)-6-hydroxy-benzo[b]thiophen-Pharmakophor. Auffällig ist, dass wie bei den Triphenylethylen-Derivaten zwei phenolische Hydroxyl-Gruppen das physiologische Estradiol mit seiner phenolischen 3-OH-Gruppe und der β-ständigen alkoholischen OH-Gruppe am C17 imitieren. Außerdem besitzt Raloxifen genauso wie Tamoxifen mit dem Pipridin-1-yl-ethoxy-Terminus eine basische Aminoether-Funktion (Abbildung 1.4). Raloxifen besitzt Estrogen-antagonistische Wirkungen auf das Brust- und Uterusgewebe, wohingegen es im Knochen Estrogen-agonistische Wirkungen aufweist. Durch diese osteoanabole Wirkung des Raloxifens, die zu einer signifikanten Reduktion der Inzidenz von vertebralen Frakturen, aber nicht von Hüftfrakturen führt, ist es zugelassen zur Behandlung und Prävention der Osteoporose bei postmenopausalen Frauen (McDonnell und Wardell 2010, [2]Maximov et al. 2012, An 2016, Fachinformation Evista® 2017). Zulassungsgemäß darf Raloxifen aber auch in Form einer adjuvanten Therapie bei invasivem Mammakarzinom angewendet werden. Für die Therapie beim Mammakarzinom ist es zunächst auch entwickelt worden, zeigte aber keine Wirkung bei Tamoxifen-resistenten Patienten, sodass man sich Ende der 1980er Jahre von dieser Indikation verabschiedete (Buzdar et al. 1988). Prophylaktisch angewendet, sinkt unter Raloxifen das Brustkrebsrisiko wie bei Tamoxifen um 50 % (Holzgrabe 2019). Raloxifen führt nicht wie Tamoxifen zu einer Endometriumhyperplasie (Chen et al. 2016).

Bazedoxifen, das im FAM Conbrinza® als Acetat-Salz vorliegt, ist ein Drittgenerationen-SERM, der in Deutschland nur kurzzeitig im Jahr 2010 im Handel war. Bazedoxifen ist ein klassisches Me-too-Präparat des Raloxifens. Der Benzothiophen-Ring des Raloxifens ist bioisoster gegen einen Indol-Ring ersetzt; bei der Aminoether-Seitenkette ist der basische Piperidin-Ring gegen einen ebenso basischen Azepin-Ring ausgetauscht (Arzneimitteltelegramm 2011). Diese SERM wie Bazedoxifen werden auch als 2-Phenylindol-SERM bezeichnet (Biskobing 2007) (Abbildung 1.4). Die pharmakokinetischen und pharmakologischen Parameter sind nahezu mit denen des Raloxifens identisch (Biskobing 2007, Kawate und Takayanagi 2007). Duavive®, ebenfalls in Deutschland nicht erhältlich, ist ein Präparat, das Bazedoxifen mit konjugierten Estrogenen in Form von Retardtabletten enthält. Es ist indiziert als Hormonersatztherapie zur Linderung der Hitzewallungen und zur Vermeidung einer vulvovaginalen Atrophie (Sharifi und Lewiecki 2014, Johnson und Hauck 2016, Holzgrabe 2019).

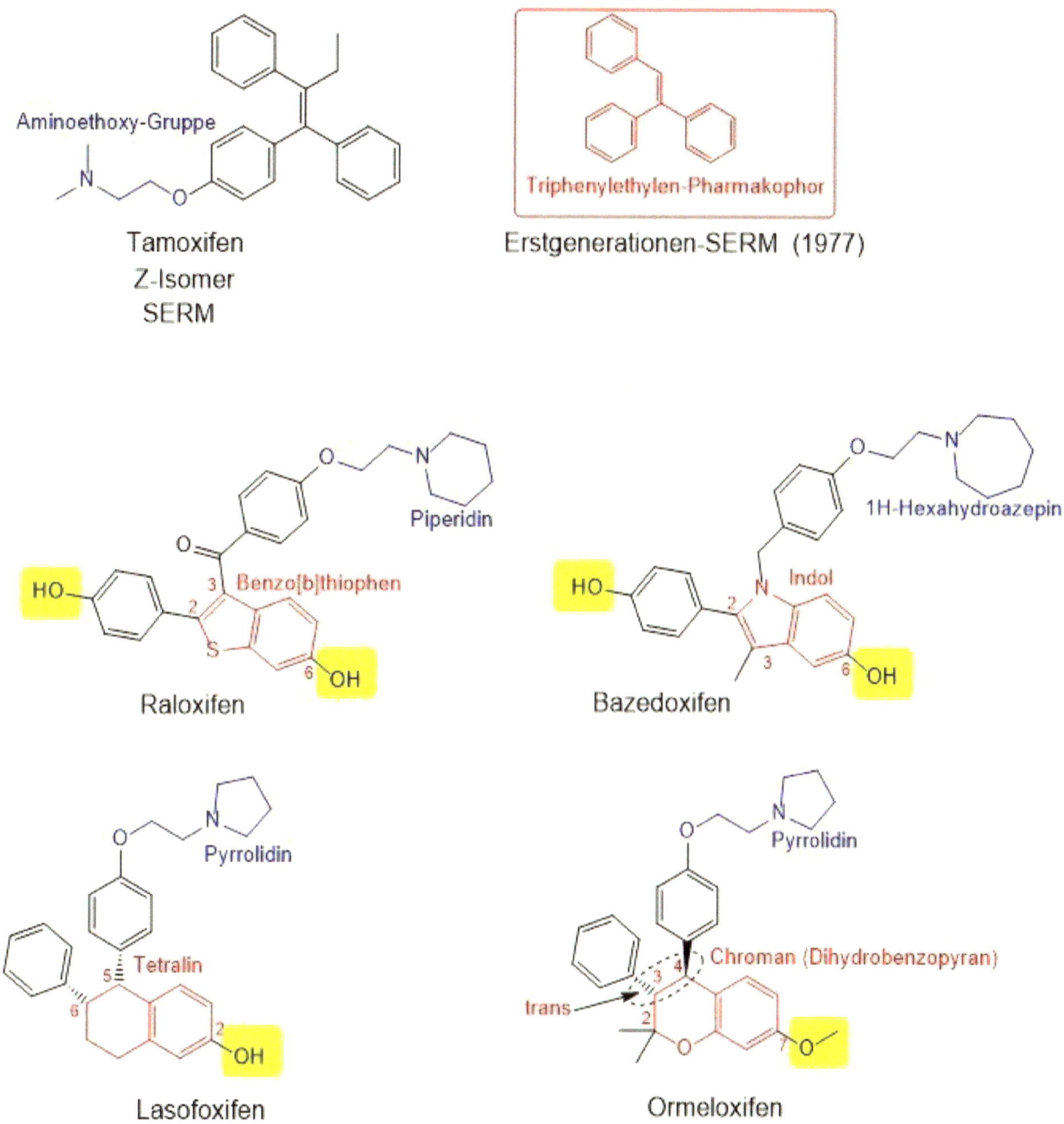

Abbildung 1.4: Vergleich der Strukturen des Erstgenerationen-SERM Tamoxifen, des Zweitgenerationen-SERM Raloxifen und der Drittgenerationen-SERM Bazedoxifen, Lasodoxifen und Ormeloxifen

Lasofoxifen gehört ebenfalls zur dritten Generation der SERM (Abbildung 1.4). Der zentrale Tetrahydronaphthalin- bzw. Tetralin-Ring erfüllt dieselbe Aufgabe wie das Benzothiophen bei Raloxifen und das Indol bei Bazedoxifen. Die beiden Phenyl-Ringe an den zyklischen Systemen werden in der gleichen Stellung gehalten wie in der E-Konfiguration an der Doppelbindung der Triphenylethylen-Derivate um Tamoxifen. Die Affinität des Lasofoxifens für die beiden Estrogen-Rezeptor-Subtypen α und β ist wesentlich höher als die des Raloxifens. Zudem hat der Drittgenerationenhemmer gegenüber Raloxifen ein wesentlich günstigeres pharmakokinetisches Profil, sodass die tägliche Dosierung im FAM Fablyn® mit 0,25–0,50 mg deutlich geringer ausfallen kann. Zugelassen ist Lasofoxifen aufgrund seiner Estrogen-agonistischen Wirkungen auf das Knochengewebe momentan allerdings nur zur Osteoporose-Therapie in Litauen und Portugal.

Zusätzlich laufen Phase-III-Studien zur adjuvanten Therapie beim metastasierten Mammakarzinom (Maeda et al. 2004, Cummings et al. 2010, Hadji 2012, Holzgrabe 2019).

Tabelle 1.1: Vergleich der bekanntesten steroidalen und nichtsteroidalen Antiestrogene hinsichtlich ihrer Struktur, der Entwicklungsstufe (Generation), der Indikation sowie der Applikationsform und der gängigen Dosierung

Antiestrogene	Antiestrogen-Klasse	Strukturtyp	Generation	Applikationsform	Indikation	gängige Dosierung
Clomifen (Clomifen Ferring®, Clomifen ratio®)	SERM	Triphenylethylen-Derivat	1.	oral	zur Ovulationsauslösung bei Frauen mit Kinderwunsch und funktioneller Sterilität	über 5 d 1 Tbl. zu 50 mg, Dosiserhöhung auf max. 100 mg/d
Tamoxifen (Nolvadex® und Generika)	SERM	Triphenylethylen-Derivat	1.	oral	metastasiertes Mammakarzinom, adjuvante Therapie nach Primärbehandlung des ER-positiven Mammakarzinoms	Adjuvante Therapie: 1 x tägl. 1 Tbl. zu 20 mg über 5 Jahre
Toremifen (Fareston®, nicht in Deutschland)	SERM	Triphenylethylen-Derivat	1.	oral	First-line Behandlung des ER-positiven, metastasierenden Mammakarzinoms	1 x tägl. 1 Tbl. zu 60 mg
Fulvestrant (Faslodex®+ Generika)	reiner ER-Antagonist	Steroid mit langer Alkylkette an C6	-----	intramuskulär (1–2 min/Inj.)	als Monotherapie bei ER-positivem, lokal fortgeschrittenem oder metastasiertem Mammakarzinom postmenopausaler Frauen; in Kombination mit Palbociclib zur Therapie ER-positiven und HER-2-Rezeptor-negativen lokal fortgeschrittenen oder metastasierten Mammakarzinoms	500 mg entsprechend 2 i.m.-Spritzen zu je 250 mg in je-de Gesäßhälfte jeden Monat; nur 2 Wochen nach Initialdosis eine zusätzliche 500-mg-Dosis
Raloxifen (Evista®)	SERM	Benz[b]thiophen	2.	oral	Prophylaxe/Therapie der Osteoporose; in den USA: Prophylaxe von Mammakarzinomen	1 Tbl. zu 60 mg täglich als Langzeittherapie
Bazedoxifen (Conbrinza®, nicht in Deutschland	SERM	Indol	3.	oral	Prophylaxe/Therapie der Osteoporose bei Frauen mit erhöhtem Frakturrisiko	1 Tbl. zu 20 mg täglich als Langzeittherapie

Bazedoxifen 20 mg als Acetatsalz + konjugierte Estrogene 0,45 mg (Duavive®)	Fix-Kombination aus SERM + Estrogen	s. o.	3.	oral in Form von Retard-Tbl.	im Rahmen einer Hormonersatztherapie bei postmenopausalen Frauen zur Linderung der Hitzewallungen und der Verhinderung einer vulvovaginalen Atrophie	1 x täglich 1 Retardtablette mit 0,45 mg konjugierten Estrogenen und 20 mg Bazedoxifen
Lasofoxifen (Fablyn®, nicht in Deutschland, verfügbar nur in Lettland und Portugal)	SERM	Tetralin	3.	oral	Prophylaxe/Therapie der Osteoporose bei postmenopausalen Frauen mit erhöhtem vertebralem und nichtvertebralem Frakturrisiko	1 Tbl. zu 0,25 mg bzw. 0,5 mg täglich als Langzeittherapie
Ormeloxifen (nur in Indien: Centron® 30 mg, Saheli® 30 mg, Sevista® 60 mg)	SERM	Chroman	3.	oral	als nichtsteroidales orales Kontrazeptivum zur Vermeidung einer Schwangerschaft	1 Tbl. zu 30 mg einmal wöchentlich (evtl. anfangs z x wöchentlich)

Daten der ABDA-Datenbank entnommen (Stand 20.8.2019).

Ein weiterer nichtsteroidaler selektiver Estrogen-Rezeptor-Modulator ist das aus Indien stammende Ormeloxifen. Der Tetralin-Ring des Lasofoxifens ist gegen einen Chroman-Ring ausgetauscht. Deshalb wird Ormeloxifen auch als Centochroman bezeichnet. Ormeloxifen wird in Indien als nichtsteroidales orales Kontrazeptivum vertrieben, das u. a. wegen seiner langen Halbwertszeit von 168 Stunden nur einmal wöchentlich eingenommen werden muss. Ormeloxifen führt zur Verschiebung der Blastozytenbewegung im Verhältnis zur endometrischen Empfänglichkeit für die Blastozyten, welche normalerweise synchron verlaufen, durch Ormeloxifen aber desynchronisiert werden – mit der Folge, dass sich die befruchtete Eizelle nicht im Uterus einnisten kann (Singh 2001, Lal 2010, Holzgrabe 2019). Seit einigen Jahren rücken aufgrund seiner auch bei Langzeitanwendung verschwindend geringen Toxizität die antiproliferativen Wirkungen Ormeloxifens immer mehr in den Vordergrund, sodass dieser SERM mittlerweile bei verschiedenen Krebsarten getestet wird (Gara et al. 2013, Maher et al. 2015, Pati et al. 2017). In Tabelle 1.1 sind die wichtigsten nichtsteroidalen und steroidalen SERM einander gegenübergestellt.

Literatur

Arzneitelegramm 2011, 42, 3.

An, K. C. Asian Spine j 2016, 10, 787.

Avendaño, C. und Menéndez, J. C. In: Medicinal Chemistry of Anticancer Drugs 2008, Elsevier.

Biskobing, D. M. Clin Interv Aging 2007, 2, 299.

Buzdar, A. U. et al. Oncology 1988, 45, 344.

Carlson, R. W. Clin Breast Cancer 2005, 6 (Suppl 1), S5.

Casa, A. J. et al. Mol Cell Endocrinol 2015, 415, 76.

Chen, C. et al. Reprod Sci 2016, 23, 748.

Clark, J. H. und Markaverich, B. M. Pharmacol Ther 1981, 15, 467.

Crewe, H. K. et al. J Chromatogr B Analyt Technol Biomed Life Sci 2007, 847, 296.

Cummings, S. R. et al. N Engl J Med 2010, 362 686.

Dickey, R. P. und Holtkamp, D. E. Hum Reprod Update 1996, 2, 483.

McDonnell, D. P. und Wardell, S. E. Curr Opin Pharmacol 2010, 10, 620.

Ernst, S. et al. J Pharm Sci 1976, 65, 148.

Fachinformation Clomifen Ferring® 2017, Ferring Arzneimittel GmbH.

Fachinformation Evista® 2017, Daiichi Sankyo Europe GmbH.

Gara, R. K. et al. Curr Med Chem 2013, 20, 4177.

Hadji, P. Climacteric 2012, 15, 513.

Haskell, C. M. et al. Lancet 1977, 2, 1227.

Holzgrabe, U. Pharm Ztg 2019, 23.6.2019, https://pharmazeutische-zeitung.de/vielfalt-in-einer-stoffklasse.

Howell, S. J. et al. Best Pract Res Clin Endocrinol Metab 2004, 18, 47.

Johnson, J. E. Jr. et al. Pac Med Surg 1966, 74, 153.

Johnson, K. und Hauck, F. Am Fam Physician 2016, 93, 307.

Jordan, V. C. Nat Rev Drug Discov 2003, 2, 205.

Jordan, V. C. und Brodie, A. Steroids 2007, 72, 7.

Kawate, H. und Takayanagi, R. Clin Interv Aging 2011, 6, 151.

Lal, J. Contraception 2010, 81, 275.

Lapid, O. et al. J Pediatr Endocrinol Metab 2013, 26, 803.

Mannu, G. S. et al. Breast J 2018, 24, 1043.

Maeda, T. et al. Clin Calcium 2004, 14, 85.

Maher, D. M. et al. Cancer Lett 2015, 356, 606.

Mao, C. et al. Cochrane Database Syst Rev 2012, doi: 10.1002/14651858.CD008926.pub2.

[1]Maximov P. Y. et al. In: Milestones in Drug Therapy – Tamoxifen Pioneering Medicine in Breast Cancer 2013, Springer Basel.

[2]Maximov, P. Y. et al. Curr Clin Pharmacol 2013, 8, 135.

De Médina, P. et al. Curr Med Chem Anticancer Agents 2004, 4, 491.

Osborne, C. K. et al. Br J Cancer 2004, 90 (Suppl 1), S2.

Pagani, O. et al. Ann Oncol 2004, 15, 1749.

Pati, T. et al. J Midlife Health 2017, 8, 17.

Sharifi, M. und Lewiecki, E. M. Expert Rev Clin Pharmacol 2014, 7, 281.

Singh, M. M. Med Res Rev 2001, 21, 302.

Srinivasan, S. et al. Nat Chem Biol 2017, 13, 111.
Vogel, C. L. et al. Clin Breast Cancer 2014, 14,1.
Wibowo, E. et al. Andrology 2016, 4, 776.
Ye, Q. L. und Zhai, Z. M. Mol Biol Rep 2014, 41, 751.
Zografos, G. C. et al. In: Anticancer Therapeutics 2008, Editor Sotiris Missailidis, Chapter 10 "Hormone Therapies", Wiley-Blackwell.

2. Der Estrogen-Rezeptor

Der Estrogen-Rezeptor wurde erst in den 1960er Jahren entdeckt (Toft und Gorski 1967). Schon damals wurde seine Beteiligung an Estrogen-induzierten biologischen Wachstumsprozessen vermutet (Jensen und Jacobsen 2010). Durch den Estrogen-Rezeptor als neues Target war der Weg geebnet für die Entwicklung von Arzneistoffen, die antiestrogen wirken und dadurch das Tumorwachstum einbremsen sollten. Insgesamt gibt es zwei verschiedene Estrogen-Rezeptor-Subtypen: den Estrogen-Rezeptor α (ERα), der 1986 aus humanen MCF-7-Brustkrebszellen geklont und dessen Primärstruktur bestimmt werden konnte (Green et al. 1986), und den Estrogen-Rezeptor β (ERβ), der etwa 10 Jahre nach dem ERα identifiziert wurde (Kuiper et al. 1996). Durch die Entdeckung, dass die codierenden DNS-Abschnitte auf zwei verschiedenen Chromosomen liegen – für ERα auf Chromosom 6 und für ERβ auf Chromosom 14 –, war sichergestellt, dass ERα und ERβ keine durch alternatives Splicing entstandenen Proteine desselben Gens sind, sondern dass sie tatsächlich unterschiedliche Genprodukte sind (Chamkasem und Toniti 2015). Die Bindungsmodi der Estrogene und Antiestrogene konnten durch die Kristallstruktur der Liganden-Bindungsdomäne (LBD) des ERα im Komplex mit Estradiol und zahlreichen anderen Liganden entschlüsselt werden (Brzozowski et al. 1997, MacGregor und Jordan 1998).

ER verteilen sich auf die verschiedenen reproduktiven und nichtreproduktiven Organe. Der Estrogen-Rezeptor-Subtyp α findet sich v. a. im Uterusgewebe, in der Vagina und in der Brustdrüse, aber auch in der Leber (Kuiper et al. 1997, Osbourne et al. 2000, Millanta et al. 2005, Illera et al. 2006). Dagegen findet man den Estrogen-Rezeptor-Subtyp β vorwiegend in den Ovarien, in der Prostata und den Hoden, im Knochengewebe, im ZNS, im kardiovaskulären System und auch im Brustgewebe (Frasor et al. 2003, Chamkasem und Toniti 2015).

Die humanen Estrogen-Rezeptoren ERα und ERβ sind kernständige Steroidhormon-Rezeptoren und gehören zur Klasse der Liganden-induzierbaren Transkriptionsfaktoren (Chamkasem und Toniti 2015, Farooq 2015). Ein schematisches Modell nach Kumar et al. 2011 ist in Abbildung 2.1 dargestellt. ERα besteht aus 595 Aminosäuren und hat ein Molekulargewicht von ca. 66 kDa, ERβ umfasst 530 Aminosäuren bei einem Molekulargewicht von ca. 59 kDa. Der gewöhnliche Steroidhormon-Rezeptor besteht aus sechs Domänen (A–F), wobei die N-terminal gelegenen Domänen A und B zusammengefasst werden (Kumar und Thompson 1999). A/B wird dann dementsprechend als N-terminale Domäne A/B bezeichnet, C ist die DNS-bindende Domäne, D die kurze Hinge-Region und E die relativ große Hormon- bzw. Liganden-Bindungsdomäne (LBD). Abschließend folgt die Domäne F, die meist als C-terminale Domäne bezeichnet wird und der noch keine eindeutige Funktion zugeordnet werden kann (Kumar et al. 2011).

Die N-terminalen Domänen A/B weisen innerhalb der Steroidhormon-Rezeptoren und folglich auch bei den Subtypen ERα und ERβ nur eine geringe Homologie auf. Der N-terminale Aufbau ist sehr variabel und damit meistens für die unterschiedlichen Längen der Steroidhormon-Rezeptoren verantwortlich. ERα und ERβ weisen eine Homologie von nur 30 % und eine Identität von lediglich unter 20 % auf. Die dimere Domäne A/B beinhaltet AF-1, eine Aktivierungsfunktion, die konstitutiv und Liganden-unabhängig die Transkription aktivieren kann, indem sie mit anderen Coaktivatoren bzw. dem Präinitiationskomplex der Transkription in Wechselwirkung tritt. Die Liganden-unabhängige Aktivierung der Estrogen-Rezeptoren hängt vom AF-1-Phosphorylierungsstatus ab. Zusätzlich könnte AF-1 für die partialagonistische Wirkung von SERM wie Tamoxifen verantwortlich sein (Chamkasem und Toniti 2015).

Zentral positioniert ist die DNS-bindende C-Domäne, die im Vergleich zur dimeren A/B-Domäne mit 180 Aminosäuren für ERα und 149 Aminosäuren für ERβ nur 83 (ERα) bzw. 67 (ERβ) Aminosäuren enthält. Allerdings ist sie bei den Steroidhormon-Rezeptoren die Domäne mit der höchsten Homologie; viele der Aminosäuren in dieser Region sind hochkonserviert. Zwischen ERα und ERβ liegt eine 96-prozentige Identität vor. Die C-Domäne bindet an eine spezifische DNS-bindende Domäne und ist für die Rezeptor-Dimerisierung verantwortlich (Segnitz und Gehring 1995, Chamkasem und Toniti 2015). Weiterhin beinhalten diese relativ kurzen DNS-bindenden Domänen jeweils acht Cystein-Reste, die über koordinative Bindungen an Zn^{2+} zwei Zinkfinger-Motive bilden (Abbildung 2.2). Die Zinkfinger-Motive sind für die Erkennung spezifischer DNS-Sequenzen innerhalb der Promoter-Regionen der Estrogen-abhängigen Target-Gene – sogenannter „estrogen response elements“ (ERE) – sowie für die Dimerisierung der Estrogen-Rezeptoren verantwortlich (Segnitz und Gehring 2015).

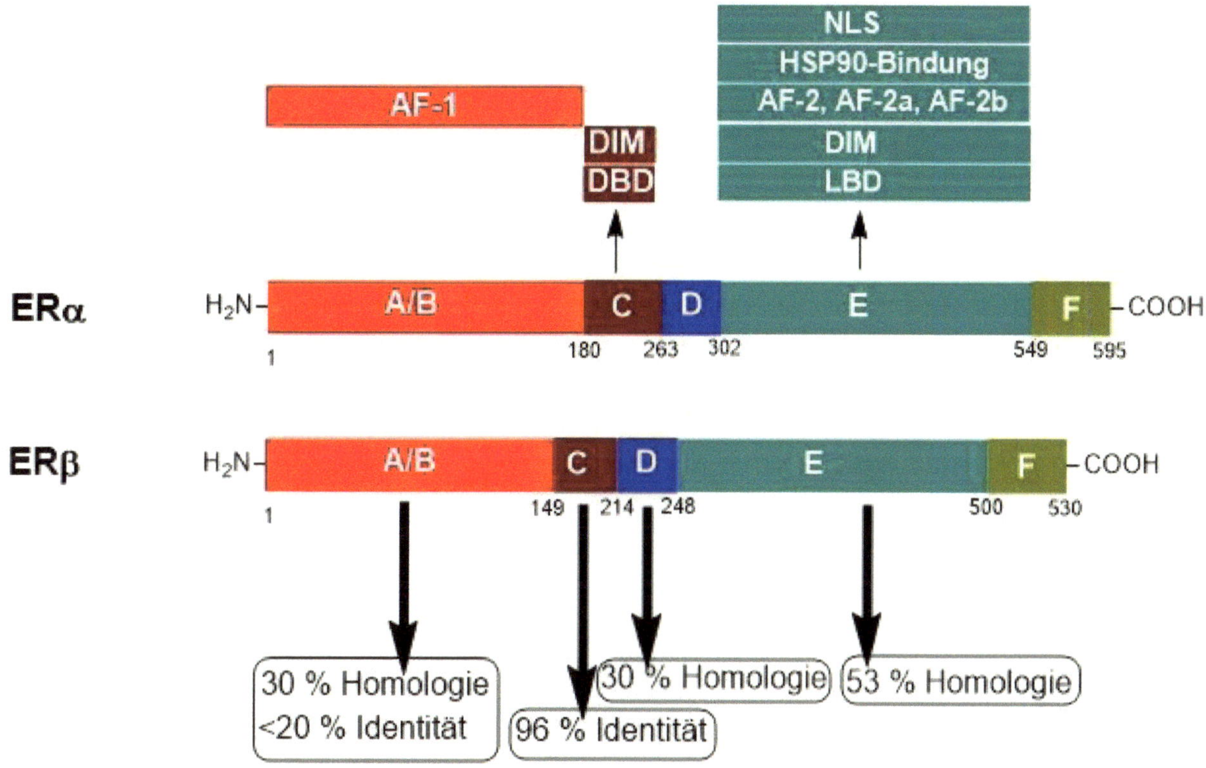

Abbildung 2.1: Schematisches Modell der humanen Estrogen-Rezeptoren ERα und ERβ mit Angabe der Domänen A–F und der dazugehörigen Aminosäureposition im Protein (nach Kumar et al. 2011 und Chamkasem und Toniti 2015).

Zusätzlich sind die Homologien bzw. der prozentuale Anteil an identischen Aminosäuren der Primärsequenz zwischen den einzelnen Domänen der beiden Rezeptor-Subtypen angegeben.

AF: Aktivierungsfaktor; LBD: Liganden-bindende Domäne; DIM: Dimerisierung; HSP: Heat-shock-Protein, NLS: nuclear localization signal; DBD: DNS-bindende Domäne.

Als Sekundärstrukturelemente verfügt ein Estrogen-Rezeptor über 10 bis 12 α-Helices, die über kurze Schleifen miteinander verbunden sind (Anstead et al. 1997, Pike et al. 1999). Die LBD verfügt über eine große Funktionalität. Sie ist zunächst einmal verantwortlich für die Ausbildung der Bindungsstelle für den Liganden – sei es physiologisch das Estradiol oder aber z. B. ein SERM wie Tamoxifen. Zusätzlich sind sowohl eine Liganden-abhängige Aktivierungsfunktion AF-2 als auch Liganden-unabhängige Aktivierungsfunktionen AF-2a und AF-2b vorhanden. AF-2 verfügt über eine spezifische Dimerisierungsregion, ein „nuclear localization signal" (NLS) sowie eine Heat-shock-Protein-90-bindende Region (Chamkasem und Toniti 2015).

Die beiden Aktivierungsfaktoren AF-1 und AF-2 können die Transkription unabhängig voneinander aktivieren. In der Regel wird jedoch ein synergistisches Zusammenspiel der beiden Aktivierungsfaktoren beobachtet. Dieser Synergismus von AF-1 und AF-2 des Estrogen-Rezeptors aktiviert über die Bindung an die ERE die Genexpression. Die Liganden-Bindungsdomänen C von ERα und ERβ weisen lediglich eine Homologie von ca. 53 % auf, was in etwa der Homologie zwischen Glucocorticoid- und Progesteron-Rezeptor entspricht, d. h. zwei verschiedener Steroidhormon-Rezeptoren mit unterschiedlichen Liganden. Die Estrogen-Rezeptoren binden mit dieser Homologie von knapp über 50 % aber denselben physiologischen Liganden. Das lässt vermuten, dass es verschiedenste Liganden-Bindungsstellen innerhalb der Estrogen-Rezeptoren gibt (Lewis et al. 2002, Kumar et al. 2011). Durch die geringe Homologie in der Liganden-Bindungsdomäne C erscheint es durchaus möglich, ERα- und ERβ-selektive Liganden/Arzneistoffe zu entwickeln.

An die DNS-bindende Domäne C schließt sich eine sehr flexible und kurze Hinge-Region an, die als Linker die DNS-bindende Domäne C mit der Liganden-Bindungsdomäne E verbindet (Chamkasem und Toniti 2015). Der C-terminalen Domäne F mit der geringsten Homologie zwischen ERα und ERβ konnte noch keine eindeutige Funktionalität zugeordnet werden, allerdings scheint sie die Stärke der Transaktivierung von AF-1 und AF-2 zu beeinflussen (Segnitz und Gehring 1995, Chamkasem und Toniti 2015).

Die DNS-bindende Domäne C ist generell bei den Steroidhormon-Rezeptoren die am stärksten konservierte Domäne. ERα und ERβ weisen hier eine Identität in der Aminosäuresequenz von 96 % auf. Das für den Estrogen-Rezeptor codierende Gen enthält acht Exons (Ponglikitmongkol et al. 1988). Interessanterweise liegt eines der Introns in der Mitte der C-Domäne. Das führt natürlich zu Spekulationen, dass jede Hälfte der C-Domäne ihre eigene funktionelle Aufgabe besitzt (Abbildung 2.2). Diese Domäne beinhaltet acht Cystein-Reste, wobei die durch das Intron getrennten Hälften mit vier Cystein-Resten über vier koordinative Bindungen an ein Zn^{2+}-Kation ein tertaedrisches Zinkfinger-Motiv ausbilden, sodass die C-Domäne zwei Zinkfinger-Motive hat (Abbildung 2.2) (Green et al. 1988, Wang et al. 2013). Die Zinkfinger-Motive spielen bei der Erkennung sogenannter Hormon-Response-Elemente (HRE) bzw. Estrogen-Response-Elemente (ERE), d. h. bestimmter DNS-Sequenzen innerhalb der Promotorregion der Estrogen-abhängigen Targetgene, eine wichtige Rolle (Green et al. 1988). Auch für die Rezeptordimerisierung (Homodimerisierung oder Heterodimerisierung) ist das Zinkfinger-Motiv notwendig. Die Aminosäuren der P-Box (Glu203, Gly204 und Ala207) des N-terminalen Zinkfinger-Motivs vermitteln die spezifische Erkennung von ERE-Sequenzen (Abbildung 2.2). Mutationsstudien an diesen drei Aminosäuren führen bei Substitution durch Glucocorticoid-Rezeptor-spezifische Aminosäuren (Gly203, Ser204, Valin207; in Abbildung 2.2 grün hinterlegt) zur Erkennung des

Glucocorticoid-Response-Elements (GRE). Das C-terminale Zinkfinger-Motiv der zweiten Hälfte der C-Domäne ist dagegen für eine unspezifische DNS-Erkennung sowie insbesondere für die Rezeptordimerisierung verantwortlich (P-Box – grün hinterlegt, Pro222, Ala223, Thr224, Gln225) (Abbildung 2.2) (Green et al. 1988, Eriksson und Nilsson 1998).

Die ungebundenen Rezeptoren liegen im Zellkern in ihrer physiologisch inaktiven Form vor. Dabei sind sie an HSP90 gebunden. Dieses Heat-shock-Protein stabilisiert die Estrogen-Rezeptoren bis zu deren Liganden-Bindung. Der HSP90-Estrogen-Rezeptor-Komplex dissoziiert, wenn ein Ligand durch passive Diffusion oder durch aktiven Transport – vermittelt durch das NLS (nuclear localization signal) des Estrogen-Rezeptors – durch einen Kanal oder eine Kernpore in den Zellkern gelangt und an den Rezeptor bindet (Rybalchenko et al. 2009). Die Abspaltung des HSP90 allein reicht allerdings für die Bildung eines funktionell aktiven Estrogen-Rezeptors nicht aus. Durch Bindung des Liganden werden zusätzlich eine Konformationsänderung sowie eine Phosphorylierung des Rezeptors induziert (Kato et al. 1995, Lannigan 2003, Tharun et al. 2015). Nach Bindung eines Estrogens oder eines Antiestrogens steigt der basale Phosphorylierungsgrad auf das Drei- bis Vierfache an. Dies erhöht die Affinität des Estrogen-Rezeptors für bestimmte DNS-Abschnitte. Außerdem nimmt die Transaktivierungsstärke zu (Gao 2012).

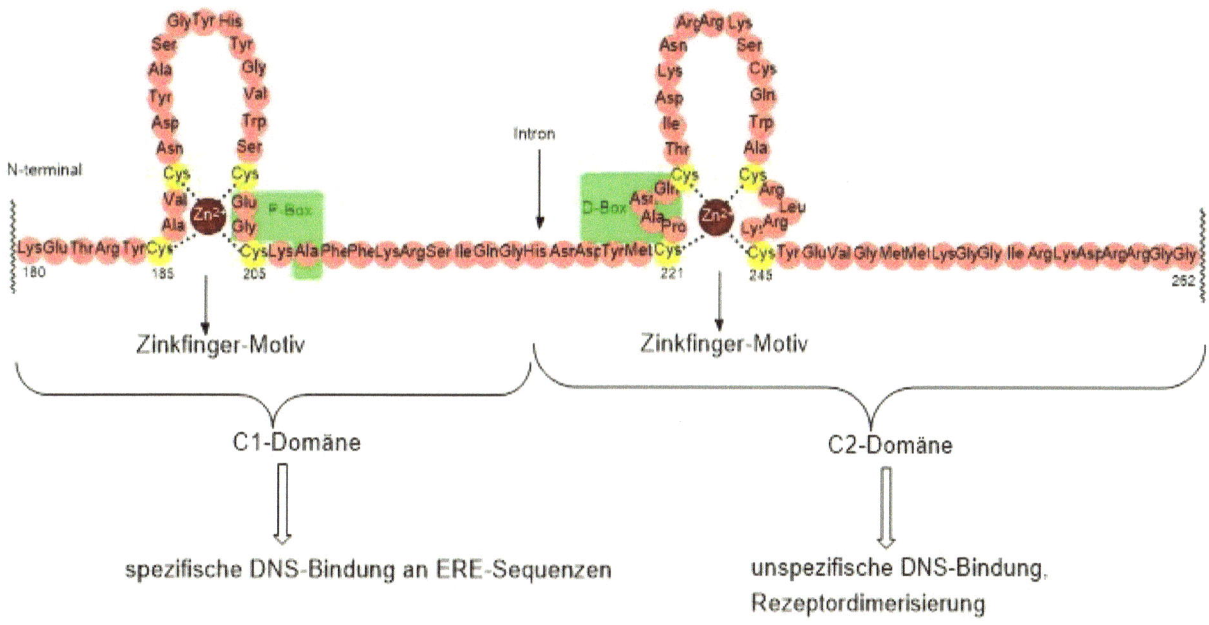

Abbildung 2.2: Zinkfingermotive des humanen Estrogen-Rezeptors innerhalb der beiden C-Domänen-Abschnitte und ihre unterschiedlichen Funktionen (nach Green et al. 1988)

Die Liganden-induzierte Konformationsänderung des Estrogen-Rezeptors ermöglicht die Bildung von Homo- und Heterodimeren (Tamrazi et al. 2002). Diese dimeren Estrogen-Rezeptoren binden anschließend im Kern an die korrespondierenden DNS-Abschnitte. Unter Einwirkung von Coaktivatoren wird die Estrogen-Rezeptor-spezifische Genexpression initiiert. Coaktivatoren sind DNS-bindende Proteine, die direkt mit den nukleären Estrogen-Rezeptoren reagieren und dadurch die Transkription steigern. Für den ERα-Subtyp sind ca. 20 Coaktivatoren innerhalb der letzten Jahre identifiziert worden (Gao 2012, Yi et al. 2015, Murakami et al. 2017). Coaktivatoren sind quasi die Verbindung zwischen Liganden-gebundenem Estrogen-Rezeptor und dem Präinitiationskomplex mit seinen Transkriptionsfaktoren (Gao 2012). Manche Coaktivatoren verfügen über eine intrinsische Histonacetyltransferase-Aktivität. Die Transferase acetyliert im Chromatin die terminalen δ-Amino-Gruppen der Lysin-Seitenketten am N-Terminus der Histone 3 und 4. Die Folge ist eine verringerte Assoziation der Histon-Moleküle mit der DNS. Dadurch wird die Bildung eines stabilen Präinitiationskomplexes gefördert und die Aktivierung der Transkription durch die DNS-abhängige RNS-Polymerase II erleichtert (Gao 2012, Bolt et al. 2013).

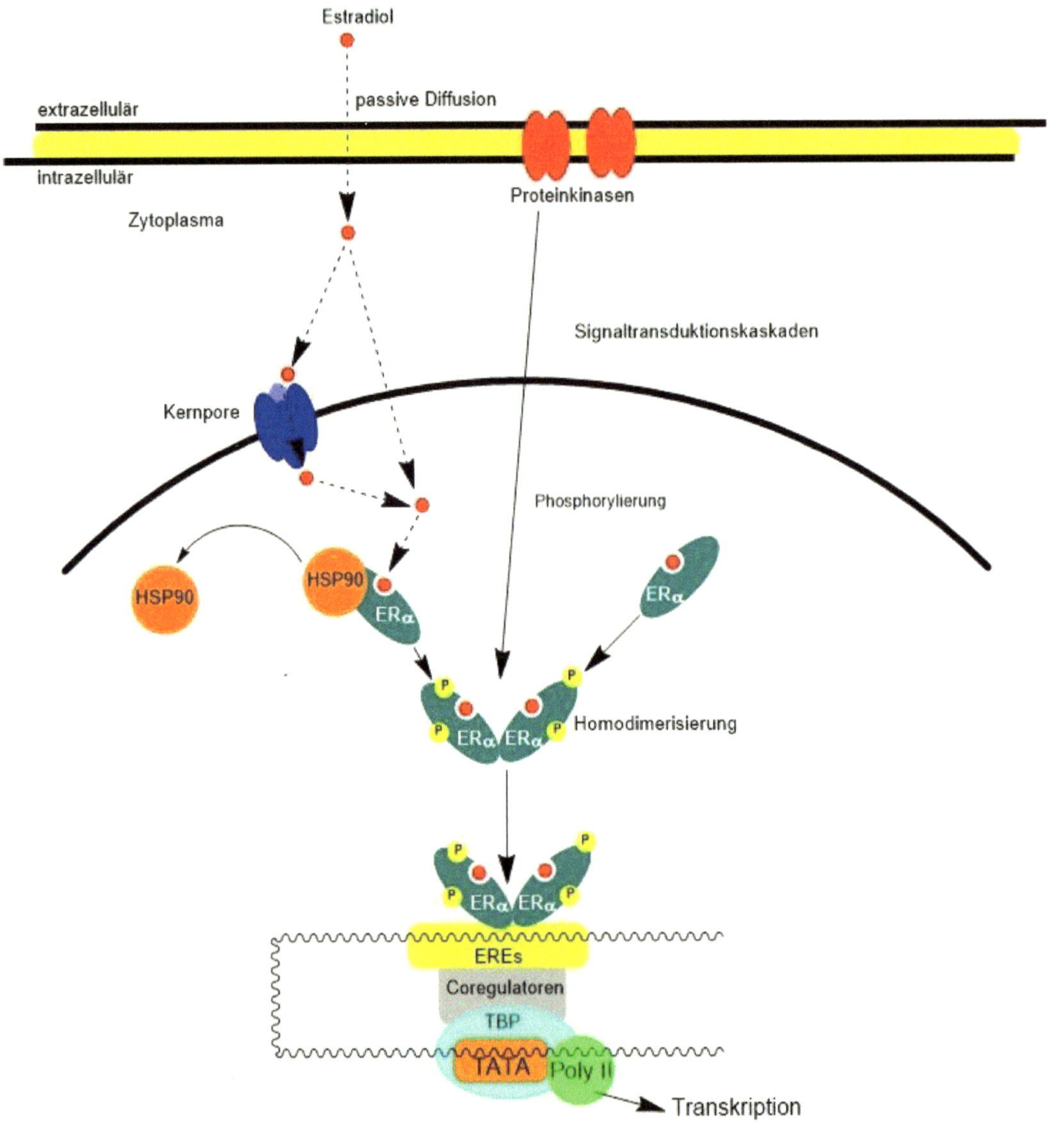

Abbildung 2.3: Schematische Darstellung der Estradiol-Estrogen-Rezeptor-Signaltransduktionskaskade von extrazellulär bis in den Zellkern mit abschließender Aktivierung der Transkription (nach Reese und Katzenellenbogen 1992, Katzenellenbogen et al. 1993, Gao 2012)

Abkürzungen: HSP90: Heat-shock-Protein 90; ERα: Estrogen-Rezeptor Subtyp α; P: Phosphat (PO_4^{3-}); ERE: Estrogen-Response-Element; TBP: TATA-bindendes Protein; TATA: Basensequenz TATAAA innerhalb des Promotors; Poly II: RNS-Polymerase II.

Allen Coaktivatoren ist gemein, dass sie nur mit der Agonist-gebundenen Form des Estrogen-Rezeptors wechselwirken. Diese Interaktionen werden durch AF-2 der Liganden-Bindungsdomäne C des Rezeptors und der sogenannten NR-Box des Coaktivators vermittelt. Das NR-Box-Motiv besteht aus dem Leucin-reichen Leu-X-X-Leu-Leu-Pentapeptid. Der Kontakt an der

Rezeptoroberfläche der Liganden-Bindungsdomäne kommt über eine komplementäre Bindungstasche zustande, die durch die Helices 3, 4, 5, 6, 8, 11 und 12 des Estrogen-Rezeptors kreiert wird und für ERα und ERβ unterschiedlich ist (Gao 2012, Ping et al. 2015, Miclet et al. 2016, Wang et al. 2017).

Dagegen unterdrücken Corepressoren die agonistische Wirkung von Antiestrogenen wie z. B. Tamoxifen. Corepressoren sind beispielsweise SMRT (silencing mediator for retinoic and thyroid hormone receptors) und NCoR (nuclear receptor corepressor) (Gao 2012). Die exakte Interaktion der Corepressoren mit den Transkriptionsfaktoren ist noch nicht geklärt. Allerdings binden auch die Corepressoren über ein Leu-X-X-Leu-Leu-Motiv an die Coaktivator-Bindungstasche des Estrogen-Rezeptors. Im Gegensatz zu den Coaktivatoren wechselwirken sie mit den nichtgebundenen, inaktiven Estrogen-Rezeptoren. Bei Abwesenheit von Liganden können die nukleären Estrogen-Rezeptoren dadurch in einem inaktiven Zustand gehalten werden. Ein Agonist-gebundener Estrogen-Rezeptor wechselwirkt nicht mit Corepressoren, im Gegensatz zum Estrogen-Rezeptor, der einen Antagonisten gebunden hat (Katzenellenbogen et al. 1993, Gao 2012).

Wie oben erwähnt, kann die Transkriptionsaktivität des Estrogen-Rezeptors durch den Phosphorylierungsgrad moduliert werden. Wachstumsfaktoren, wie z. B. der Epidermale Wachstumsfaktor (EGF), TGF-α (transforming growth factor α) oder IGF-1 (insulin-like growth factor 1), sind in der Lage, den Estrogen-Rezeptor in Abwesenheit eines Agonisten zu aktivieren (Gao 2012).

Die Bindung des ER-Dimers an das Estrogen-Response-Element führt zum Zusammenschluss mehrerer Transkriptionsfaktoren, wobei eine weitere DNS-Sequenz gebunden wird. Dabei handelt es sich um die TATA-Box (Abbildung 2.3), die etwa 25 Basenpaare oberhalb des Starts der Transkription lokalisiert ist. Nach der Bildung des Präinitiationskomplexes beginnt die RNS-Polymerase II mit der Synthese der m-RNS. In Abbildung 2.3 ist die Transkriptionsaktivierung durch den Estrogen-Rezeptor zusammenfassend schematisch dargestellt (nach Reese und Katzenellenbogen 1992, Katzenellenbogen et al. 1993, Gao 2012).

Gegenüber gesundem Brustgewebe ist das Verhältnis von ERα zu ERβ beim Mammakarzinom signifikant verändert. Die Konzentration an ERα steigt im Tumorgewebe deutlich an, sodass das Verhältnis ERα zu ERβ größer wird (Roger et al. 2001, Iwase et al. 2003). Das Verhältnis ERα:ERβ wird als Prädikator für das Ansprechen auf eine endokrine Therapie mit einem Antiestrogen wie Tamoxifen oder einem Aromatase-Inhibitor wie Anastrozol angesehen (Madeira et al. 2013, Tan et al. 2016). Der komplette Verlust des ERβ-Subtypen ist mit einer sehr schlechten Prognose verbunden (Tan et al. 2016), während ERα stark mit der Initiierung und Progression des Mammakarzinoms assoziiert ist (Ricketts et al. 1991, Leygue et al. 1998). Eine erhöhte Konzentration an Estrogen-Rezeptoren des Subtyps α in nicht entarteten Epithelzellen der Brust bedeutet ein erhöhtes Risiko für die Transformation der Zellen in maligne Tumorzellen und für die Erkrankung an einem Mammakarzinom (Khan et al. 1998, Ali et al. 2000).

Literatur

Anstead, G. M. et al. Steroids 1997, 62, 268.

Ali, S. et al. J Mammary Gland Biol Neopl 2000, 5, 271.

Bolt, M. J. et al. Nucleic Acids Res 2013, 41, 4036.

Brzozowski, A. M. et al. Nature 1997, 389, 753.

Chamkasem, A. und Toniti, W. Asian Pac J Cancer Prev 2015, 16, 2161.

Eriksson, M. A. und Nilsson, L. Protein Eng 1998, 11, 589.

Farooq, A. Curr Top Med Chem 2015, 15, 1372.

Frasor, J. et al. Endocrinol 2003, 144, 3159.

Gao, L. Doctoral Thesis in Theoretical Chemistry and Biology 2012, School of Biotechnology, Royal Institute of Technology, Stockholm, Schweden.

Green, S. et al. J Steroid Biochem 1986, 24, 77.

Green, S. et al. EMBO J 1988, 7, 3037.

MacGregor, J. I. und Jordan, V.C. Pharmacol Rev 1998, 50, 151.

Illera, J. C. et al. Steroids 2006, 71, 541.

Iwase, H. et al. Cancer Chemother Pharmacol 2003, 52 (Suppl 1), S34.

Jensen, E. V. und Jacobsen, H. I. Physiol Behav 2010, 99, 151.

Kato, S. et al. Science 1995, 270, 1491.

Katzenellenbogen et al. J Steroid Biochem Mol Biol 1993, 47, 39.

Khan, S. A. et al. J Natl Cancer Inst 1998, 90, 37.

Kuiper, K. K. et al. Proc Natl Acad Sci USA 1996, 93, 5925.

Kuiper, G. et al. Endocrinol 1997, 138, 863.

Kumar, R. und Thompson, E. B. Steroids 1999, 64, 310.

Kumar, R. et al. J Amino Acids 2011, 812540.

Lannigan, D. A. Steroids 2003, 68, 1.

Lewis, D. F. et al. J Steroid Biochem Mol Biol 2002, 82, 195.

Leygue, E. et al. Cancer Res 1998, 58, 3197.

Madeira, M. et al. BMC Cancer 2013, 13, 425.

Miclet, E. Methods Mol Biol 2016, 1366, 2241.

Millanta, F. et al. Res Vet Sci 2005, 79, 225.

Murakami, S. et al. Genes Dev 2017, 31, 1535.

Osborne, C. K. et al. J Clin Oncol 2000, 18, 3172.

Pavese, J. M. et al. Am J Clin Nutr 2014, 100 (Suppl 1), 431S.

Pike, A. C. et al. EMBO J 1999, 18, 4608.

Ping, Y. et al. Mol Cell 2015, 57, 1047.

Ponglikitmongkol, M. et al. EMBO J 1988, 7.

Rees, J. C. und Katzenellenbogen, B. S. Mol Cell Biol 1992, 12, 4531.

Ricketts, D. et al. Cancer Res 1991, 51, 1817.

Roger, P. et al. Cancer Res 2001, 61, 2537.

Rybalchenko, V. et al. J Recept Signal Transduct Res 2009, 29, 326.

Salehi, B. et al. Int J Mol Sci 2019, 20, pii: E1305.

Segnitz, B. und Gehring, U. Proc Natl Acad Sci USA 1995, 92, 2179.

Tamrazi, A. et al. Mol Endocrinol 2002, 16, 2706.

Tan, W. et al. Oncotarget 2016, 7, 10373.
Tharun, I. M. et al. ACS Chem Biol 2015, 10, 475.
Toft, D. und Gorski, J. Proc Natl Acad Sci USA 1966, 55, 1574.
Wang, P. et al. PLoS One 2013, 8, e74615.
Wang, S. et al. Biochim Biophys Acta Mol Basis Dis 2017, 1863, 1615.
Yi, P. et al. Mol Cell 2015, 57, 1047.

3. Estrogen-Rezeptor-Agonisten und -Antagonisten

3.1 Rezeptor-Subtyp-selektiv wirksame Estrogen-Rezeptor-Liganden und Phytoestrogene

Von besonderem Interesse sind die Bindungseigenschaften der Liganden-Bindungsdomäne, da diese nicht nur die physiologischen Liganden, die Estrogene um Estradiol, bindet, sondern zusätzlich Affinitäten für zahlreiche exogene natürliche und synthetische Verbindungen aufweist. Diese Fülle an Estrogen-Rezeptor-bindenden Molekülen findet sich ansonsten bei kaum einem Rezeptor. Man denke nur an die ganze Fülle endokriner bzw. estrogener Disruptoren. Interessant ist außerdem, dass Estradiol ungefähr die gleiche Bindungsaffinität zu beiden Estrogen-Rezeptor-Subtypen aufweist (Gao 2012). Auch für viele synthetische und natürlich vorkommende estrogen oder antiestrogen wirksame Liganden konnte so gut wie keine Rezeptorselektivität festgestellt werden (Gao 2012). 1999 wurden mit einem bisphenolischen Pyrazol-Derivat sowie dem tetrazyklischen (R,R)-Tetrahydrochrysen-Derivat erstmals Estrogen-Rezeptor-Subtypen-selektiv wirksame Moleküle synthetisiert. Das voll Estrogen-agonistisch wirksame Pyrazol besitzt eine höhere Bindungsaffinität zum ERα und zeigt an diesem Subtyp eine 120-fach höhere Transkriptionsaktivität als am ERβ. Das Tetrahydrochrysen-Derivat weist am ERβ eine 4-fach höhere Bindungsaffinität auf als am ERα (Abbildung 3.1). Dabei wirkt es am ERβ-Subtyp als ein voller Antagonist und am ERα-Subtyp als ein voller Agonist (Sun et al. 1999, Stauffer et al. 2000, Gao 2012).

Die antagonistische Aktivität ist an die absolute Konfiguration gebunden. Nur das (R,R)-Enantiomer besitzt volle antagonistische Wirksamkeit, während das (S,S)-Enantiomer an beiden Rezeptor-Subtypen ein voller Agonist ist (Sun et al. 1999). Anders als der synthetische volle Estrogen-Antagonist Fulvestrant, besitzt das Tetrahydrochrysen-Derivat keine lange Seitenkette. Auch eine basische, antiestrogene Seitenkette wie bei den Triphenylethylen-Derivaten oder den Zweit- und Drittgenerationen-SERM fehlt. Dementsprechend weist Tetrahydrochrysen einen singulären Wirkmechanismus auf, indem es als Antagonist innerhalb des Rezeptor-Subtyps β in der Bindungstasche des physiologischen Estradiols nichtproduktive Konformationen von Schlüsselaminosäuren stabilisiert, statt Helix 12 mit einer sperrigen Seitenkette wegzudrücken (Gao 2012). Ein solcher Antagonismus wird als „passiver" Antagonismus bezeichnet (Gao 2012). Die Funktion der Helix 12 wird im nächsten Abschnitt erläutert.

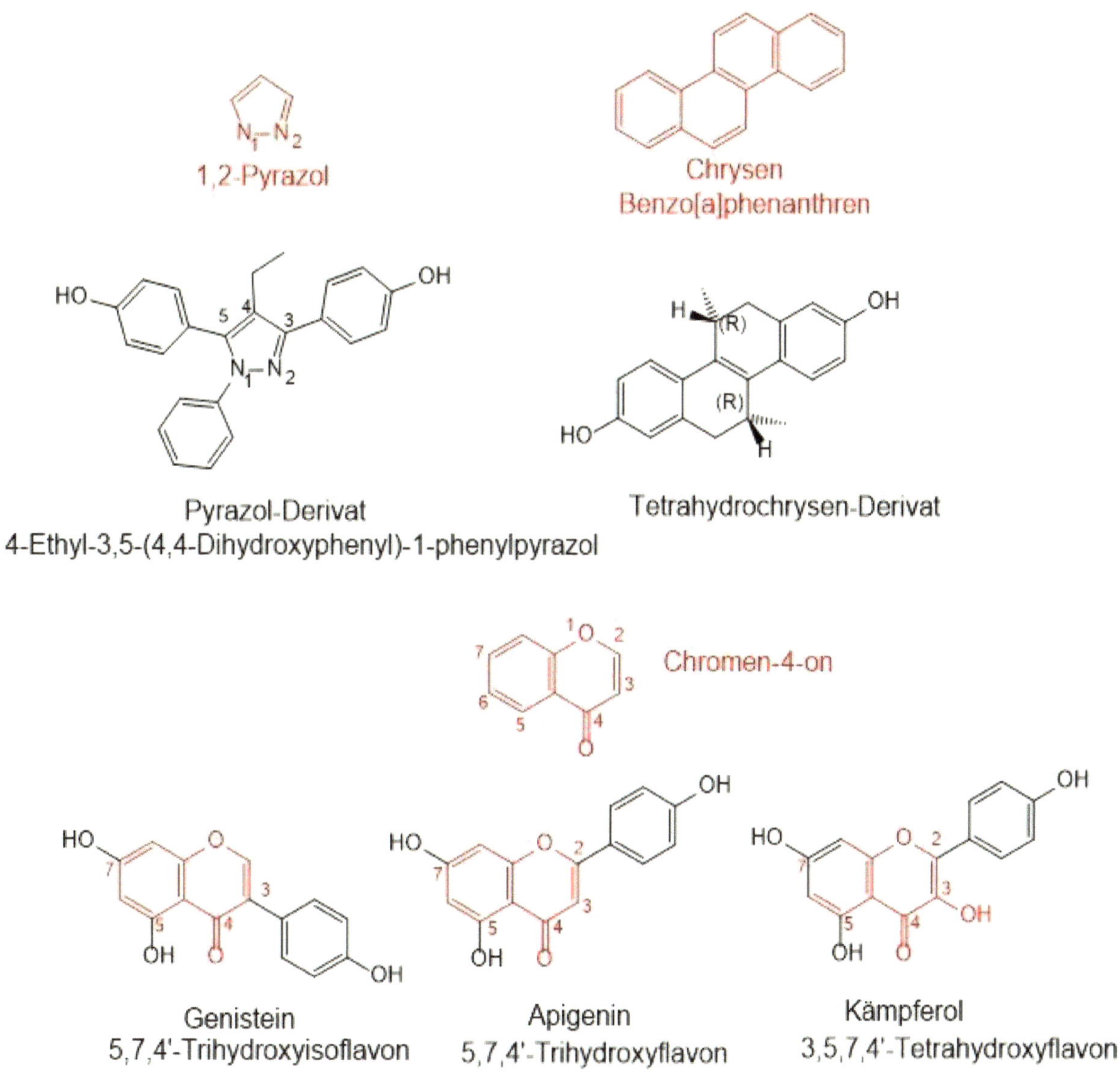

Abbildung 3.1: Rezeptor-Subtyp-selektive synthetische Estrogen-Rezeptor-Liganden und natürliche vorkommende ERβ-selektive Phytoestrogene vom Flavonoid-Typ (nach Gao 2012).

Oben: Das Triphenylpyrazol-Derivat ist ein selektiver voller ERα-Agonist. Dagegen ist das (R,R)-Tetrahydrochrysen-Derivat ein selektiver voller ERβ-Antagonist. Am ERα-Subtyp, zu dem es eine schwächere Bindungsaffinität aufweist, ist es ein voller Agonist.

Unten: Natürlich vorkommende Estrogene, sogenannte Phytoestrogene, mit Isoflavon-Struktur (Genistein) bzw. Flavon-Struktur (Apigenin, Kämpferol), die eine bis zu 20-fach höhere Selektivität zum ERβ-Subtyp besitzen.

Ebenfalls 1999 wurde entdeckt, dass einige Phytoestrogene vom Chromen-4-on-Typ, beispielsweise das Isoflavon Genistein und die Flavone Apigenin und Kämpferol, eine bis zu 20-fach höhere Affinität zum ERβ gegenüber dem ERα aufweisen (Mäkelä et al. 1999), was ihnen eine protektive Wirkung auf Gewebe, in denen vorwiegend der β-Subtyp vorkommt, verleiht. Insgesamt lässt sich für die natürlichen Flavone und Isoflavone eine protektive Wirkung in Geweben nachweisen, in denen die ERβ-Konzentration höher ist als die ERα-Konzentration. So wird diesen Substanzen ein gefäßprotektiver Effekt nachgesagt, genauso wie eine Verbesserung der Hirn- und Gedächtnisleistung bei postmenopausalen Frauen durch eine Hormonersatztherapie. Im ZNS kommt fast ausschließlich der ERβ-Subtyp vor. Ebenso besteht ein gewisser Schutz davor, Prostata- und Kolonkarzinome zu entwickeln (Devi et al. 2017, Nabavi et al. 2018). Der Vorteil gegenüber nichtselektiven Estrogen-bindenden Substanzen besteht also darin, dass unerwünschte estrogene Wirkungen in Geweben, in denen hauptsächlich der α-Subtyp vorkommt, wie z. B. im Uterus, reduziert werden können (Gao 2012). 1999 konnte beispielsweise für einige Isoflavon- und Flavon-Derivaten (Genistein, Apigenin und Kämpferol) eine bis zu 20-fach höhere Affinität zum ERβ- als zum ERα-Subtyp nachgewiesen werden (Abbildung 3.1) (Mäkelä et al. 1999).

Bestimmte Trockenextrakte des Wurzelstocks der Traubensilberkerze (*Actaea racemosa*) und des Rhapontikrhabarbers (*Rheum raponticum*) haben von der Europäischen Arzneimittel-Agentur (EMA) aufgrund der vorgelegten Studien und der darin erzielten positiven Ergebnisse eine Zulassung zur Behandlung von Wechseljahresbeschwerden erhalten. Auch diese Drogenextrakte enthalten Phytoestrogene, die für eine Linderung der Beschwerden beitragen. Welche Inhaltsstoffe genau für die Wirksamkeit verantwortlich sind, ist nicht belegt. Bei der Traubensilberkerze könnten es Triterpenglykoside, wie z. B. Actein, Cimicifugosid und Cimiracemosid A, sowie Phenolcarbonsäuren sein, insbesondere das Hydroxyzimtsäure-Derivat Isoferulasäure und Flavonoide wie das Isoflavon Formononetin (Abbildung 3.2) (Wichtl 2002). Beim Rhapontikrhabarber werden Hydroxystilben-Derivate gebildet, z. B. das Rhapontigenin, das nach hydrolytischer Spaltung des Glucosids Rhaponticosid als Aglykon übrigbleibt (Abbildung 3.2) (Wichtl 2002, Fürst 2018). Beim Brustkrebs und anderen hormonabhängig wachsenden Tumoren dürfen diese Phytopharmaka natürlich nicht eingesetzt werden. Eine Auswahl an Fertigarzneimitteln ist in Tabelle 3.1 aufgeführt. Einige Strukturformeln finden sich in Abbildung 3.2.

Tabelle 3.1: Fertigarzneimittel aus dem Wurzelstock der Traubensilberkerze und des Rhapontikrhabarbers mit Phytoestrogenen zur Behandlung von Wechseljahresbeschwerden (nach Fürst 2018)

Fertigarzneimittel-Beispiele	Auszugsmittel	Drogen-Extrakt-Verhältnis
Traubensilberkerzen-Wurzelstock		
Klimadynon®	58 % Ethanol	5–10:1
Klimadynon® uno, Cimicifuga AL®, Femikliman® uno, Galafem®, Cimicifuga Stada®	60 % Ethanol	4,5–8,5:1
Remifemin®, Remifemin® uno	40 % Isopropanol	6–11:1
Rhapontik-Rhabarber		
femiLoges®	wässrige Calciumoxid-Lösung	16–26:1

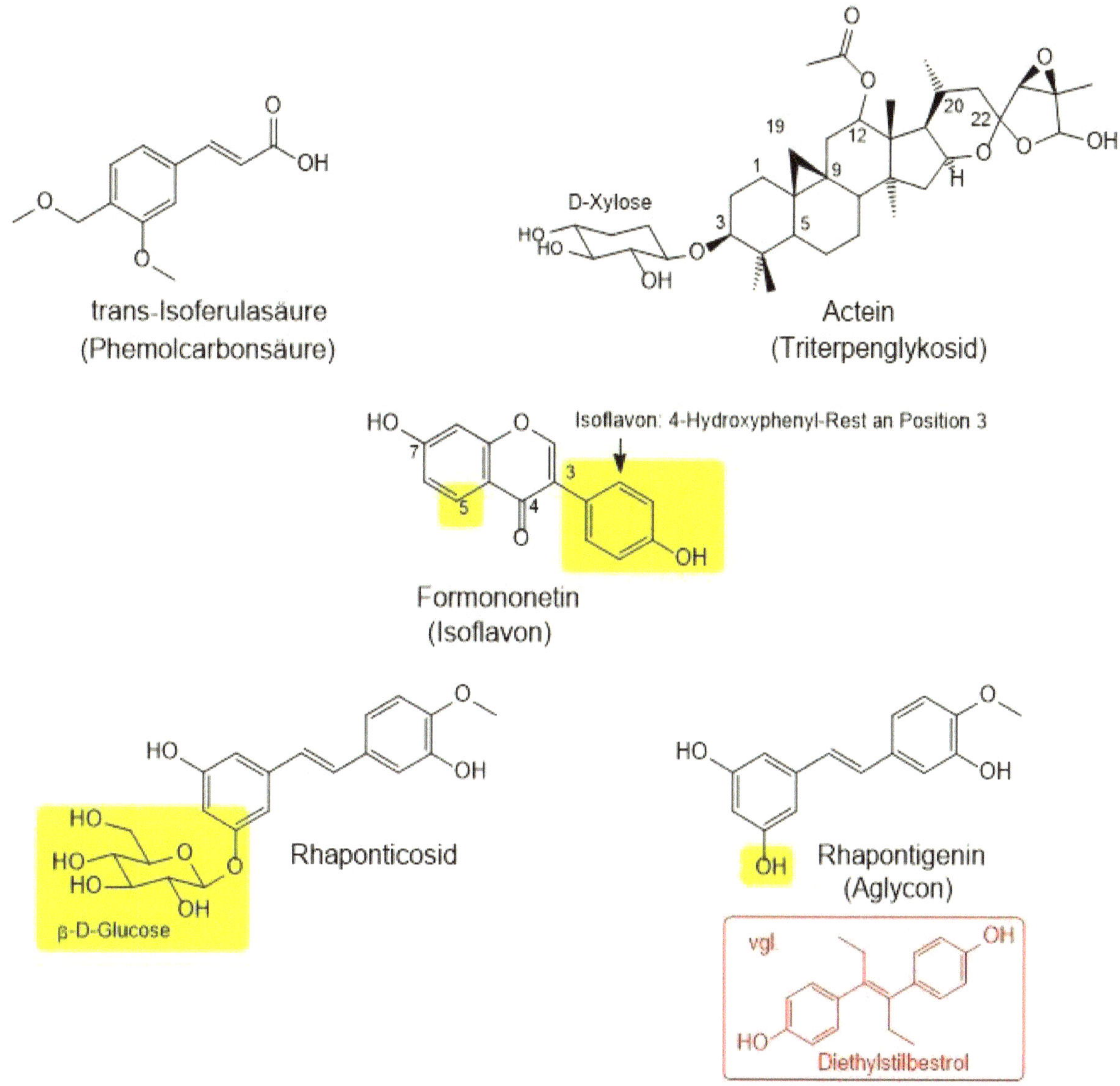

Abbildung 3.2: Auswahl an Inhaltsstoffen des Traubensilberwurzelstocks und des Rhapontikrhabarbers, die zur gesamtantiestrogenen Wirkung beitragen könnten

3.2 Der Bindungsmodus des physiologischen Estrogens Estradiol am Estrogen-Rezeptor

Die Liganden-Bindungsdomäne (LBD) des humanen ERα im Komplex mit seinem physiologischen Liganden Estradiol ist von Brzozowski und seinen Mitarbeitern als erstes über eine Kristallstruktur sichtbar gemacht worden (Brzozowski et al. 1997). Der physiologische Agonist Estradiol bindet in einer hydrophoben Tasche des Rezeptors innerhalb der Liganden-Bindungsdomäne. Die Bindungskavität ist doppelt so groß wie das Estradiol (Chamkasem und Toniti 2015). Für den Estrogen-Rezeptor α wird diese Tasche aus Teilen der Helices 3, 6, 8 (und die vorangehende Schleife) und 11 gebildet. Von Helix 3 sind die Aminosäuren von Methionin 342 bis Leucin 354 involviert, von Helix 6 die Aminosäuren Tryptophan 383 bis Arginin 394, von Helix 8 und der vorangehenden Schleife die Aminosäuren Valin 418 bis Leucin 428 und von Helix 11 die Aminosäuren von Methionin 517 bis Methionin 528. Helix 12 ist mit den Aminosäuren Leucin 539 bis Histidin 547 involviert. Hinzu kommt der Hairpin S1/S2 von Leucin 402 bis Leucin 410 (Brzozowski et al. 1997). In Abbildung 3.3 ist das Cokristallisat mit Estradiol und der Liganden-Bindungsdomäne des ERα dargestellt. Quasi wie eine Kiste wird diese Bindungstasche durch die Helix 12 mit den Resten von Leucin 539 bis His 547 verschlossen (Brzozowski et al. 1997, Wärnmark et al. 2002).

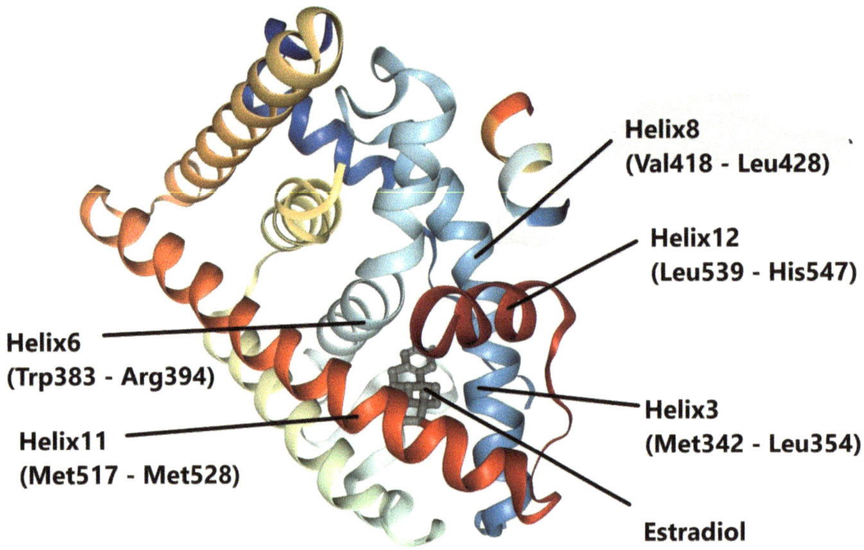

Abbildung 3.3: Die Liganden-Bindungsdomäne des ERα im Komplex mit dem physiologischen Liganden Estradiol (Brzozowski et al. 1997, Wärnmark et al. 2002; PDB-ID: 1GWR)

Die sehr flexible Helix 12 verschließt die Bindungstasche, in die Estradiol positioniert ist. Es liegt die aktive geschlossene agonistische Konformation vor, die eine Coaktivator-Bindung und die Rezeptor-Dimerisierung ermöglicht und die Transkriptionsmaschinerie in Gang setzt.

In Abbildung 3.3 ist die geschlossene, agonistische Konformation dargestellt. Im Gegensatz zur offenen, antagonistischen Form ist die Estradiol-Bindungstasche in dieser aktiven Konformation von der C-terminalen Helix 12 verschlossen, die einen hohen Grad dynamischer Flexibilität aufweist. Das wiederum ermöglicht die Bindung der Coaktivatoren sowie die Dimerisierung zweier Estrogen-Rezeptoren, um eine Transkriptionseinheit zu bilden. Die Coaktivator-Bindungsstelle AF-2 wird aus Teilen der Helices 3, 4, 5 und 12 gebildet. Stabilisiert wird sie durch Wechselwirkungen der Aminosäuren Glu542 und Lys362. Diese Konformation ist für die Bindung von Coaktivatoren mit einem Leu-Leu-X-X-Leu-Motiv optimal (Gao 2012). Die Transkriptionseinheit triggert die Expression bestimmter Gene oder die Zellproliferation.

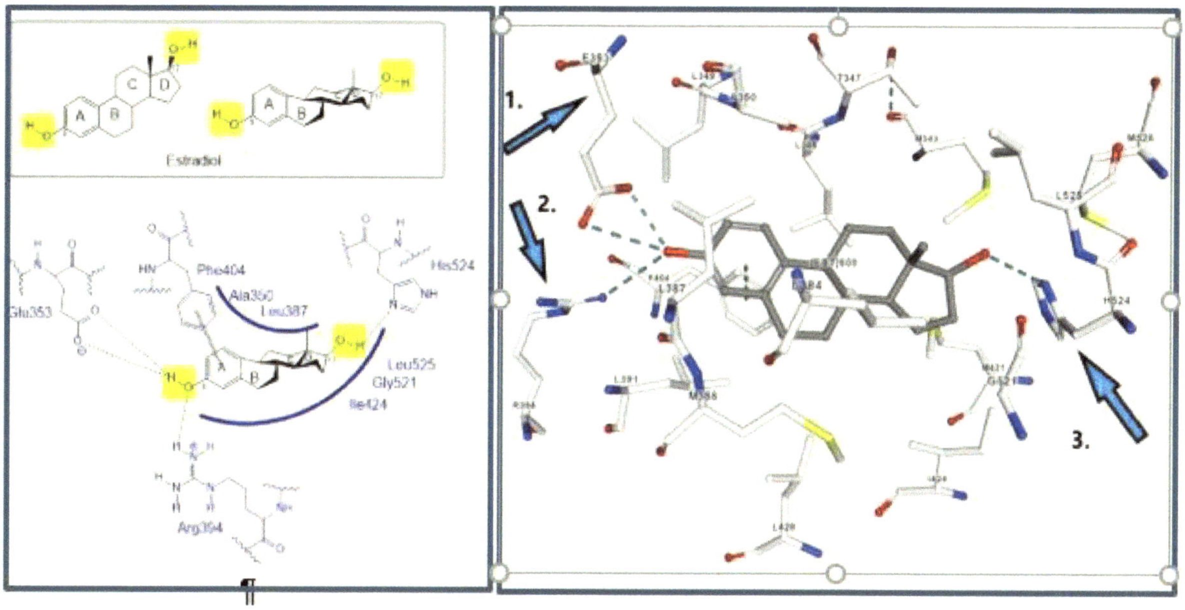

Abbildung 3.4: Links: Schematische Darstellung des Bindungsmodus des Estradiols innerhalb der Liganden-Bindungstasche des Estrogen-Rezeptor-Subtyps α (nach Avendaño und Menéndez 2008).

Rechts: Cokristallisat der Liganden-Bindungstasche des ERα mit Estradiol in der Bindungskavität gebunden (PDB-ID: 1QKU, Gangloff et al. 2001). Die Pfeile zeigen auf die stabilisierenden H-Brücken zwischen der phenolischen 3-OH-Gruppe und Glu353 (1.) sowie Arg394 (2.) und der alkoholischen 17β-OH-Gruppe His524 (3.) (Gangloff et al. 2001, Meshram et al. 2012, Cao et al. 2013).

3.3. Der Bindungsmodus des 4-Hydroxytamoxifens am Estrogen-Rezeptor im Vergleich zum Bindungsmodus des Estradiols

Demgegenüber haben Antagonisten wie z. B. 4-Hydroxytamoxifen (vgl. z. B. Abbildung 3.5), die bioaktive Form des Prodrugs Tamoxifen, oder Raloxifen sperrige, voluminöse basische Seitenketten, die zwar innerhalb derselben Bindungstasche kompetitiv zu Estradiol binden, die aber die Helix 12 in die offene antagonistische Position von der Bindungstasche abdrängen. Dabei beanspruchen die Antagonisten noch einen Teil der Coaktivator-Bindungsstelle AF-2, sodass die Bindung der Coaktivatoren geblockt wird (Brzozowski et al. 1997, Shiau et al. 1998, Gao 2012). Dadurch sinkt die Estrogen-Rezeptor-vermittelte Transkription erheblich, da nur noch die AF-1-Coaktivator-Bindungsstelle frei ist (Brzozowski et al. 1997, Wärnmark et al. 2002).

Die Hemmung des Estrogen-Rezeptors durch die Triphenylethylen-Derivate wie Tamoxifen und deren zyklischen Analoga wie Raloxifen erfolgt durch Bindung an dieselbe Bindungstasche, an die auch der physiologische Agonist Estradiol bindet (Abbildung 3.4). Sie erfolgt kompetitiv zu Estradiol, aber die Art der Bindung in der Tasche ist eine andere. Die Konformationsänderung der Helix 12 hin zur Bindungskavität wird durch die Triphenylethylen-Derivate verhindert. Stattdessen wird Helix 12 durch die voluminöse, sperrige und basische Seitenkette von der Bindungstasche zwischen die Helices 3 und 5 weggedrückt. Durch die basische Seitenkette ist kein Platz für Helix 12 gegeben. Diese Helix-12-Verschiebung scheint ein gemeinsames Merkmal aller steroidalen und nichtsteroidalen Antiestrogene mit einer sperrigen Seitenkette zu sein, die daher auch als antiestrogene Seitenkette bezeichnet wird (Abbildung 3.4) (Avendaño und

Menéndez 2008). Abbildung 3.5 zeigt einen Ausschnitt des aktiven Tamoxifen-Metaboliten 4-Hydroxytamoxifen, gebunden in der Liganden-Bindungsdomäne von ERα (Shiau et al. 1998).

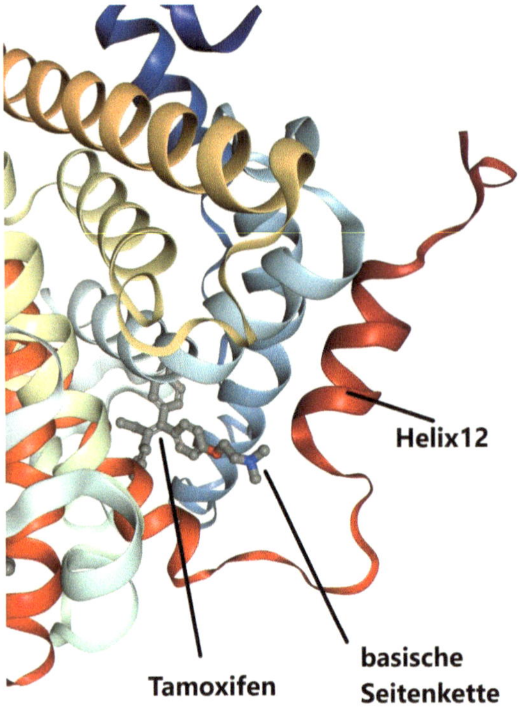

Abbildung 3.5: Ausschnitt der Kristallsturktur des 4-Hydroxytamoxifens, des aktiven Metaboliten des Tamoxifens, gebunden in der Liganden-Bindungstasche des Estrogen-Rezeptor-Subtyps α (PDB-ID: 3ERT, Shiau et al. 1998)

Abbildung 3.6 stellt die beiden Bindungsmodi – die des Agonisten Estradiol und die des Antagonisten 4-Hydroxytamoxifen – hinsichtlich der Konformation der Helix 12 nach erfolgter Bindung gegenüber. Die basische Seitenkette nimmt so viel Raum in Anspruch, dass Helix 12 sich nicht wie beim Estradiol direkt über die Kavität positionieren kann, sondern durch den basischen Substituenten von der Kavität weggedrückt wird.

Für die antiestrogene Wirkung 4-Hydroxytamoxifens ist die Dimethylaminoethyloxy-Seitenkette am Ring B von entscheidender Bedeutung. Dies konnte durch Mutationsstudien eindeutig belegt werden (Jiang et al. 1993, Liu et al. 2001). Der Unterschied zwischen Estrogen-Agonist und Estrogen-Antagonist besteht damit zum großen Teil in der ligandenabhängigen Konformationsänderung von Helix 12. Führt der Ligand dazu, dass sich Helix 12 vor die Kavität zwischen Helix 3 und Helix 11 positionieren kann, sodass die Coaktivatoren an die Bindungsstelle AF-2 binden können, wird er agonistisch wirken. Führt er allerdings wie 4-Hydroxytamoxifen dazu, dass die Helix 12 durch sperrige Substituenten keinen Platz hat und sich sogar weiter von der Bindungskavität entfernt, sodass die Bindungsstellen für die Coaktivatoren nicht erreichbar sind, wird der Ligand als Antagonist wirken (Abbildung 3.6).

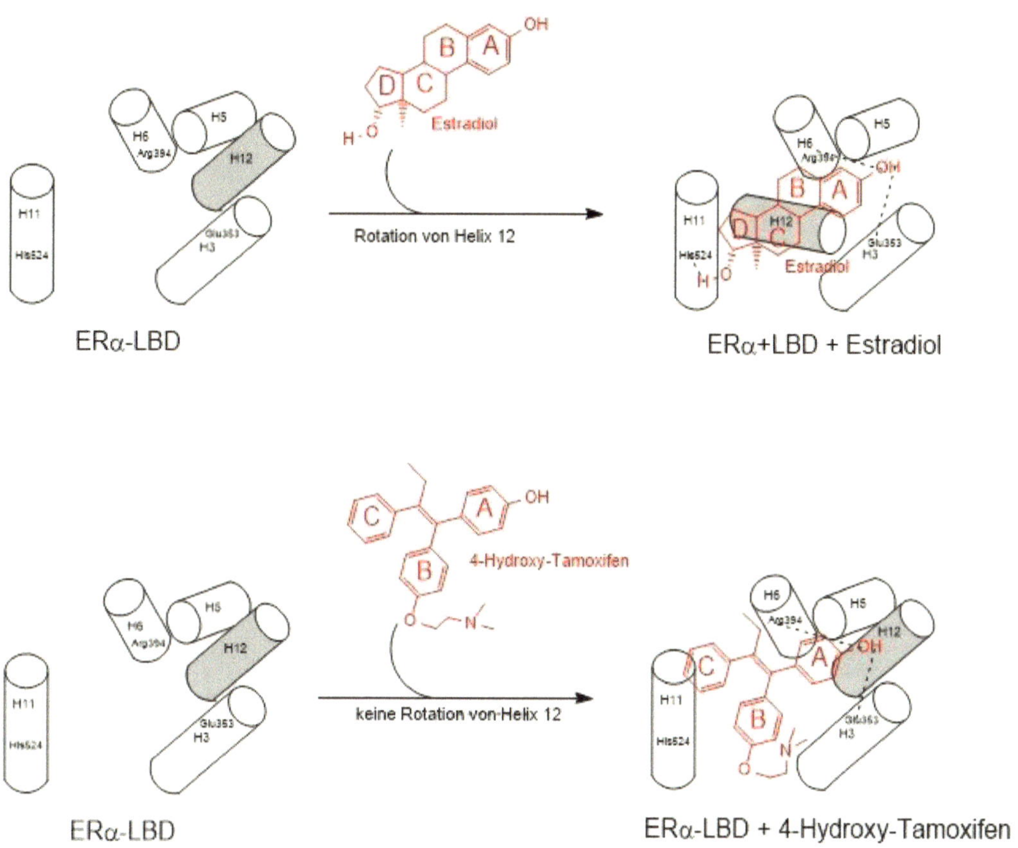

Abbildung 3.6: Schematische Darstellung der Bindungskavität des ERα-Agonisten Estradiol und seines kompetitiven Antagonisten 4-Hydroxytamoxifen unter Berücksichtigung der unterschiedlichen konformativen Änderungen der Helix 12 nach erfolgter Bindung (nach Avendaño und Menéndez 2008)

Beim physiologischen Agonisten kommt es nach Estradiol-Bindung zu einer Rotation der Helix 12, die sich zwischen die Helices H3 und H11 schiebt und somit die Bindungstasche verschließt (Kong et al. 2005). Durch diese Konformation der Helix 12 liegt AF-2- frei zugänglich vor.

Die Bindung des aktiven Metaboliten des Tamoxifens, seines 4-Hydroxy-Derivates, führt dazu, dass die basische Seitenkette mit dem Ethlyether am Phenyl-Ring B und dem terminalen tertiären Amin zu sperrig und voluminös ist, dass die Helix 12 eher noch aus der Bindungskavität herausgedrückt wird, als dass sie sich zwischen die Helices H3 und H11 rotieren könnte. Es fehlt hierfür einfach der Platz. Stattdessen kann Helix 12 mit ihren Aminosäuren Leu540–Leu544, die in der Abfolge Leu-Leu-Glu-Met-Leu einem Leu-X-X-Leu-Leu-Motiv ähneln, die hydrohoben Wechselwirkungen der NR-Box imitieren und selber an die Coaktivator-Bindungsstelle andocken, was das Coaktivator-Recruitment verhindert (Smith et al. 1997, Fleming et al. 2004, Kojetin et al. 2008, Gao 2012).

Die Bindung von 4-Hydroxytamoxifen in der Estradiol-Bindungskavität der Liganden-Bindungsdomäne erfolgt größtenteils analog zu den Agonisten um Estradiol über H-Brücken-Bindungen zwischen der phenolischen 4-Hydroxyl-Gruppe im Ring A des aktiven Tamoxifen-Metaboliten und der γ-Carboxylat-Gruppe des Glutamats 353, der Guanidinium-Gruppe der Seitenkette von Arginin 394 sowie einem konservierten Molekül Wasser (Abbildung 3.7). Diese H-Brücke zum Wasser bringt im Vergleich zum Estradiol zusätzliche Bindungsaffinität und -stabilität, denn beim physiologischen Liganden fehlt sie. Der Ring A des 4-Hydroxytamoxifens entspricht dem aromatischen Ring A des Estradiols (Shiau et al. 1998, Jensen und Jordan 2003, Chamkesam und Toniti 2015).

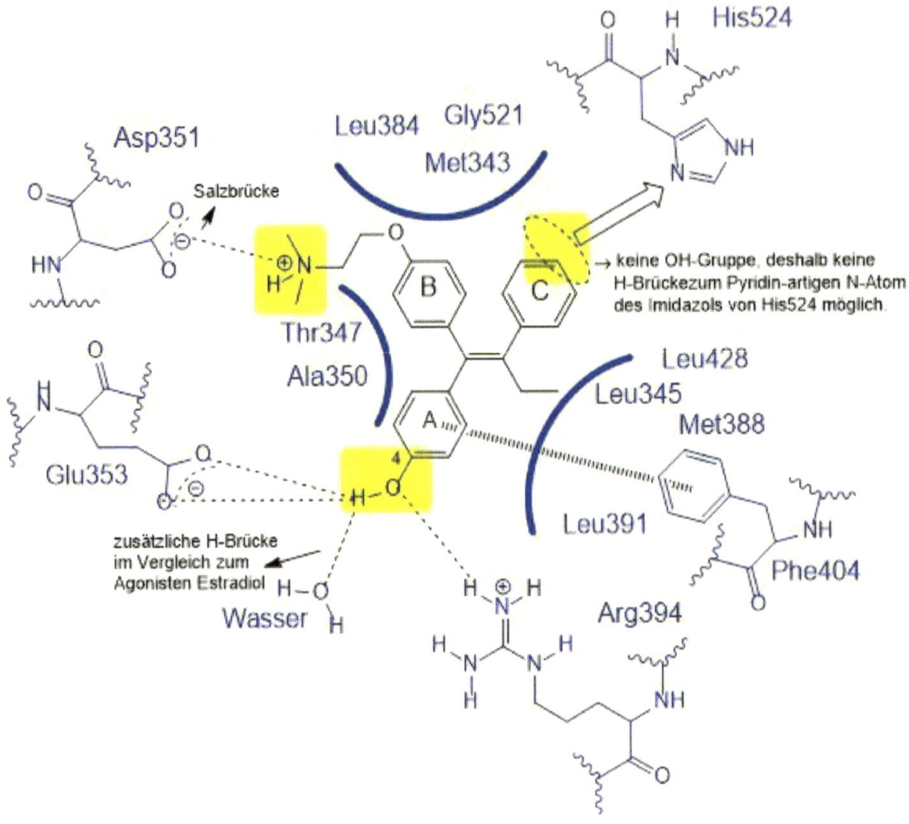

Abbildung 3.7: Schematische Darstellung des Bindungsmodus des aktiven Tamoxifen-Metaboliten 4-Hydroxytamoxifen

Die 4-OH-Gruppe geht dieselben H-Brücken mit Glu353 und Arg394 ein wie die 3-OH-Gruppe des Estradiols. Zusätzliche Affinität kommt beim 4-Hydroxytamoxifen durch eine dritte H-Brücke zum Sauerstoff eines Wasser-Moleküls zustande. Da der Ring C nicht hydroxyliert ist, ist hier im Gegensatz zum Estradiol mit dessen 17β-OH-Gruppe keine H-Brücke zu His524 möglich. Die negative Ladung des Asp351 innerhalb der Bindungskavität wird durch eine Salzbrücke zum positiv geladenen tertiären Amin der Seitenkette am Ring B abgeschirmt, was für eine partialagonistische Wirkkomponente sorgt.

Die hydrophoben Interaktionen innerhalb der Bindungstasche zeigen nur geringfügige Abweichungen zu denen der Bindung des Estradiols. Da Ring C des 4-Hydroxytamoxifens keine phenolische Hydroxyl-Gruppe trägt, kann auch keine der Estradiol-17β-OH-Gruppe entsprechende H-Brücke zu Histidin an Position 524 ausgebildet werden. Das scheint aber nicht so viel auszumachen, denn 4-Hydroxytamoxifen ist durchaus in der Lage, Estradiol kompetitiv aus seiner Bindung zu verdrängen. Für eine partialagonistische Wirkung ist es zudem entscheidend, inwieweit die positive Ladung des Dimethylaminoethylether-Restes die Ladung von Aspartat 351 abzuschirmen vermag. 4-Hydroxytamoxifen macht dies durch das terminale tertiäre Amin, das bei physiologischem pH-Wert protoniert vorliegt und eine Salzbrücke zur Seitenketten-Carboxylat-Funktion von Aspartat 351 ausbilden kann. Diese Salzbrücke (Abbildung 3.8) ist allerdings schwach (Gao 2012). Abbildung 3.8 zeigt einen Ausschnitt – den 4-Hydroxytamoxifen-Bindungsmodus in der Bindungstasche – aus dem in Abbildung 3.7 dargestellten Cokristallisat (PDB-ID: 3ERT, Shiau et al. 1998), in dem allerdings das zusätzlich an der H-Brücken-Bildung beteiligte Wasser-Molekül nicht zu erkennen ist.

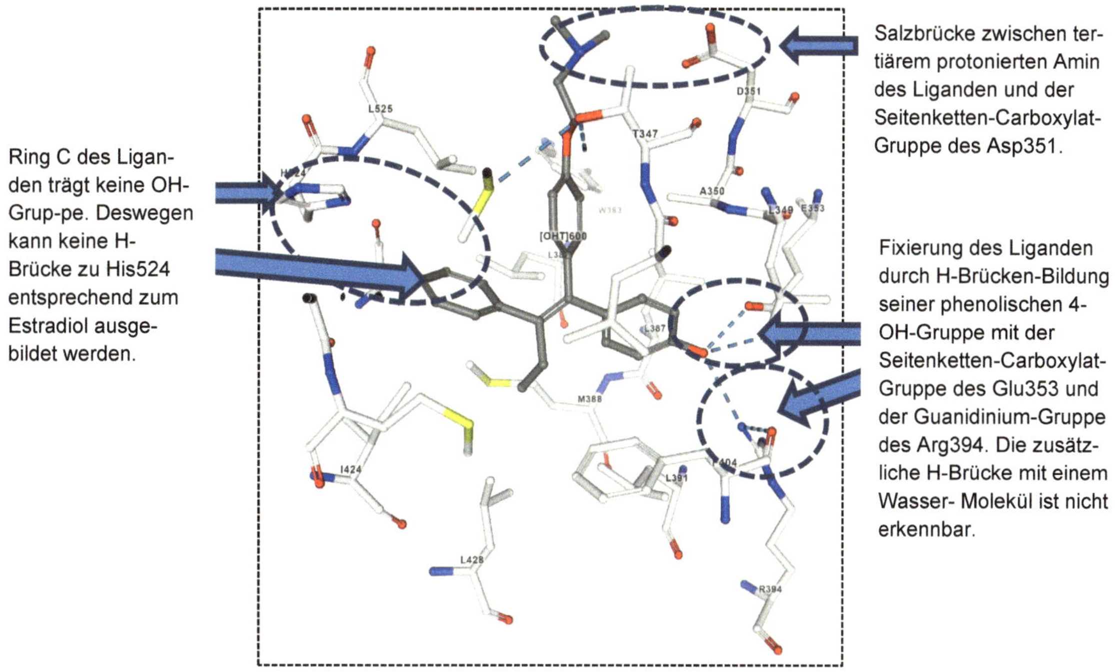

Abbildung 3.8: Bindungsmodus des 4-Hydroxytamoxifens innerhalb der Bindungskavität anhand der Kristallstruktur der Liganden-Bindungsdomäne des ERα im Komplex mit dem aktiven Tamoxifen-Metaboliten (PDB-ID: 3ERT, Shiau et al. 1998)

Werden die zweidimensionalen Strukturformeln des physiologischen Liganden Estradiol oder des synthetischen Agonisten Diethylstilbestrol über die Strukturformel von 4-Hydroxytamoxifen gelegt, fallen die strukturellen Gemeinsamkeiten ins Auge, aber auch das Strukturmerkmal, das einen antagonistischen Effekt ausmacht: der sperrige Rest an Position 4 von Ring B des 4-Hydroxytamoxifens, der für die offene inaktive Konformation der Helix 12 der LBD verantwortlich ist (Abbildung 3.9). Tatsächlich sind das steroidale Estradiol-Molekül genauso wie das nichtsteroidale Diethylstilbestrol flache, ebene, fast zweidimensionale Moleküle. Beim Estradiol ist das sicherlich durch die Ringverknüpfungen B/C und C/D gegeben, die alle trans-verknüpft sind. Demgegenüber nehmen das Tamoxifen bzw. sein 4-Hydroxy-Metabolit räumlich sperrige dreidimensionale Strukturen an, damit die Phenyl-Ringe maximalen Raum beanspruchen können (Abbildung 3.9).

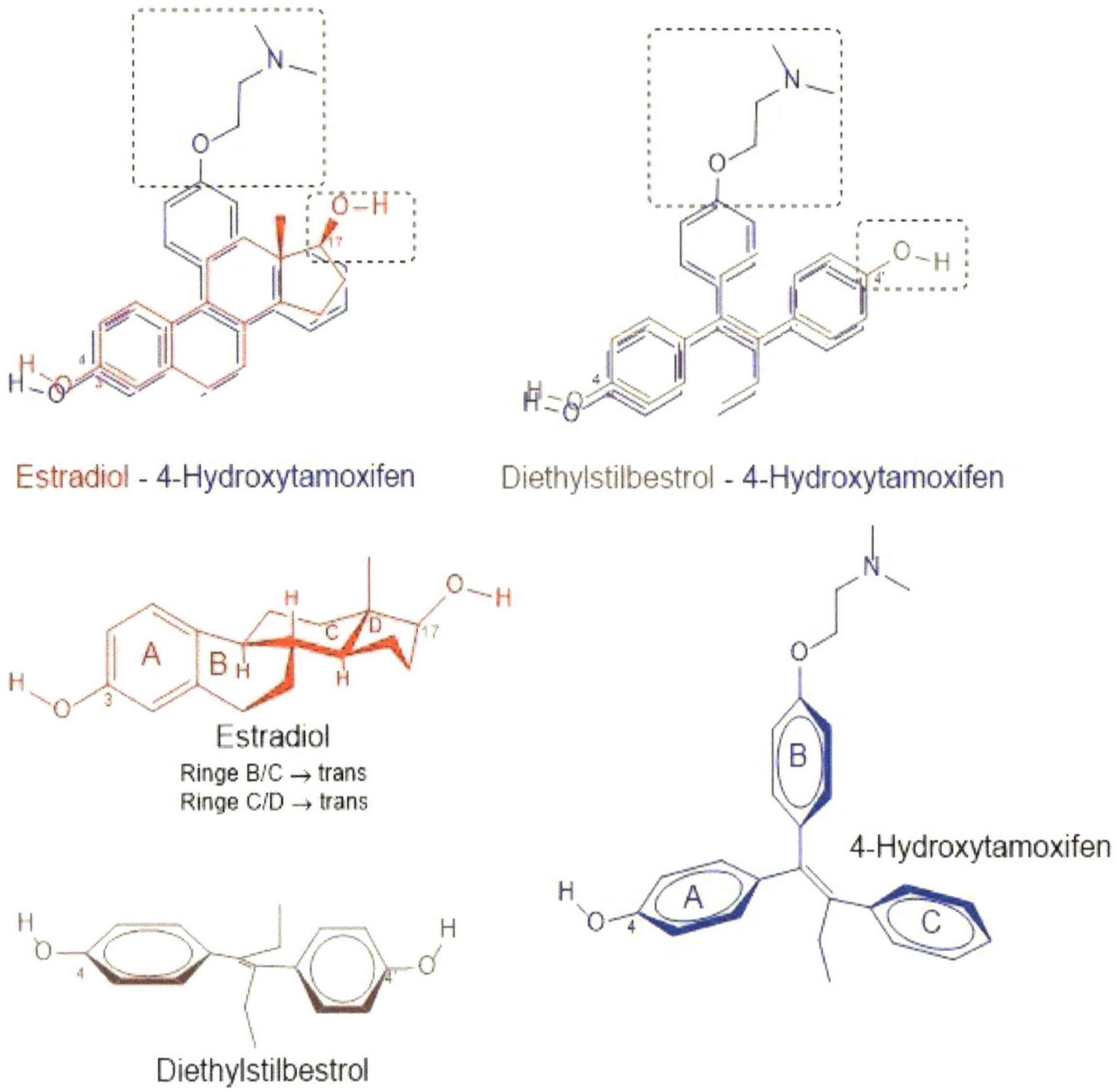

Abbildung 3.9: Struktureller Vergleich der Molekülgeometrien des physiologischen ER-Agonisten Estradiol und des nichtsteroidalen ER-Agonisten Diethylstilbestrol mit dem SERM 4-Hydroxytamoxifen

Oben: Überlagernde Projektion der zweidimensionalen Strukturformeln von Estradiol und Diethylstilbestrol auf 4-Hydroxytamoxifen.

Unten: Dreidimensionale Strukturen von Estradiol, Diethylstilbestrol und 4-Hydroxytamoxifen. Die exakten dreidimensionalen Strukturen sind abrufbar von der RCSB-Protein-Datenbank (Berman et al. 2000, Rustici et al. 2013).

3.4 Die SERM Tamoxifen und Raloxifen und ihr Wirkprofil im direkten Vergleich

Die Zweit- und Drittgenerationen-SERM um das Benzothiophen-Derivat Raloxifen binden ähnlich wie 4-Hydroxytamoxifen. Dennoch zeigen sich Unterschiede im Wirkprofil. Die uterotrophe Wirkung des Raloxifens ist beispielsweise geringer als die des 4-Hydroxytamoxifens im Tiermodell an der Maus und an der Ratte ([1]Jordan und Gosden 1983). Zudem blockt Raloxifen die uterotrophen Wirkungen des Tamoxifens ([2]Jordan und Gosden 1983). Beide, 4-Hydroxytamoxifen und Raloxifen, verhindern durch ihre sterisch anspruchsvollen basischen, sogenannten antiestrogenen Seitenketten die Konformationsänderung der Helix 12, die notwendig ist, damit der Estrogen-Rezeptor seine aktive geschlossene Konformation einnehmen kann. Allerdings gibt es in den Cokristalllisaten der Liganden-Bindungsdomäne mit 4-Hydroxytamoxifen auf der einen und Raloxifen auf der anderen Seite kleine, aber entscheidende Unterschiede, die die Estrogen-ähnlichen Eigenschaften des 4-Hydroxytamoxifens an bestimmten Geweben und Organen wie dem Uterus im Vergleich zum Raloxifen erklären können (Shiau et al. 1998, Gajdos et al. 2002, Jensen und Jordan 2003, Kojetin et al. 2008). Die Interaktionen der basischen, bei einem pK_S-Wert der korrespondierenden Säuren von 7,8 (Tamoxifen, Lemke et al. 2008) bzw. 7,95 (Raloxifen, https://www.drugbank.ca/drugs/DB00481) größtenteils protoniert vorliegenden Stickstoffe der antiestrogenen Seitenketten des 4-Hydroxytamoxifens bzw. des Raloxifens, mit dem Carboxylat-Anion der Seitenkette von Aspartat 351, scheinen für die Bindung eine gewichtige Rolle zu spielen (Abbildung 3.10) (Gajdos et al. 2002, Jensen und Jordan 2003).

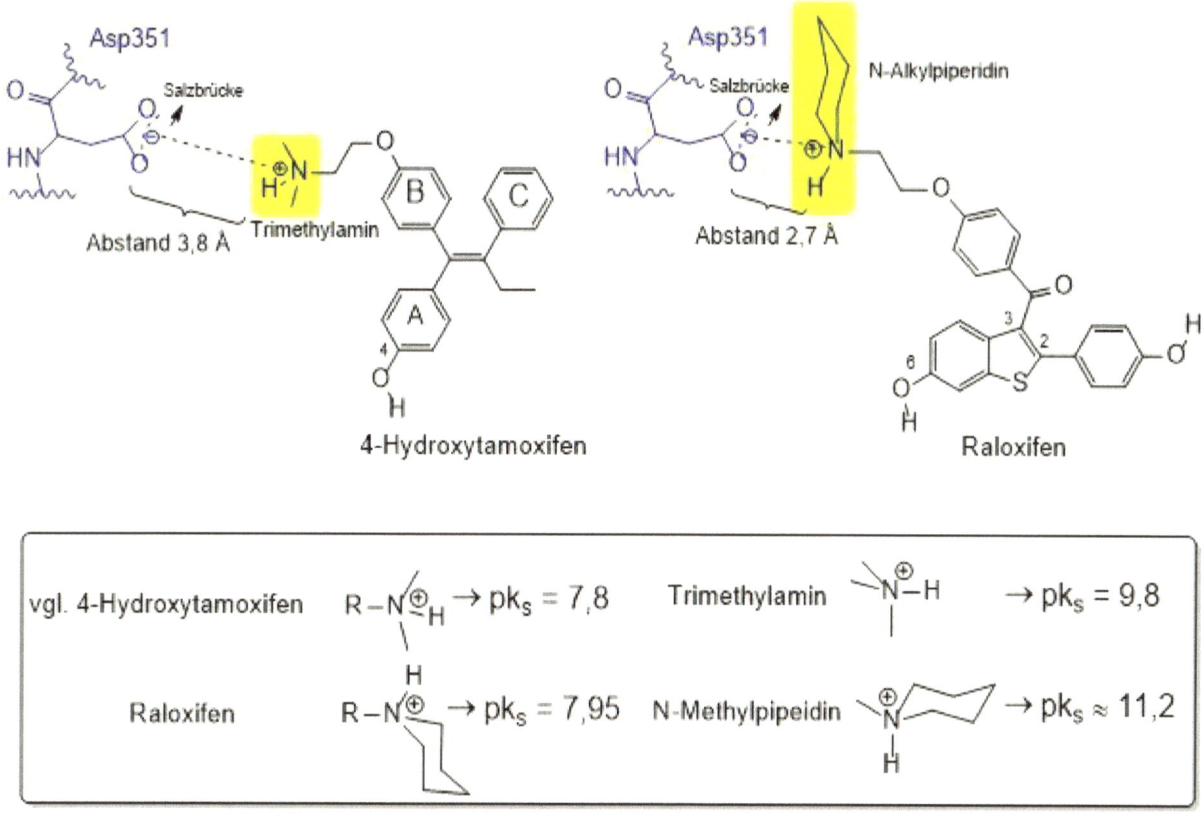

Abbildung 3.10: Vergleich der Interaktionen des terminalen basischen Amins von 4-Hydroxtamoxifen und Raloxifen mit dem Seitenketten-Carboxylat-Anion von Aspartat 351

Interessant ist die relativ schwache Basizität des terminalen tertiären Amins sowohl beim 4-Hydroxytamoxifen als auch beim Alkylpiperidin des Raloxifens (unten). Die Basizitäten sind um 2 bzw. sogar 3 Zehnerpotenzen geringer als bei vergleichbaren Aminen.

Der Abstand von 3,8 Å zwischen dem Carboxylat-Anion von Asp351 und dem Diemethylalkylammonium-Ion des 4-Hydroxytamoxifens ist für die Ausbildung einer Salzbrücke sehr groß. Die negative Ladung der terminalen Aspartat-Carboxylat-Gruppe kann nicht vollständig abgeschirmt werden, was dazu führt, dass Aspartat 351 mit der nicht neutralisierten Ladung seiner Seitenketten-Carboxylat-Gruppe die Aktivatorfunktion AF-1 allosterisch beeinflusst (Jensen und Jordan 2003). Dagegen ist das Alkylpiperidinium-Ion des Raloxifens mehr als 1 Å näher an der betreffenden Carboxylat-Gruppe, was für die Ausbildung einer starken Salzbrücke spricht, die die negative Ladung des Carboxylats zu neutralisieren vermag (Jensen und Jordan 2003, Kojetin et al. 2008). Kristallstrukturen mit 4-Hydroxytamoxifen bzw. Raloxifen in der Bindungskavität des Estradiols innerhalb der Liganden-Bindungsdomäne zeigen einen engen, nahen Kontakt zwischen dem Alkylpiperidinium-Kation und dem Carboxylat-Anion von 2,7 Å beim Raloxifen (Brzozowski et al. 1997, Shiau et al. 1998, Jensen und Jordan 2003).

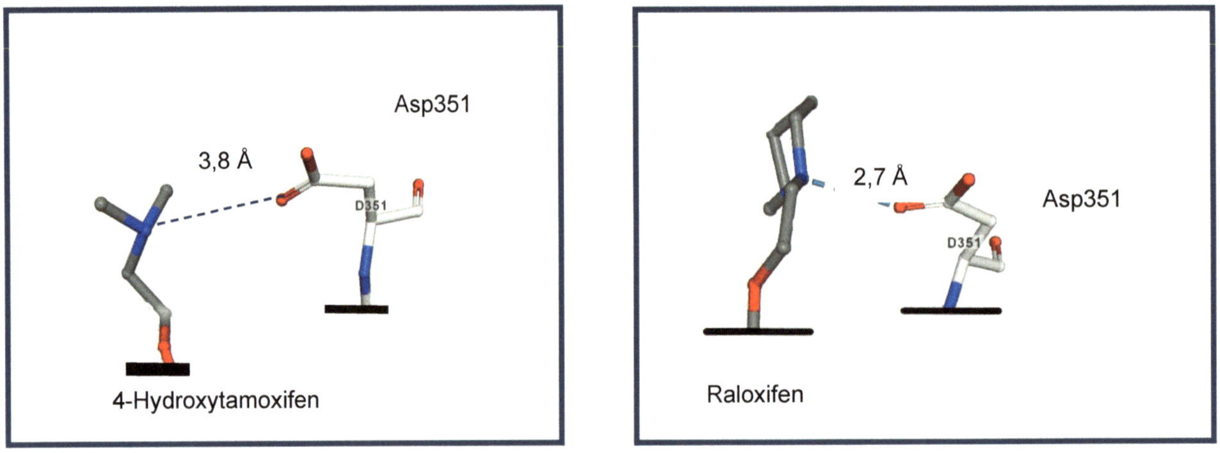

Abbildung 3.11: Wechselwirkungen des Aspartats 351 von ERα mit den antiestrogenen basischen Seitenketten des 4-Hydroxytamoxifens und des Raloxifens im Vergleich

Ausschnitte aus den Kristallstrukturen 1ERT (4-Hydroxytamoxifen) und 1ERR (Raloxifen) (Brzozowski et al. 1997, Shiau et al. 1998). Die antiestrogene Seitenkette des Raloxifens mit dem Piperidin-Ring ist 1,1 Å näher an der Carboxylat-Gruppe des Aspartats 351 positioniert als die des 4-Hydroxytamoxifens.

Abbildung 3.11 gibt einen Eindruck von den Abständen der beiden funktionellen Gruppen durch einen Ausschnitt aus den Cokristallisaten der Liganden-Bindungsdomänen des humanen ERα im Komplex mit 4-Hydroxytamoxifen bzw. Raloxifen (PDB-ID: 1ERR; Brzozowski et al. 1997). Passend dazu ist die Entdeckung einer natürlich vorkommenden Mutation innerhalb der Aminosäuresequenz der Estrogen-Rezeptoren: Bei der Mutation Asp351Tyr ist Aspartat 351 durch ein Tyrosin substituiert, wie in einem Tamoxifen-stimulierten humanen Tumor nachgewiesen wurde (Wolf und Jordan 1994, Catherino et al. 1995, Levenson et al. 1997, Levenson und Jordan 1998). Raloxifen wirkt an dem mutierten Estrogen-Rezeptor als Estrogen und nicht mehr als Antiestrogen (Jensen und Jordan 2003). Auf der Basis von Struktur-Funktions-Beziehungen der Seitenkette der SERM und des Aspartats 351 können die Eigenschaften eines SERM am Estrogen-Rezeptor vorhergesagt werden (Abbildung 3.12) (MacGregor-Shafer et al. 2000, Bentrem et al. 2001, Liu et al. 2001, Liu et al. 2002).

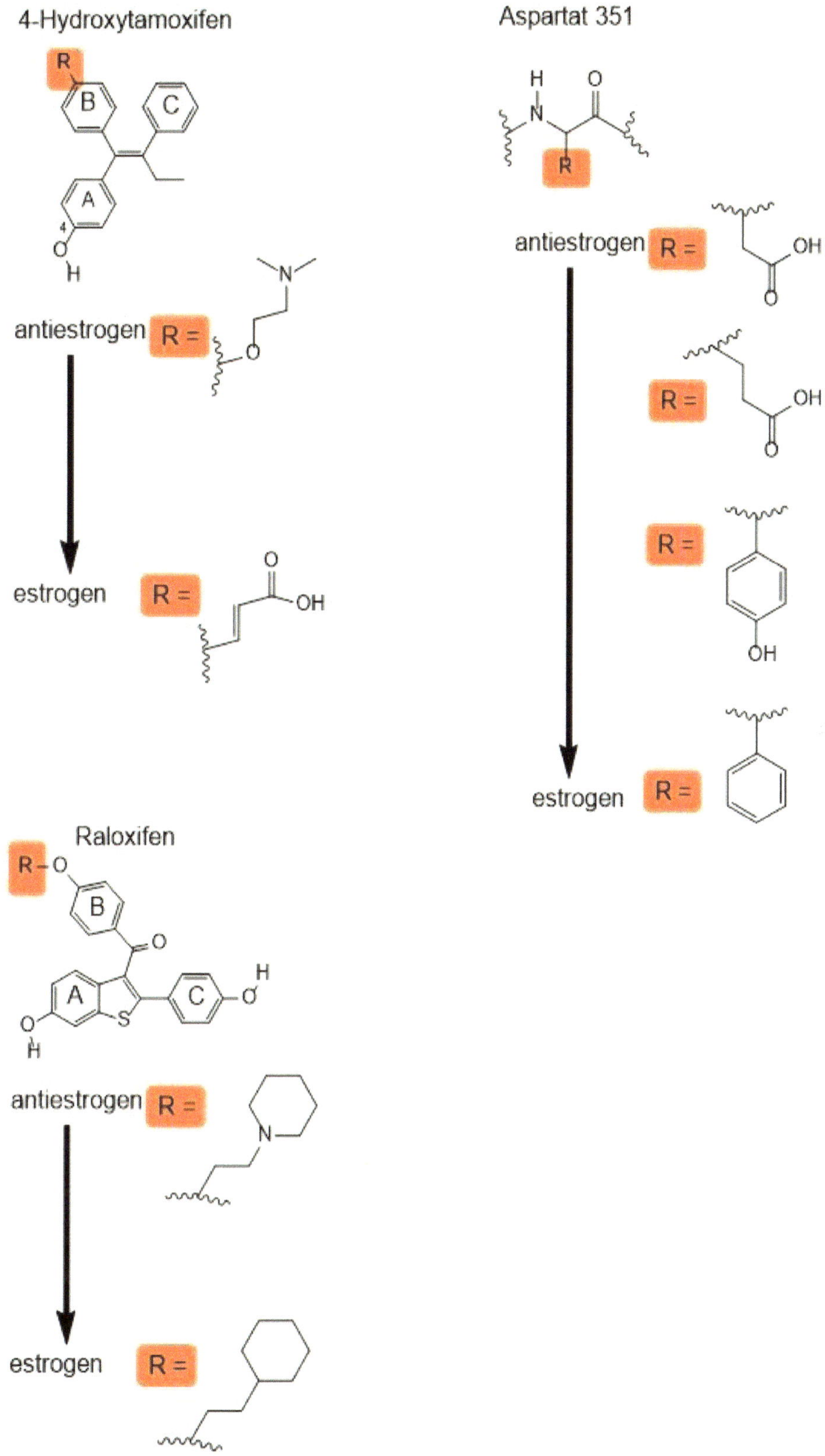

Abbildung 3.12: Struktur-Funktions-Beziehungen von 4-Hydroxytamoxifen und Raloxifen in der Bindung an den Estrogen-Rezeptor

Veränderungen innerhalb der antiestrogenen Seitenkette der beiden SERM verändern die antiestrogenen oder estrogenen Eigenschaften. Genauso führen Veränderungen der Ladung und der Größe der Seitenkette des Asp351 zu veränderten Wechselwirkungen mit der antiestrogenen Seitenkette von 4-Hydroxytamoxifen oder Raloxifen und damit zu Estrogen-ähnlichen Eigenschaften (MacGregor-Shafer et al. 2000, Bentrem et al. 2001, Liu et al. 2001, Liu et al. 2002).

Raloxifen besitzt gegenüber Tamoxifen den Vorteil, am Uterus antiestrogen zu wirken und somit die Inzidenz für ein Endometriumkarzinom eben nicht zu erhöhen. Wissenschaftler sind mittlerweile in der Lage, präzise Werte für das Risiko anzugeben. Resultate der Early Breast Cancer Trialists' Collaborative Group (EBCTCG) zeigen, dass Tamoxifen das Risiko für ein Endometriumkarzinom signifikant erhöht. Dieses Risiko korreliert stark mit dem Alter: Das Auftreten oder der Tod durch ein Endometriumkarzinom ist gering bei jungen Frauen unter 45 Jahren. In der Gruppe der über 45-Jährigen bis 54-Jährigen ist das Risiko nur wenig erhöht. In der Altersgruppe 55 bis 69 Jahre beträgt die Inzidenz allerdings 3,8 % (vs. 1,1 % in der Kontrollgruppe). Über alle Altersklassen hinweg erhöht sich das Risiko um 2,6 % (95 % KI) (Davies et al. 2011).

Zusätzlich erzeugen hohe tägliche Dosen an Tamoxifen bei der Ratte hepatozelluläre Karzinome. Eine tägliche Dosis von 45,2 mg/kg KG erzeugt bei 29 % der Nager Lebertumoren innerhalb von 6 Monaten (Williams et al. 1993). Die tägliche Gabe von 35 mg/kg KG führt zum Tod von 50 % der Tiere innerhalb von 42 Wochen, wohingegen in der Kontrollgruppe noch 50 % der Tiere nach 104 Wochen (2 Jahren) leben und wohlauf sind. Interessanterweise erhöht die tägliche Niedrigdosis von 5 mg/kg KG dagegen das Überleben männlicher und weiblicher Ratten nach 2 Jahren. Bei den männlichen Ratten sind nach 2 Jahren 30 % tote Tiere in der mit Tamoxifen behandelten Gruppe zu beobachten, wohingegen die Mortalitätsrate in der Kontrollgruppe bei 70 % liegt. Bei den weiblichen Ratten sind es 25 % tote Tiere in der behandelten Gruppe und 50 % tote Tiere in der unbehandelten Gruppe (Greaves et al. 1993). Die Studien an Ratten zeigen, dass es offensichtlich einen Schwellenwert für die Leberkarzinogenität gibt, der bei etwa 3 mg/kg KG liegt (Willliams et al. 1993). Fast alle Studien kommen zu dem Ergebnis, dass Tamoxifen in hohen Dosen ein „vollwertiges" Karzinogen ist (Maximov et al. 2013).

Die toxikologischen Bedenken hinsichtlich des Auftretens von Endometrium- und hepatozellulären Karzinomen führten zu einem neuen Versuch der Chemoprävention beim Brustkrebs. Der Zweitgenerationen-SERM Raloxifen besitzt diese toxikologischen Wirkungen nicht, ist zwar zur Therapie der Osteoporose zugelassen, reduziert aber in gleichem Maße wie Tamoxifen die Rückfallrate beim Brustkrebs (Maximov et al 2013). Deshalb wurde eine großangelegte Head-to-Head-Studie, die STAR-Studie (klinische Prüfung der Phase III, doppelblind, randomisiert), initiiert, die 1999 begann und bis 2005 andauerte, aber immer noch posttherapeutisch ausgewertet wird (Vogel et al. 2006, Freedman et al. 2011, Maximov et al. 2013). Für die Studie wurden zunächst 184.480 postmenopausale Frauen mit einem Durchschnittsalter von 58,5 Jahren und einem stark erhöhten Brustkrebsrisiko über ein ganzes Jahr beobachtet. Die anschließende Randomisierung ergab 19.747 postmenopausale Frauen, die entweder 20 mg Tamoxifen oder 60 mg Raloxifen täglich über einen Zeitraum von 5 Jahren erhielten. Ein Kontrollarm wurde nicht in Betracht gezogen, da Tamoxifen das FDA-zugelassene Mittel der Wahl darstellte und eine Kontrollgruppe daher als unethisch erachtet wurde. Trotzdem wurden in einem hypothetischen Kontrollarm 312 invasive Brustkrebsfälle mathematisch errechnet. In der mit Raloxifen behandelten Gruppe traten 168 Fälle eines invasiven Brustkrebses auf. In der Tamoxifen-Gruppe waren es 163 Fälle. Dementsprechend führen beide, sowohl Tamoxifen als auch Raloxifen, zu einer nahezu 50-prozentigen Abnahme der Inzidenz für das Auftreten eines Brustkrebses. Gegenüber der Raloxifen-Gruppe mit 80 Fällen traten in der Tamoxifen-Gruppe seltener nichtinvasive Brustkrebserkrankungen auf (57 Fälle), was allerdings statistisch nicht signifikant ist (Freedman et al. 2011, Maximov et al. 2013). Wie zu erwarten, entwickelten Patientinnen aus der Raloxifen-Gruppe seltener Endometriumkarzinome (23 Fälle) als Patientinnen aus der Tamoxifen-Gruppe (36 Fälle), obwohl auch das überraschenderweise keine statistische Signifikanz erreicht, da doch Tamoxifen am Uterus fundamental andere Effekte auslöst als Raloxifen (Vogel et al. 2010, Maximov et al. 2013).

Die Wirksamkeiten der beiden SERM sind in der behandlungsfreien Phase nach 5 Jahren nicht gleich. Die Therapie mit Tamoxifen scheint das Brustkrebsgewebe und/oder die Tumorumgebung molekularbiologisch verändert zu haben, sodass selbst 5 Jahre nach der letzten Tamoxifengabe, die Entstehung eines neuerlichen Brustkrebses effektiv unterdrückt wird (Early Breast Cancer Trialists' Collaborative Group 1998). Ähnliche Ergebnisse lieferten bereits Tierversuche, wo die Anzahl an Brusttumoren in Tamoxifen-behandelten Ratten niemals dieselben Werte erreichte wie in der Kontrollgruppe (Jordan und Allen 1980). Tamoxifen reduziert somit das Brustkrebsrisiko während der fünfjährigen Therapiephase. Die Reduktion des Risikos bleibt für Tamoxifen aber im Gegensatz zu Raloxifen nach der letzten Gabe erhalten – und das für mindestens eine Dekade (Maximov et al. 2013). Raloxifen dagegen muss kontinuierlich verabreicht werden, um solche Langzeiteffekte wie Tamoxifen zu erzielen. Basierend auf Ergebnissen der Martino-Studie sollte die Therapie mit Raloxifen folglich nicht nach 5 Jahren gestoppt werden, sondern kontinuierlich bis ans Lebensende fortgeführt werden (Martino et al. 2004).

Konnte man beide Antiestrogene während der fünfjährigen Behandlungsphase noch als gleichwertig für postmenopausale Hochrisikopatientinnen bezeichnen, so zeigt sich Tamoxifen dem Raloxifen bei Betrachtung der Langzeitfolgen und -effekte in der posttherapeutischen Phase „head-to-head" deutlich überlegen. Raloxifen kann hinsichtlich seines Sicherheitsprofils punkten. Unter Raloxifen nehmen Ereignisse wie Endometriumkarzinome, thromboembolische Ereignisse, Katarakte und Kataraktoperationen im Vergleich zur Therapie mit Tamoxifen signifikant ab (Maximov et al. 2013). In Tabelle 3.2 sind wichtige Ergebnisse der STAR-Studie zusammengefasst.

Tabelle 3.2: Wichtige Ergebnisse der „Head-to-Head"-STAR-Studie, in der Tamoxifen und Raloxifen in der Indikation der Reduktion des Brustkrebsrisikos bei postmenopausalen Hochrisikopatientinnen vergleichend untersucht wurden (Vogel et al. 2006, Maximov et al. 2013)

Ereignis	Virtuelle Kontrollgruppe	Tamoxifen-Gruppe	Raloxifen-Gruppe
Anzahl invasiver Brusttumoren während der Therapie	312	163	168
Reduktion invasiver Brusttumoren	-----	-47,8 %	-46,2 %
Nichtinvasive Brusttumoren	-----	57	80
Endometriumkarzinome	-----	36	23
Thromboembolische Ereignisse	-----	++	+
Katarakte/Kataraktoperationen	-----	++	+

Literatur

Avendaño, C. und Menéndez, J. C. In: Medicinal Chemistry of Anticancer Drugs 2008, Elsevier.

Bentrem, D. et al. Endocrinology 2001, 142, 838.

Berman, H. M. et al. Nucleic Acids Res 2000, 28, 235.

Brzozowski, A. M. et al. Nature 1997, 389, 753.

Cao, X. et al. Bioorg Med Chem Lett 2013. 23, 3329.

Catherino, W. H. et al. Mol Endocrinol 1995, 9, 1053.

Chamkasem, A. und Toniti, W. Asian Pac J Cancer Prev 2015, 16, 2161.

Davies, C. et al. Lancet 2011, 378, 771.

Early Breast Cancer Trialists' Collaborative Group Lancet 1998, 351, 1451.

Freedman, A. N. et al. J Clin Oncol 2011, 29. 2327.

Fürst, R. In: Pflanzliche Arzneimittel – was wirklich wirkt 2018, Govi, Eschborn.

Gajdos, C. et al. In: Selective Estrogen Receptor Modulators Research and Clinical Applications 2002, Chapter 8, Eds. Manni, A. und Verderame, M. F., Humana Press, New Jersey.

Gangloff, M. et al. J Biol Chem 2001, 276, 15059.

Gao, L. Doctoral Thesis in Theoretical Chemistry and Biology 2012, School of Biotechnology, Royal Institute of Technology, Stockholm, Schweden.

Greaves, P. et al. Cancer Res 1993, 53, 3919.

Harper, M. J. K. et al. J Reprod Fertil 1967, 13, 101.

MacGregor-Shafer, J. I. et al. Cancer Res 2000, 60, 5097.

Maximov, P. Y. et al. In: Tamoxifen Pioneering Medicine in Breast Cancer 2013, Springer, Basel.

Jensen, E. V. und Jordan, V. C. Clin Cancer Res 2003, 9, 1980.

Jiang, S.Y. et al. Breast Cancer Res Treat 1993, 26, 139.

Jordan, V. C. und Allen, K. E. Eur J Cancer 1980, 16, 239.

[1]Jordan, V. C. und Gosden, B. J Steroid Biochem 1983, 19, 1249

[2]Jordan, V. C. und Gosden, B. Endocrinology 1983, 113, 463.

Kojetin, D. J. et al. Endocrine-Realted Cancer 2008, 15, 881.

Levenson, A. S. et al. J Steroid Biochem Mol Biol 1997, 60, 261.

Levenson, A. S. und Jordan, V. C. Cancer Res 1998, 58, 1872.

Liu, H. et al. Cancer Res 2001, 61, 3632.

Liu, H. et al. J Biol Chem 2002, 277, 9189.

Mäkelä, S. et al. Proc Natl Acad Sci USA 1999, 96, 7077.

Martino, S. et al. J Natl Cancer Inst 2004, 96, 1751.

Meshram, R. J. et al. Indian J Biotechnol 2012, 11, 389.

Rustici, G. et al. Nucleic Acids Res 2013, 41, 987.

Shiau, A. K. et al. Cell 1998, 95, 927.

Stauffer, S. R. et al. J Med Chem 2000, 43, 4934.

Sun, J. et al. Endocrinology 1999, 140, 800.

Vogel, V. G. et al. JAMA 2006, 295, 2727.

Vogel, V. G. et al. Cancer Prev Res (Phila) 2010, 3, 696.

Wärnmark, A. et al. J Biol Chem 2002, 277, 21862.

Wichtl, M. (Hrsg.) In: Teedrogen und Phytopharmaka 2002, 4. Aufl., Wiss.-Verlags-Gesellschaft mbH, Stuttgart.

Williams, G. M. et al. Carcinogenesis 1993, 14, 315.

Wolf, D. M. und Jordan, V. C. Breast Cancer Res Treat 1994, 31, 129.

4. Bindungsaffinitäten des Tamoxifens und seiner Derivate

Schon frühzeitig wurde die Fähigkeit des Antiestrogens und Prodrugs Tamoxifen sowie seiner Metaboliten, u. a. des vermeintlich aktiven Metaboliten 4-Hydroxytamoxifen sowie des Hauptmetaboliten N-Desmethyltamoxifen, untersucht, Estradiol kompetitiv aus seiner Bindung am Rezeptor zu verdrängen. Fabian und Mitarbeiter bestimmten Anfang der 1980er Jahre die Bindungsaffinität der Tamoxifen-Derivate durch kompetitive Verdrängung tritiumhaltigen Estradiols aus seiner Bindungstasche am Estrogen-Rezeptor (Fabian et al. 1981). Als Estrogen-Rezeptor-haltige Gewebe verwendeten sie den Uterus von Ratten sowie humane Estrogen-Rezeptor-positive Mammakarzinomzellen. Estradiol interagiert reversibel mit dem Estrogen-Rezeptor. Die Dissoziationskonstante K_i für das wichtigste und potenteste humane Estrogen beträgt 4 x 10^{-10} M (Aitken und Lippman 1977). Die Wirkform, das an C4 des Phenyl-Ringes B durch eine CYP2D6-katalysierte Oxidation in der Leber aus Tamoxifen gebildete 4-Hydroxy-Derivat (Abbildung 4.1), zeigt sowohl im Uterusgewebe der Ratte als auch in den humanen Karzinomzellen eine Affinität für die Estradiol-Bindungskavität, die der des Estradiols entspricht und bis zu 50-fach höher ist als die des Tamoxifens. Dagegen zeigt der durch oxidative Demethylierung über verschiedene CYP-Isoenzyme (v. a. CYP3A4/5 und CYP2C) gebildete N-monodemethylierte Tamoxifen-Metabolit (Abbildung 4.1) eine Bindungsaffinität, die im Vergleich zu Tamoxifen bei weniger als 1 % liegt (Fabian et al. 1981). Innerhalb dieser In-vitro-Studien zeigt 4-Hydroxytamoxifen eine 1250-fach größere Bindungsaffinität als N-Desmethyltamoxifen. Die Ausgangssubstanz Tamoxifen hat in den Experimenten von Fabian und Mitarbeitern eine Dissoziationskonstante von 1,2 x 10^{-8} M am Estrogen-Rezeptor in Kompetition mit ^{3}H-Estradiol. Die Dissoziationskonstante des N-demethylierten Metaboliten beträgt 3,6 x 10^{-8} M. Einzig das 4-Hydroxytamoxifen weist in beiden Geweben mit K_i = 4,0 x 10^{-10} M dieselbe Dissoziationskonstante wie das physiologische Estradiol auf (Fabian et al. 1981).

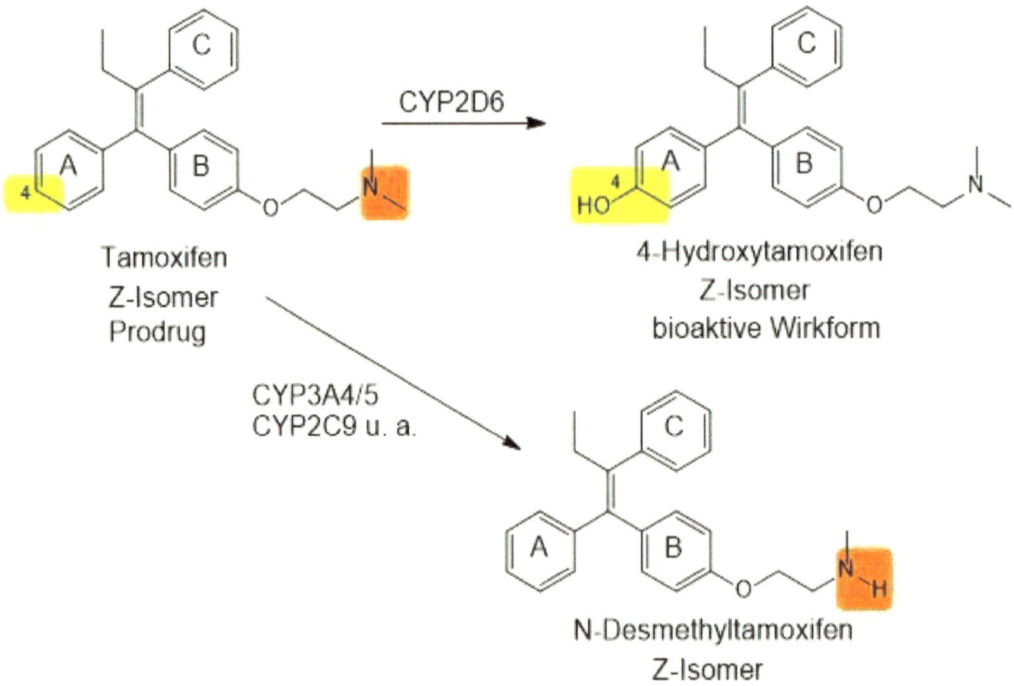

Abbildung 4.1: Metabolisierung des Prodrugs Tamoxifen zum bioaktiven 4-Hydroxytamoxifen und zum N-Monodesmethyltamoxifen durch CYP-Isoenzyme in der Leber

Blair und Mitarbeiter haben im Jahr 2000 die relativen Bindungsaffinitäten von insgesamt 188 natürlich vorkommenden oder synthetischen Xenobiotika in einem Estrogen-kompetitiven Bindungsassay bestimmt (Blair et al. 2000). Das natürliche Estrogen Estradiol hat eine relative Bindungsaffinität (RBA) von 100,0 % (log RBA = 2) (Abbildung 4.2). Dagegen kommt Estriol mit einer zusätzlichen 16α-Hydroxyl-Gruppe auf einen RBA-Wert von 9,719 % (log RBA = 0,99), also etwa nur ein Zehntel der Bindungsaffinität des Estradiols. Estron, das dritte natürlich vorkommende Estrogen, besitzt eine Keto-Gruppe statt der 17β-OH-Gruppe am C17. Der RBA-Wert des Estrons beträgt 7,309 % (log RBA = 0,86), d. h., die Bindungsaffinität liegt bei weniger als einem 14-Zehntel des Estradiols (Abbildung 4.2, Tabelle 4.1) (Blair et al. 2000, Auterhoff et al. 2000). Ist der log-RBA-Wert größer als 0, spricht man von starken Bindern bzw. Liganden am Estrogen-Rezeptor. Bei moderaten Bindern liegt der log-RBA-Wert zwischen -2 und 0, während schwache Binder einen log RBA-Wert unter -2 aufweisen (Blair et al. 2000). Mit einem log-RBA-Wert von 2 ist Estradiol ein starker Ligand mit hoher Bindungsaffinität am Estrogen-Rezeptor. Estriol mit einem log-RBA-Wert von 0,86 und Estron mit einem log-RBA-Wert von 0,86 sind im Vergleich mittelstarke Liganden. Insbesondere das nichtsteroidale synthetische Estrogen Diethylstilbestrol hat eine deutlich höhere Affinität für den Estrogen-Rezeptor als das physiologische Estradiol und ist einem log-RBA-Wert von 2,6 ein sehr starker Ligand am Estrogen-Rezeptor (RBA = 399,556 %).

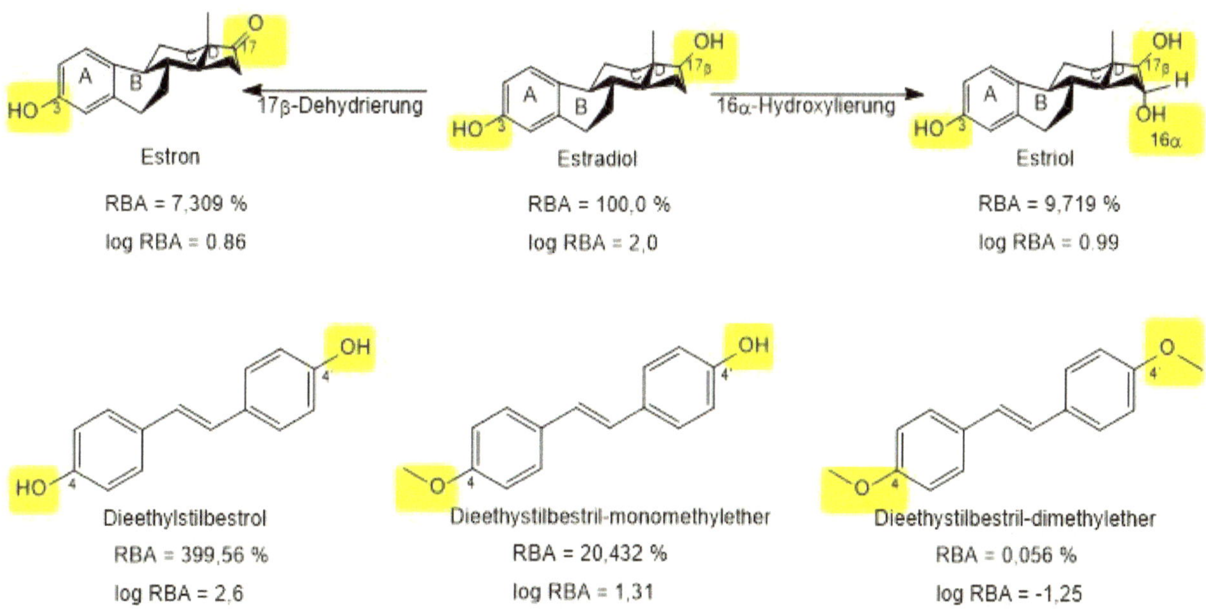

Abbildung 4.2: Relative Bindungsaffinität (RBA) von Estradiol im Vergleich zum physiologischen Estron und Estriol sowie Diethylstilbestrol und seinen Monomethyl- und Dimethylether-Derivaten (nach Blair et al. 2000)

Unter den 188 untersuchten Estrogenen bzw. Antiestrogenen ist Diethylstilbestrol das mit der weitaus höchsten Bindungsaffinität zum Rezeptor. Erwartungsgemäß sind für die Bindungseigenschaften von Diethylstilbestrol zwei freie phenolische Hydroxyl-Gruppen an C4 und C4′ der Phenyl-Ringe entscheidend. Der Monomethylether des Diethylstilbestrols hat einen RBA-Wert von 20,432 %, also etwa ein Fünftel der Bindungsaffinität des natürlichen Estradiols und nur noch etwa ein Zwanzigstel der Affinität, die Diethylstilbestrol auszeichnet. Das an beiden phenolischen OH-Gruppen veretherte Diethylstilbestrol, der Diethylstilbestrol-dimethylether, besitzt einen RBA-Wert von 0,056, zeigt damit eine fast 1800-fach schwächere Affinität für den Estrogen-Rezeptor als Estradiol und hat eine mehr als 7000-fach geringere Affinität als das Diethylstilbestrol (Blair et al. 2000). Trotzdem sind das Monomethylether-Derivat mit einem log-RBA-Wert von 0,6 und das Dimethylether-Derivat mit einem log-RBA-Wert von -1,25 noch stark bzw. moderat bindende Liganden (Abbildung 4.2, Tabelle 4.1).

Auch die relativen Bindungsaffinitäten der Tamoxifen-Derivate und -Metaboliten sind bestimmt worden. Dabei weist das Tamoxifen, das als Citratsalz eingesetzt wird, einen RBA-Wert von 1,620 % auf, was einem log-RBA-Wert von 0,21 entspricht. Tamoxifen gehört damit laut Definition noch zu den Substanzen mit starker Bindungsaffinität, auch wenn es ca. 61-mal schwächer an den Estrogen-Rezeptor bindet als Estradiol. Toremifen und Clomifen – ebenfalls als Citrate im Test verwendet (Abbildung 4.3, Tabelle 4.1) – besitzen relative Bindungsaffinitäten, die in etwa im Bereich des Tamoxifens liegen (Toremifencitrat: RBA = 1,383 %, log RBA = 0,14; Clomifencitrat: RBA = 0,719 %, log RBA = -0,14).

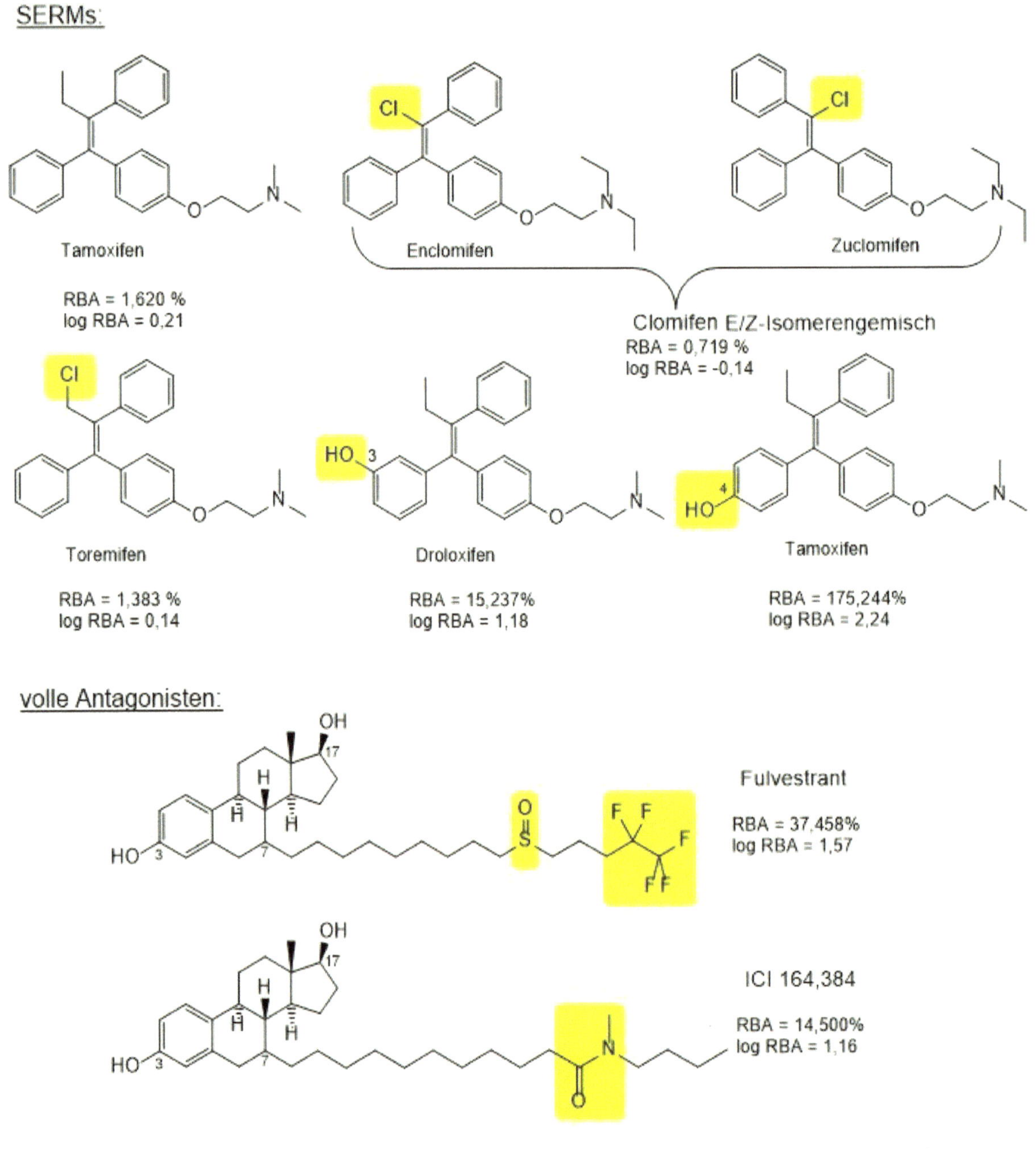

Abbildung 4.3: Relative Bindungsaffinitäten (RBA) von Tamoxifen-Derivaten und vollen Estrogen-Rezeptor-Antagonisten (nach Blair et al. 2000)

Droloxifen, das 3-Hydroxytamoxifen (Abbildung 4.3), hat eine relative Bindungsaktivität von 15,237 %, was in etwa 6,5-mal schwächer ist als die RBA des Estrdiols. Mit einem log-RBA-Wert von 1,18 ist das Positionsisomere des aktiven Tamoxifen-Metaboliten, 4-Hydroxytamoxifen (Abbildung 4.3), ein starker Estrogen-Rezeptor-Binder. Tatsächlich sitzt die Hydroxyl-Gruppe nur an der falschen Position: 4-Hydroxytamoxifen ist unter den getesteten Antiestrogenen die Substanz mit der stärksten relativen Bindungsaffinität, mit einem RBA-Wert von 175,244 sogar stärker als der physiologische Ligand Estradiol. 4-Hydroxytamoxifen ist ein starker Estrogen-Rezeptor-Binder (log RBA = 2,24).

Interessant sind die Affinitäten der vollen Antagonisten wie Fulvestrant, das mit einem RBA-Wert von 37,458 % (log RBA = 1,57) direkt hinter 4-Hydroxytamoxifen liegt. Ein zweiter voller Antagonist, das dem Fulvestrant strukturell sehr ähnliche ICI 164.384, bindet mit einem RBA von 14,500 % (log RBA = 1,16) ebenfalls mit hoher Affinität an den Estrogen-Rezeptor (Abbildung 4.3, Tabelle 4.1) (Blair et al. 2000). ICI 164.384 wurde nie als Arzneistoff eingesetzt. Denn die Entwicklung wurde frühzeitig eingestellt. Vom Fulvestrant unterscheidet sich ICI 164.384 nur durch die Alkylkette am C7 des Steroid-Gerüsts. Die Alkylkette ist lediglich durch eine Carbonsäureamid-Gruppe unterbrochen. Beim Fulvestrant ist sie durch ein Sulfoxid unterbrochen, und am Ende der Alkylkette ist der Ethyl-Rest durch einen Pentafluorethyl-Rest ersetzt (Abbildung 4.3). In Tabelle 4.1 sind die aufgeführten Estrogene und Antiestrogene bezüglich der relativen Bindungsaffinität geordnet.

Tabelle 4.1: Relative Bindungsaffinitäten (RBA), log-RBA-Werte und IC_{50}-Werte von ausgewählten Estrogenen und Antiestrogenen, ermittelt im kompetitiven Estrogen-Rezeptor-Bindungsassay (nach Blair et al. 2000)

Substanz	RBA	log RBA	IC_{50}
Diethylstilbestrol	399,556 %	2,60	0,225 nM
4-Hydroxytamoxifen	175,244 %	2,24	0,513 nM
Estradiol	100,000 %	2,00	0,899 nM
Fulvestrant	37,458 %	1,57	2,40 nM
Diethylstilbestrol-monomethylether	20,432 %	1,31	4,40 nM
Droloxifen	15,237 %	1,18	5,9 nM
ICI 164,384	14,500 %	1,16	6,2 nM
Estriol	9,719 %	0,99	9,25 nM
Estron	7,309 %	0,86	12,3 nM
Tamoxifen	1,620 %	0,21	55,5 nM
Toremifen	1,383 %	0,14	65,0 nM
Clomifen	0,719 %	-0,14	125 nM
Diethylstilbestrol-dimethylether	0,056 %	-1,25	1600 nM

Starke RBA: log RBA > 0; moderate RBA: log RBA zwischen 0 und -2; schwache RBA: log RBA < -2.

Zusätzlich haben Blair und Mitarbeitern die IC_{50}-Werte bestimmt. Diese korrelieren gut mit den relativen Bindungsaffinitäten. 4-Hydroxytamoxifen hat in dem von Blair und Mitarbeitern benutzten Testsystem einen subnanomolaren IC_{50}-Wert (IC_{50} = 0,513 nM), der unter den hier vorgestellten Substanzen nur noch vom Estrogen-Rezeptor-Agonisten Diethylstilbestrol unterboten wird (IC_{50} = 0,225 nM). Estradiol liegt ebenso noch im subnanomolaren Bereich (IC_{50} = 0,899 nM). Allerdings muss festgehalten werden, dass 4-Hydroxytamoxifen, die Wirkform des Prodrugs Tamoxifen, sowohl eine stärkere Bindungsaffinität als auch einen niedrigeren IC_{50}-Wert als das physiologisch potenteste Estrogen Estradiol aufweist. Demnach sind nicht viele Moleküle 4-Hydroxytamoxifen erforderlich, um Estradiol kompetitiv aus seiner Bindungskavität zu verdrängen.

Den estrogenen/antiestrogenen Charakter der E- und Z-Isomere bzw. cis- und trans-Isomere des Tamoxifens und seines hydroxylierten Metaboliten haben Katzenellenbogen und Mitarbeiter untersucht (Katzenellenbogen et al. 1984). Dabei sollte die Bezeichnung nach der E/Z- bzw. cis/trans-Nomenklatur kein Stolperstein werden. Häufig ist das E-Isomer (E wie entgegen) auch das trans-Isomer, während das Z-Isomer dem cis-Isomer entspricht. Bei den Stilben-Derivaten ist beispielsweise das Z-Stilben gleichzeitig auch cis-konfiguriert und das E-Isomer trans-konfiguriert. E-Diethylstilbestrol ist die Estrogen-agonistische Wirkform, *in vivo* kommt es aber rasch zu einer Isomerisierung. Es stellt sich schließlich ein prozentuales Gleichgewicht zwischen E-Form (trans-Form) und Z-Form (cis-Form) von 75:25 ein (Abbildung 4.4) (Winkler et al. 1971, Airy 1981).

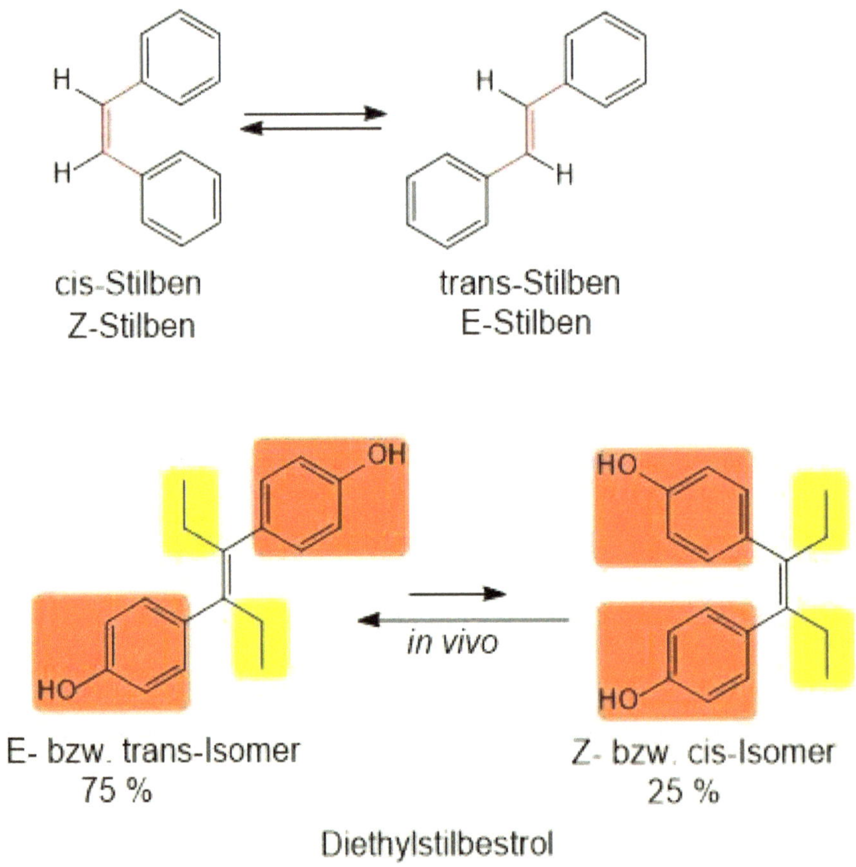

Abbildung 4.4: Cis/trans- bzw. E/Z-Isomerisierung bei Silben-Derivaten

Diethylstilbestrol wird als E-Isomer bzw. trans-Isomer eingesetzt, da dieses Diastereomer eine potente Estrogen-agonistische Wirkung besitzt. *In vivo* kommt es ohne Beteiligung von Enzymen zu einer temperaturabhängigen Isomerisierung, wobei sich ein Gleichgewicht zwischen E-Diastereomer (75 %) und Z-Diastereomer (25 %) einstellt (Roth et al. 1998). Die estrogene Potenz des Z- bzw. cis-Diethylstilbestrol ist vom Dinatriumsalz bestimmt worden und beträgt etwa 45 % der estrogenen Potenz des E- bzw. trans-Diethylstilbnestrols (Winkler et al. 1971).

Z-Tamoxifen ist das Diastereomer, das arzneilich verwendet wird. Nach der cis/trans-Isomerie ist das Z-Isomer des Tamoxifens das entsprechende trans-Isomer, während das E-Isomer dem cis-Tamoxifen entspricht (Roth et al. 1998). Das Z- bzw. trans-Tamoxifen wird metabolisch zum Z- bzw. trans-4-Hydroxytamoxifen umgewandelt (Abbildung 4.5). Z- und E-Tamoxifen unterscheiden sich markant in ihrem pharmakologischen Wirkprofil, in ihrem agonistischen und antagonistischen Charakter der Wirkung in den einzelnen gynäkologischen Geweben (Teranius 1971). Katzenellenbogen und Mitarbeiter haben die am häufigsten verwendete Zelllinie für ihre Versuche verwendet: die MCF-7-Zelllinie als Model für einen Estrogen-Rezeptor-positiven Brusttumor (Katzenellenbogen et al. 1984). Die Bindungsaffinitäten der Tamoxifen- und 4-Hydroxytamoxifen-Isomere für den zytosolischen MCF-7-Estrogen-Rezeptor sind durch einen kompetitiven Bindungsassay ermittelt worden. Ein Vergleich wurde gezogen bei der Konzentration, die nötig ist, um 50 % des tritiierten Estradiols (^{3}H-Estradiol) aus seiner Bindung am Rezeptor zu verdrängen. Z-Tamoxifen hat eine Bindungsaffinität zum zytosolischen Estrogen-Rezeptor, die 2,5 % der des Estradiols ausmacht. Die Affinität ist demnach 40-mal schwächer als die des physiologischen Liganden. Das E-Isomer hat lediglich eine Affinität von 0,3 % der Affinität des Estradiols, d. h., Estradiol bindet ca. 333-mal starker als E-Tamoxifen. Anders sieht es wie erwartet beim Z-4-Hydroxytamoxifen aus, das 310 % der Bindungsaffinität des Estradiols besitzt und in diesem Versuchssystem somit mehr als dreimal so stark wie Estradiol bindet. Dagegen hat E-4-Hydroxytamoxifen nur eine Bindungsaffinität von 1,8 % im Vergleich zum Estradiol und bindet etwa 55-mal schwächer an den Estrogen-Rezeptor der MCF7-Zellen (Katzenellenbogen et al. 1984).

Diese relative Bindungsaffinitäten entsprechen Ergebnissen bisheriger Studien (Robertson et al. 1982). Die Resultate verdeutlichen, dass die Z-Isomere eine deutlich höhere Rezeptorbindungsaffinität haben als die korrespondierenden E-Isomere. Im Vergleich zu Tamoxifen ist dieser Effekt bei 4-Hydroxytamoxifen noch ausgeprägter (Tabelle 4.2) (Katzenellenbogen et al. 1984).

Estrogene und Antiestrogene wechselwirken mit den zytosolischen Rezeptoren. Sie führen zu einer Abnahme der Estrogen-Rezeptoren im Zytosol und deren Translokation in den Zellkern. Die Fähigkeit jedes Tamoxifen- bzw. 4-Hydroxytamoxifen-Diastereomers, eine Abnahme der zytosolischen Estrogen-Rezeptor-Konzentration herbeizuführen, korreliert gut mit Bindungsaffinität zum Rezeptor. Eine Ausnahme bildet das E-4-Hydroxytamoxifen, das zehnmal effektiver die Rezeptorenzahl senkt als angesichts seiner Bindungsaffinität zu erwarten wäre (Katzenellenbogen et al. 1984). Die Abnahme der Rezeptoren im Zytosol geht einher mit einer Zunahme der nukleären Rezeptorenzahl.

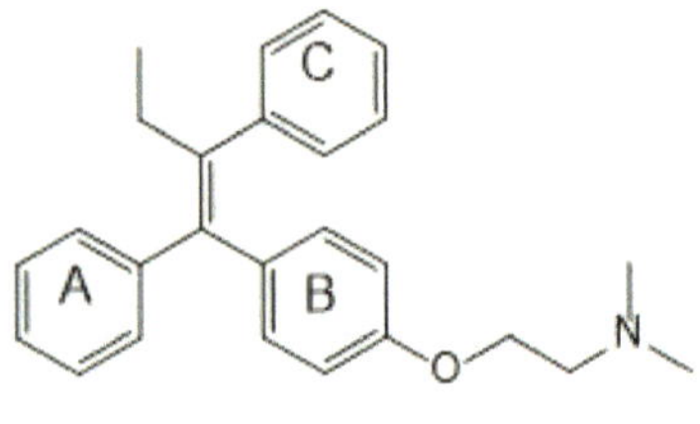

Tamoxifen
Z-Isomer, trans-Isomer

⇩

arzneiliche Verwendung
nichtsteroidales **Antiestrogen**

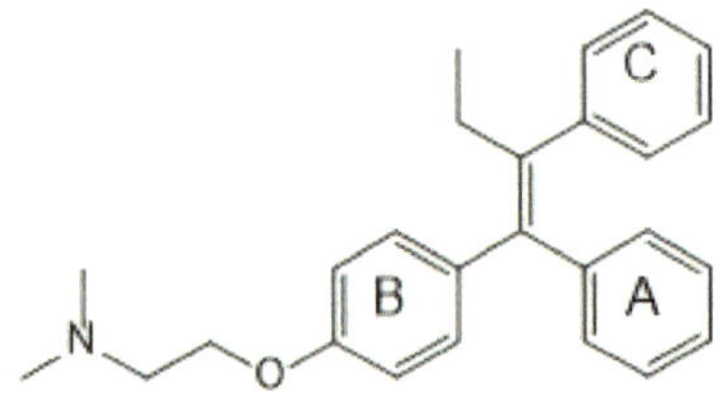

Tamoxifen
E-Isomer, cis-Isomer

⇩

keine arzneiliche Verwendung
nichtsteroidales **reines Estrogen ohne Estrogen-antagonistische Teilwirkungen**

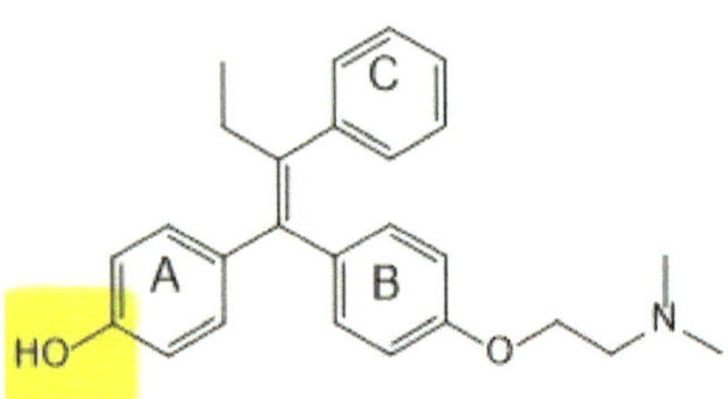

4-Hydroxytamoxifen,
Z-Isomer, trans-Isomer

⇩

Wirkform, nichtsteroidales **Antiestrogen**, wesentlich potenteres Antiestrogen als Z-Tamoxifen

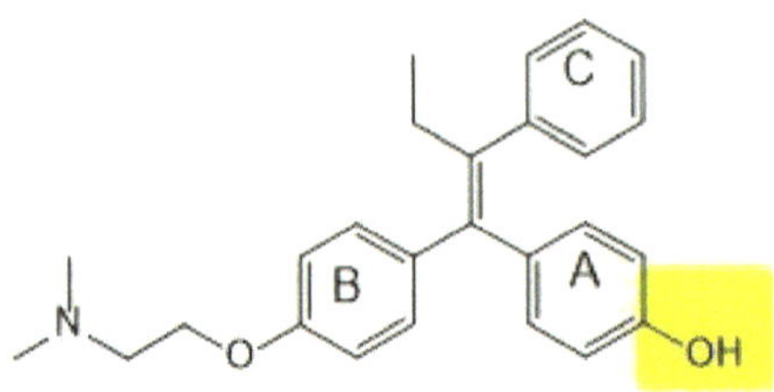

4-Hydroxytamoxifen,
E-Isomer, cis-Isomer

⇩

wahrscheinlich relativ schwacher nichtsteroidaler **Estrogen-Agonist**, der durch Isomerisierung teilweise zum potenten Z-4-Hydroxytamoxifen wie ein Antiestrogen verkleidet erscheint.

Abbildung 4.5: Biologisches Verhalten der E/Z-Isomere von Tamoxifen und 4-Hydroxytamoxifen

Das arzneilich verwendete Z- bzw. trans-Tamoxifen weist im Gegensatz zu seinem korrespondierenden E- bzw. cis-Isomer antiestrogene Effekte auf. Das E-Tamoxifen verhält sich wie ein voller Agonist, erzielt qualitativ dieselben Ergebnisse wie Estradiol. Z- bzw. trans-4-Hydroxytamoxifen, das Derivat mit der weitaus höchsten Bindungsaffinität, bietet qualitative Ergebnisse wie dessen Prodrug Z-Tamoxifen, verhält sich also wie ein typischer Estrogen-Rezeptor-Antagonist. Sein E-Isomer liefert dagegen Ergebnisse, die E-4-Hydroxytamoxifen wie einen Antagonisten aussehen lassen. Dies ist aber höchstwahrscheinlich der Isomerisierung *in vivo* geschuldet, wo bereits kleine Mengen des äußerst potenten Z-Isomers reichen, um eine Estrogen-agonistische Wirkung ins Gegenteil umzukehren und das E-Isomer wie einen Agonisten aussehen zu lassen. Festzuhalten ist: Die Z-Isomere (trans-Isomere) sind Estrogen-Antagonisten. Die E-Isomere (cis-Isomere), insbesondere E-Tamoxifen, wahrscheinlich auch E-4-Hydroxytamoxifen, sind Estrogen-Agonisten.

Die Wachstumshemmung bzw. -stimulation ist an MCF-7-Zellen bestimmt worden, die Estrogen-stimuliertes Wachstum aufweisen (Nawata et al. 1981). Z-Tamoxifen, Z-4-Hydroxytamoxifen und E-Hydroxytamoxifen verhalten sich wie typische Estrogen-Antagonisten und hemmen das Wachstum der MCF7-Zellen. E-Tamoxifen allerdings führt genauso wie Estradiol zu einer signifikanten Förderung des Zellwachstums. Damit verhält sich E-Tamoxifen – anders als sein entsprechendes Z-Diastereomer und anders als andere Tamoxifen-Derivate – nicht wie ein Antagonist, sondern wie ein typischer Estrogen-Agonist (Tabelle 4.2) (Katzenellenbogen et al. 1984).

Die Plasminogen-Aktivator-Aktivität dient als nützlicher Biomarker für eine Estrogen-agonistische Aktivität. Durch diesen Marker ist die Unterscheidung zwischen Estrogen und Antiestrogen möglich (Butler et al. 1979, Butler et al. 1981, Butler et al. 1983). Estradiol ist in der Lage, bei sehr niedrigen Konzentrationen die Plasminogen-Aktivator-Aktivität signifikant zu steigern. Eine maximale Stimulation, etwa um das 3- bis 4-Fache, wird bei einer Estradiol-Konzentration von 1 nM erreicht. E-Tamoxifen ist das einzige Tamoxifen-Derivat, das ebenfalls die Aktivität des Plasminogen-Aktivators erhöht. Allerdings fällt die Aktivitätssteigerung wesentlich geringer aus als beim Estradiol. Selbst bei der höchsten verwendeten Konzentration von 3 μM erreicht die Stimulation des E-Tamoxifens nur etwa 75 % der des Estradiols. Trotzdem verhält sich E-Tamoxifen wie ein Estrogen-Agonist. Die anderen drei Verbindungen, Z-Tamoxifen und die beiden 4-Hydroxytamoxifen-Isomere, führen zu einer deutlichen Abnahme der Plasminogen-Aktivator-Aktivität bis unterhalb des Kontrolllevels. Somit verhalten sich diese drei Tamoxifen-Derivate wie Estrogen-Antagonisten (Tabelle 4.2) (Katzenellenbogen et al. 1984).

Tabelle 4.2: Bindungsaffinitäten, Estrogen-Rezeptor-Wechselwirkungen, Einfluss auf das Wachstum von Estrogen-abhängigen MCF7-Zellen und Beeinflussung der Plasminogen-Aktivator-Aktivität durch Z- und E-Tamoxifen sowie Z- und E-4-Hydroxytamoxifen (nach Katzenellenbogen et al. 1984)

Tamoxifen-Derivat	RBA (Estradiol: 100 %)	zytosol. ER-Konzentration	MCF7-Zellwachstum	Plaminogen-Aktivator-Aktivität	Estrogen oder Antiestrogen
Z-Tamoxifen (trans)	2,5 %	↓↓	↓	↓	Antiestrogen
E-Tamoxifen (cis)	0,3 %	↓	↑	↑	Estrogen
Z-4-Hydroxytamoxifen (trans)	310 %	↓↓↓↓↓↓	↓	↓	Antiestrogen
E-4-Hydroxytamoxifen (cis)	1,8 %	↓↓↓	↓	↓	Estrogen (obwohl Eigenschaften eines Antiestrogens)

Während sich Z-Tamoxifen und Z-4-Hydroxytamoxifen wie Antiestrogene verhalten und der einzige Unterschied zwischen beiden Substanzen in der Studie von Katzenellenbogen und Mitarbeitern die Stärke der Wirkungen ist, unterscheiden sich E-Tamoxifen und sein 4-hydroxyliertes Derivat deutlich in ihren Wirkungen (Tabelle 4.2, Abbildung 4.5). E-Tamoxifen ist ein Estrogen-Agonist, dagegen verhält sich E-4-Hydroxytamoxifen wie ein Estrogen-Antagonist (Coezy et al. 1982, Katzellenbogen et al. 1984). Das E-Isomer führt zur Wachstumshemmung und senkt die Plasminogen-Aktivator-Aktivität. Dies ähnelt den biologischen Effekten der beiden Z-Isomere. Das paradoxe Verhalten von E-4-Hydroxytamoxifen ist darauf zurückzuführen, dass E- und Z-4-Hydroxytamoxifen unter den Versuchsbedingungen leicht isomerisieren. Die Isomerisierung ist dabei keine metabolische Reaktion und wird nicht durch ein Enzym katalysiert, sondern ist unter den Versuchsbedingungen von Katzenellenbogen und Mitarbeitern rein temperaturabhängig. Nimmt man das 4-hydroxylierte E-Isomer, so bildet sich in ausreichendem Maße das potente Z-4-Hydroxytamoxifen, um eine deutlich antiestrogene Gesamtwirkung des Isomerengemisches zu erzeugen (Lieberman et al. 1983, Katzellenbogen et al. 1984).

Literatur

Airy, S. Steroids 1981, 38, 534.

Aitken, S. C. und Lippman, M. E. J Steroid Biochem 1977, 8, 77.

Auterhoff, H. et al. In: Lehrbuch der Pharmazeutischen Chemie 2000, 14. Aufl., WVG, Stuttgart.

Blair, R. M. et al. Toxicological Sciences 2000, 54, 138.

Butler, W. B. et al. Biochem Biophys Res Commun 1979, 90, 1328.

Butler, W. B. et al. Cancer Res 1981, 41, 82.

Butler, W. B. et al. Cancer Res 1983, 43, 1637.

Coezy, E. et al. Cancer Res 1982, 42, 317.

Fabian, C. et al. Biopharmaceutics & Drug Disposition 1981, 2, 381.

Katzenellenbogen, B. S. et al. Cancer Res 1984, 44, 112.

Lieberman, M. E. et al. J Biol Chem 1983, 258, 4741.

Nawata, H. et al. J Biol Chem 1981, 256, 5016.

Robertson, D. W. et al. J Steroid Biochem 1982, 16, 1.

Roth, H. J. et al. In: Stereochemie der Arzneistoffe 1998, WVG, Stuttgart.

Teranius, L. Acta Endocrinol 1971, 66, 431.

Winkler, V. W. et al. Steroids 1971, 17, 197.

5. Atropisomerie und E/Z- bzw. cis/trans-Isomerie der Tamoxifen-Derivate

Das Z- bzw. trans-Isomer des Tamoxifens, nicht das E- bzw. cis-Isomer, wird zur Behandlung des Mammakarzinoms eingesetzt. Der IUPAC-Name des Z-Tamoxifens lautet: (Z)-2-[4-(1,3-diphenyl-1-butenyl)phenoxy]-N,N-dimethylethanamin. Das Gerüst des Tamoxifens bildet die Triphenylethylen-Einheit, die – um den Phenyl-Ringen ausreichend Platz zu verschaffen – in einer Art „molekularer Propeller" vorliegt. Das Triphenylethylen-Gerüst ist ein hochkonjugiertes System. Konjugationseffekte bedürfen der Planarität der drei aromatischen Ringe, die coplanar zur Ethylen-Bindung liegen müssen. Das fördert sterische Widerstände der großen aromatischen Ringe, insbesondere wenn noch Substituenten an den Ringen dazukommen. Die aromatischen Ringe werden so aus der Ethylenebene herausgezwungen und gehen einen Kompromiss zwischen Konjugation und gegenseitiger sterischer Abstoßung ein. Dabei verbleibt das Molekül in einer niedrigenergetischen Konformation, z. B. in einem im oder gegen den Uhrzeigersinn angeordneten „molekularen Propeller" (Abbildung 5.1) (Duax et al. 1985, Kuramochi 1996). Das bedingt, dass Tamoxifen-Derivate eine Helizität besitzen und sich in der Richtung der Helizität unterscheiden können.

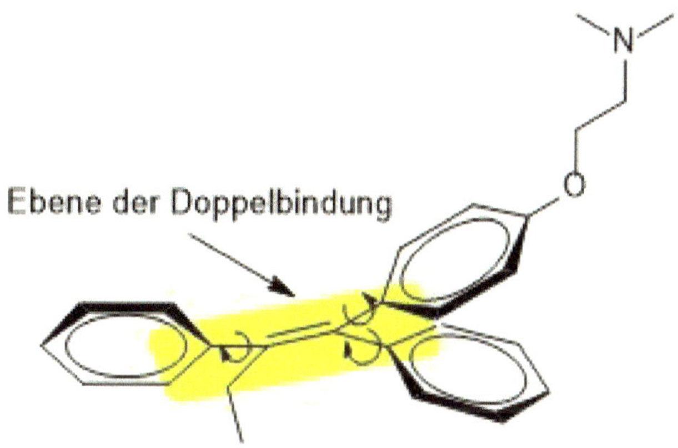

Abbildung 5.1: „Propeller"-Konformation der Phenyl-Ringe des Tamoxifens

Um möglichst wenig aus der Ebene der Doppelbindung und damit einer optimalen Konjugation herauszuragen, verdrehen sich die Phenyl-Ringe leicht in eine Richtung aus der Ebene, sodass ein bestmöglicher Kompromiss aus sterischer Beeinflussung der voluminösen Phenyl-Ringe und Konjugation der Doppelbindungen gegeben ist.

Beim Tamoxifen liegt eine Isometrie vor, die von Biaryl-Systemen mit erschwerter Drehung um die Einfachbindung bekannt ist: die Atropisomerie (Precigoux et al. 1979). Beim arzneilich verwendeten Z- bzw. trans-Isomer liegt zwar kein Chiralitätszentrum (chirales C-Atom) vor, dafür aber ein Spezialfall axialer Chiralität, die Helizität. Das Z-Isomer lässt sich in zwei Rotamere, sogenannte Atropisomere, zerlegen, wobei sich die Phenyl-Ringe aus der Ebene der Ethylen-Gruppe herausdrehen (Abbildung 5.1). Die Phenyl-Ringe sind innerhalb der beiden Isomere entweder beide im Uhrzeigersinn oder beide entgegen des Uhrzeigersinns ausgerichtet (Abbildung 5.2) (Precigoux et al. 1979, Duax et al. 1985, Gao 2012).

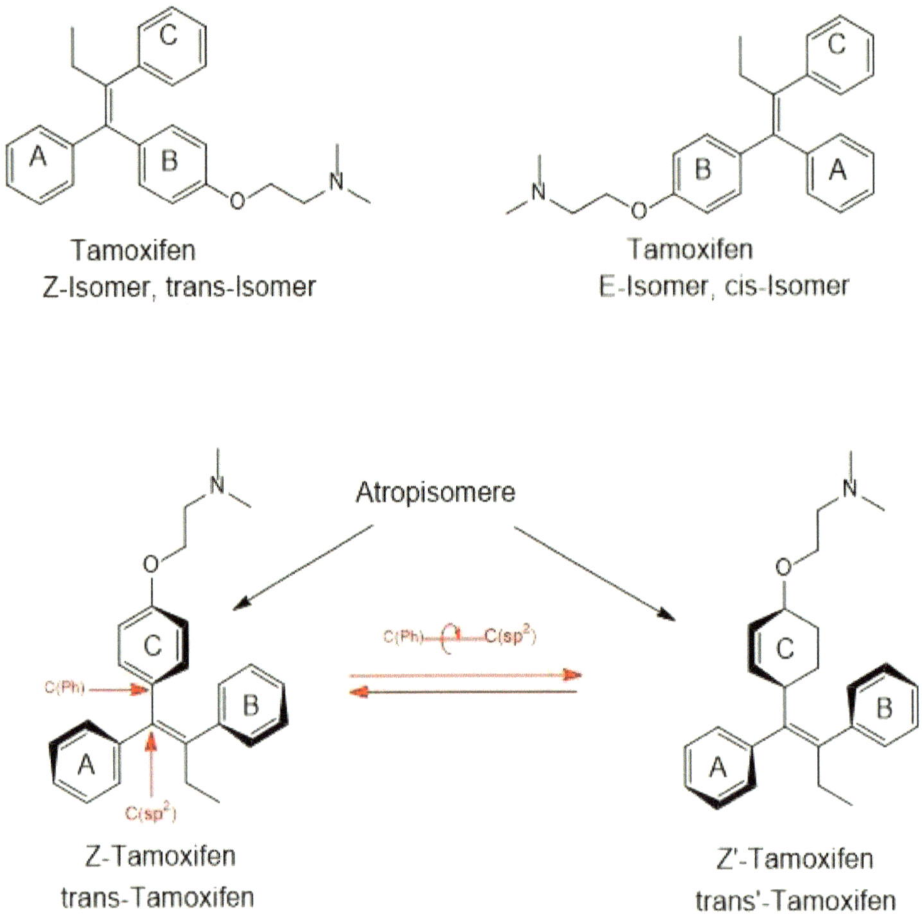

Abbildung 5.2: Atropisomerie beim Tamoxifen

Z- bzw. trans-Tamoxifen bildet das Atropisomer, das einen gegen den Uhrzeigersinn verdrehten „molekularen Propeller" bildet, wohingegen das Z'- bzw. trans'-Tamoxifen ein Atropisomer mit einem im Uhrzeigersinn verdrehten „molekularen Propeller" bildet (nach Gao 2012).

Im Unterschied zu den klassischen Enantiomeren werden Atropisomere durch die Torsionsspannung erzeugt. Sie besitzen ein thermisches Gleichgewicht bei einer bestimmten Temperatur, die abhängig ist vom Ausmaß der Rotationseinschränkung. Zwischen den beiden Atropisomeren kommt es zu einer sehr schnellen Interkonversion durch Drehung um die C(Ph)-C(sp^2)-Bindungen, sodass Tamoxifen als achirale Substanz erscheint. In Lösung erfolgt die Umwandlung so schnell, dass die spontane Racemisierung der Tamoxifen-Propeller nicht über eine dynamische NMR-Messung erfassbar ist, selbst bei -75 °C nicht (McCague et al. 1986). Allerdings unterscheidet sich auch die Bindungskavität des Estrogen-Rezeptors zwischen den Atropisomeren. Nur der molekulare Propeller, der im Uhrzeigersinn verläuft, wird als Estrogen-Rezeptor-α-Ligand in den publizierten Kristallstrukturen akzeptiert. Daher binden die gegen den Uhrzeigersinn verdrehten molekularen Propeller des Tamoxifens und seiner Metaboliten nicht direkt an den ERα, sondern sie kippen durch Drehungen der C(Ph)-C(sp^2) schnell vorwärts. Aus dem nichtbindenden Atropisomer wird das im Uhrzeigersinn verdrehte Atropisomer, das nun innerhalb der Bindungskavität des ERα binden kann (Gao 2012). Dasselbe gilt für die Metaboliten, insbesondere für das hochaffine 4-Hydroxy-Derivat. Die Cokristallisate von 4-Hydroxytamoxifen mit der Erα-LBD aus drei unabhängigen Arbeitsgruppen zeigen jeweils das im Uhrzeigersinn verdrehte Atropisomer, das in der Bindungstasche fixiert ist: PDB-ID: 3ERT,

Shiau et al. (1998); PDB-ID: 2BJ4.A, Kong et al. (2005); PDB-ID: 2JF9.A, Heldring et al. (2007) (Gao et al. 2011, Gao 2012).

Nur das Z-Isomer des 4-hydroxylierten Tamoxifens ist als Antiestrogen an Estrogen-Rezeptoren des Brustgewebes wirksam. Z-Tamoxifen, die Ausgangssubstanz, ist als Prodrug anzusehen, da die Bindungsaffinität für den Estrogen-Rezeptor viel zu schwach ist und die E-Isomere estrogene, wachstumsfördernde Wirkungen auf das Brustgewebe haben (Harper und Walpole 1966Winkleret al. 1971, Fabian et al. 1981, Katzenellenbogen et al. 1984). Die E/Z-Isomerisierung von Tamoxifen und seinen Metaboliten kann unter verschiedensten Bedingungen sowohl *in vitro* als auch *in vivo* beobachtet werden (Robertson et al. 1982, Katzenellenbogen et al. 1985, Buckley und Goa 1989, Osborne et al. 1991). Die Isomerisierungsreaktionen können qualitativ und quantitativ signifikant die Wirkung des betreffenden Tamoxifen-Derivats verändern. Es wird angenommen, dass die Isomerisierung des aktiven Metaboliten Z-4-Hydroxytamoxifen zumindest partiell zu erworbenen Resistenzen gegenüber Tamoxifen beiträgt (Osborne et al. 1991). In bestimmten Tamoxifen-resistenten Tumoren ist nicht nur die aktive Wirkform Z-4-Hydroxytamoxifen in deutlich niedrigeren Konzentrationen als in Tamoxifen-sensitiven Tumoren enthalten, sondern diese Tumoren zeichnet gleichzeitig eine signifikant erhöhte Konzentration an inaktiven E-Isomeren aus. Dieser Befund lässt die Vermutung aufkommen, dass resistente Tumoren in der Lage sind, ihren Metabolismus ihren Bedürfnissen anzupassen und die Z→E-Isomerisierung bei Tamoxifen-Derivaten zu triggern (Brewster et al. 1995). Viele Studien hierzu sind durchgeführt worden. Brewster und Mitarbeiter führten semi-empirische AM1-basierte molekulare Orbital-Berechnungen durch (Brewster et al. 1995). Sie zogen in ihrer Studie Vergleiche zwischen Kristallstrukturdaten des Z- und E-Tamoxifens und den entsprechenden AM1-optimierten Strukturen. Zusätzlich verglichen sie die energetischen Grundzustände von Z- und E-Tamoxifen sowie Z- und E-4-Hydroxytamoxifen und die energetischen Verhältnisse nach Protonierung der entsprechenden Isomeren (Brewster et al. 1995).

Vorangegangene Studien zeigen, dass die Isomerisierung von 4-Hydroxy-Derivaten des Tamoxifens wesentlich schneller abläuft als die des Tamoxifens. Experimentelle Daten zeigen zudem, dass die nichtenzymatische Isomerisierung entweder säurekatalysiert oder radikalisch ablaufen kann (Brewster et al. 1995). Eine Protonierung an der Dimethylamino-Gruppe ist wohl am einfachsten möglich, wenn man von einer säurekatalysierten Reaktion ausgeht. Die Protonenaffinitäten für den Seitenketten-Stickstoff sind sicherlich höher als für die Doppelbindung. Außerdem läuft die initiale Protonierung der Amino-Seitenkette für die 4-Hydroxy-Derivate einfacher ab als für die entsprechenden Tamoxifene. Eine Protonierung der Z-Isomere ist leicht exergonischer als die entsprechende Protonierung der korrespondierenden E-Isomere.

Betrachtet man die Protonierung der Doppelbindung, so ist die Protonenaufnahme am C-Atom, das zwei Phenyl-Reste trägt, vom energetischen Standpunkt signifikant endergonischer als am C-Atom mit einem Phenyl-Ring und einem Ethyl-Rest. Daher wird sowohl für 4-Hydroxytamoxifen als auch für Tamoxifen das Diphenylmethyl-Carbenium-Ion stabiler sein als das korrespondierende Phenylalkyl-Carbenium. Die thermodynamischen Daten deuten darauf hin, dass ein Gleichgewicht zwischen E- und Z-Isomer vorliegt, z. B. über ein gemeinsames Carbenium-Ion, wobei dieses Gleichgewicht zur vollständigen Racemisierung mit einem 1:1-Isomerengemisch tendiert (Brewster et al. 1995).

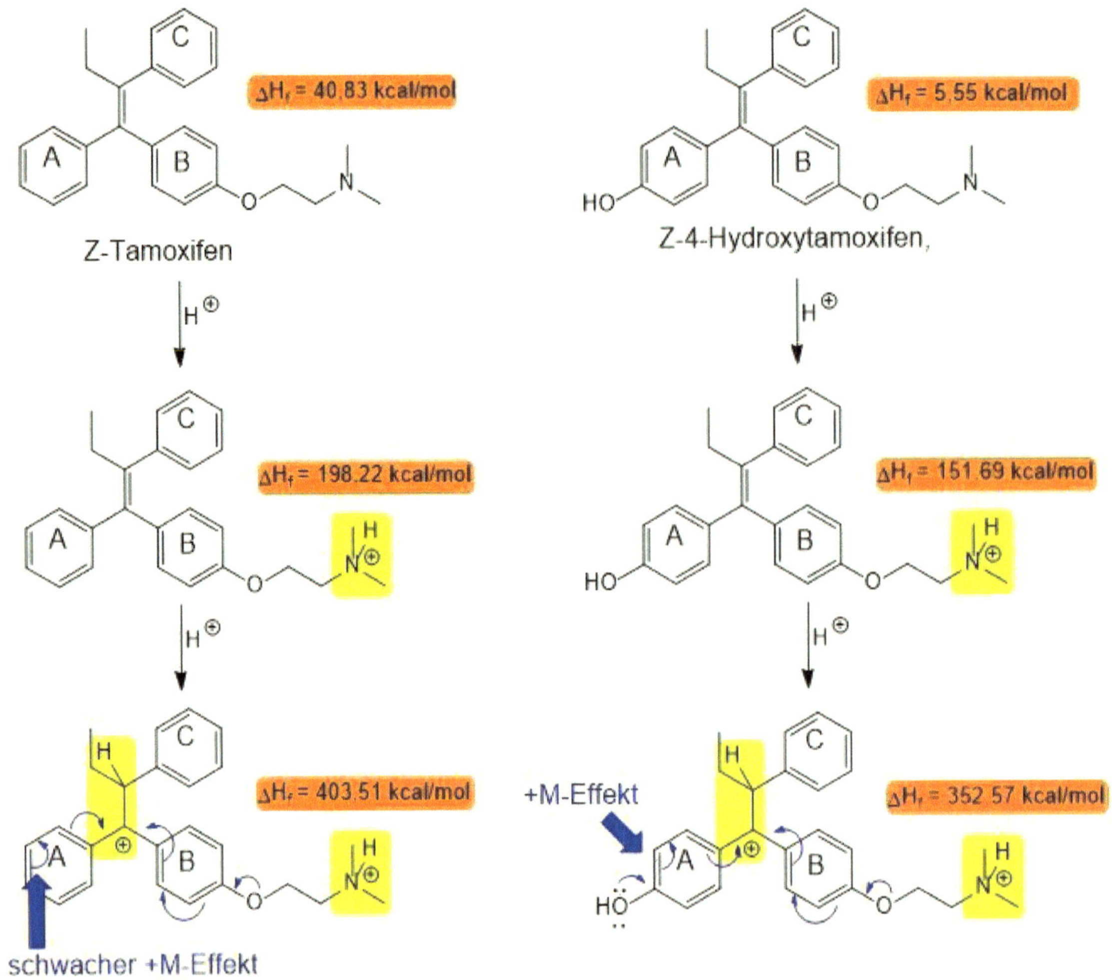

Abbildung 5.3: Vergleich der sequenziellen Protonierung bei Z-Tamoxifen und Z-4-Hydroxytamoxifen mit dazugehörigen Bildungsenthalpien (ΔH_f) (nach Brewster et al. 1995)

Bei Tamoxifen und seinem 4-Hydroxy-Derivat ist die Position, die zuerst protoniert wird, das basische Dimethylamin der Seitenkette. Erst danach wird die Doppelbindung protoniert. Das Proton addiert sich so, dass das sich bildende Carbenium-Ion maximal stabilisiert wird. Dies ist der Fall, wenn das Carbenium-Ion direkt mit zwei Phenyl-Ringen verbunden ist. Durch die +M-Effekte der Phenyl-Ringe wird das Carbenium-Ion stärker stabilisiert als durch einen +I-Effekt einer Ethyl-Gruppe.

Ob Z- oder E-Isomer, Tamoxifen isomerisiert kaum. Dagegen läuft die Isomerisierung der entsprechenden 4-Hydroxy-Derivate sehr viel schneller ab, was durchaus pharmakologische Konsequenzen haben kann, da das sich ausgehend vom Z-Isomer bildende E-Isomer eine weitaus geringere ERα-Affinität aufweist.

Der Grund für die schnellere Isomerisierung bzw. Racemisierung der 4-Hydroxy-Derivate dürfte der phenolische Rest direkt am Carbenium-Ion sein, der durch die freien Elektronenpaare des Sauerstoffs einen wesentlich größeren +M-Effekt aufweist als der unsubstituierte Phenyl-Ring.

Zusätzlich ist zu bedenken, dass E- oder Z-4-Hydroxytamoxifen wesentlich schneller unter vielen experimentellen Konditionen isomerisiert als das E- oder Z-Tamoxifen (Katzenellenbogen et al. 1984, Katzenellenbogen et al. 1985). Eine plausible Erklärung für dieses Phänomen mag die Stabilisierung des Übergangszustandes mit dem Carbenium-Ion durch einen +M-Effekt der phenolischen OH-Gruppe sein, also durch einen Elektronenschub von der phenolischen Hydroxyl-Gruppe hin zum Carbenium-Ion. Im Extremfall ergibt sich ein mesomeriestabilisiertes Carbenium-Oxonium-Kation (Abbildungen 5.3 und 5.4) (Brewster et al 1995).

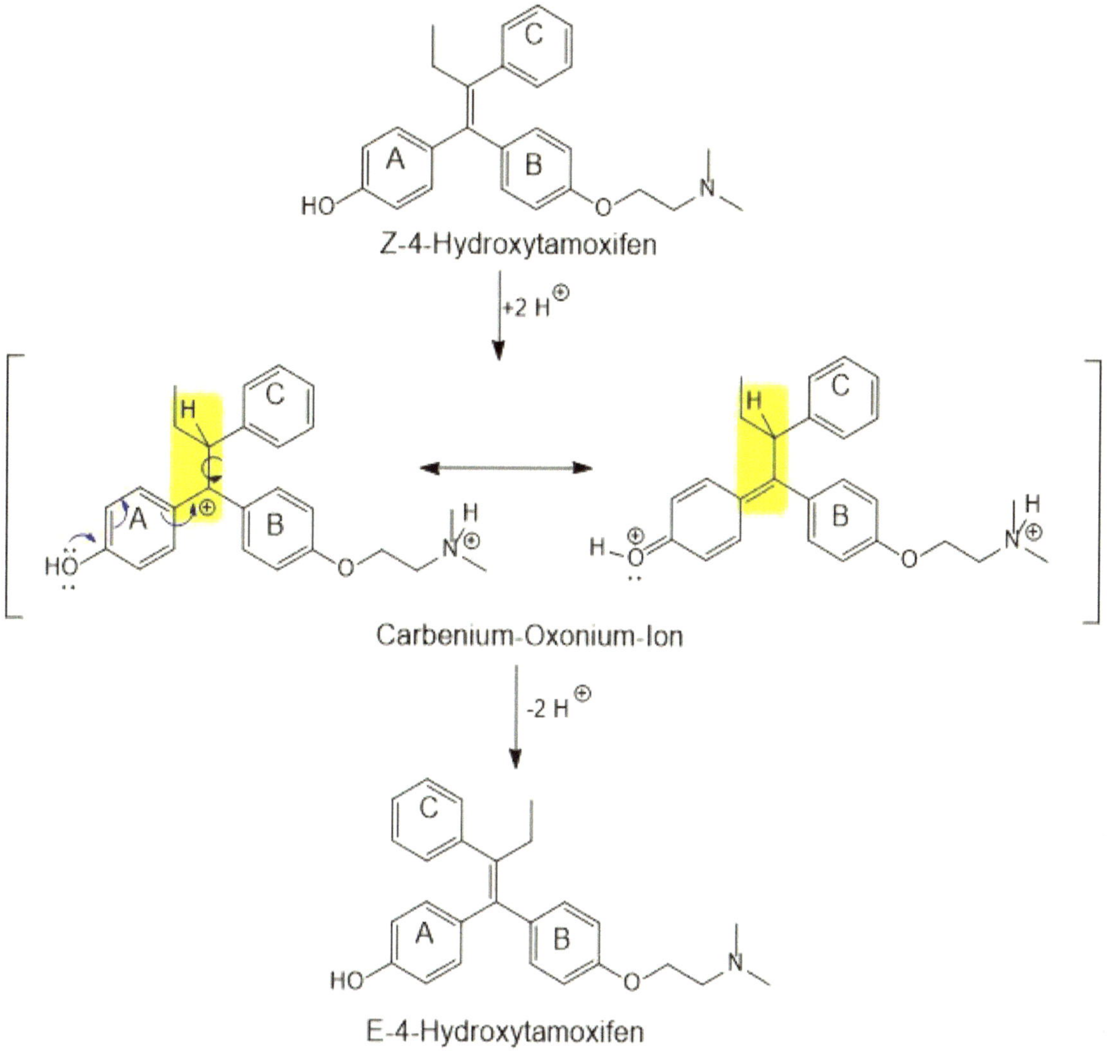

Abbildung 5.4: Säurekatalysierte, nichtenzymatische Interkonversion des Z-4-Hydroxytamoxifens (nach Brewster et al. 1995)

Die Reaktion ist auch entgegengesetzt möglich, indem das E-Isomer zum Z-Isomer interkonvertiert, bis sich ein Gleichgewicht einstellt. Voraussetzung für die Interkonversion vom Z- zum E-Isomer ist die 4-Hydroxyl-Gruppe des Rings A, da nur sie einen ausreichenden +M-Effekt besitzt, um das Carbenium-Ion im Idealfall über ein Carbenium-Oxonium-Ion zu stabilisieren. Beim Z-Tamoxifen ohne Hydroxyl-Gruppe wird diese Reaktion – wenn überhaupt – nur in ganz geringem Ausmaß beobachtet.

Die Z-nach-E-Isomerisierung des 4-Hydroxytamoxifens führt *in vivo* zu einer überdurchschnittlichen Konzentrationserhöhung des schwach estrogen wirksamen E-4-Hydroxytamoxifens, d. h. zu einem relativ hohen E:Z-Isomerenverhältnis (Abbildung 5.5), was für ein erhöhtes Risiko eines Rezidivs bzw. eines Rückfalls der Erkrankung oder aber für eine Tumorresistenz verantwortlich gemacht wird. In Tamoxifen-resistenten Tumorzellen wird weniger Tamoxifen als zu erwarten gefunden (Osborne et al. 1991, Osborne et al. 1992). Ähnliche Beobachtungen wie niedrigere Konzentrationen an Tamoxifen und ein großes E:Z-Verhältnis bei 4-Hydroxytamoxifen werden bei Patientinnen gemacht, bei denen eine Tamoxifen-Therapie nicht anschlägt (Osborne et al. 1992).

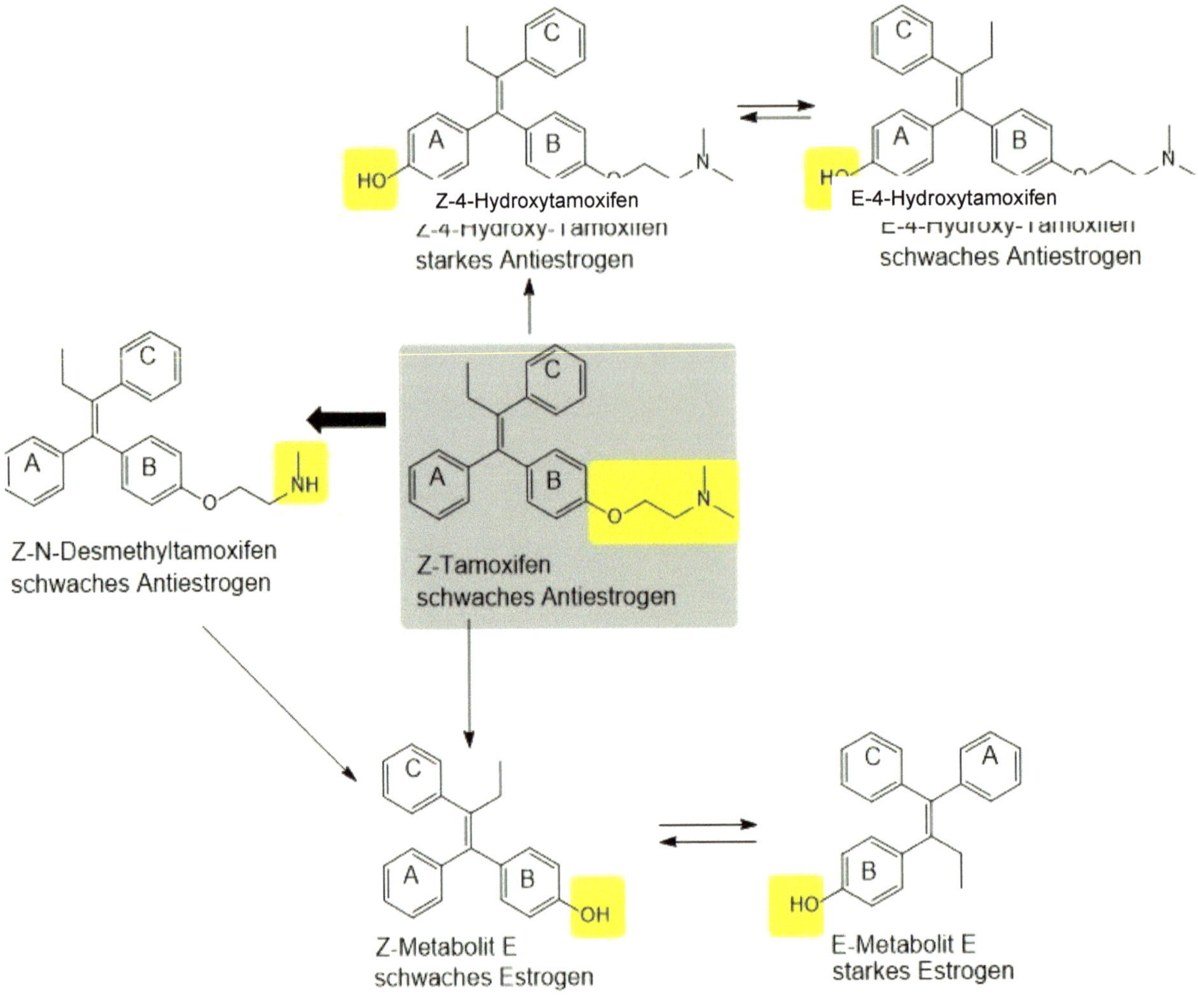

Abbildung 5.5: Ausschnitt aus Teilen der Metabolisierung des applizierten Z-Tamoxifens (nach Wolf et al. 1993)

Das nur schwach antiestrogene Z-Tamoxifen ist der Ausgangspunkt. In der Leber wird es über verschiedene CYP-Isoformen zum ebenfalls schwachen Antiestrogen N-Desmethyltamoxifen verstoffwechselt. Aber auch eine Hydroxylierung zum starken Antiestrogen Z-4-Hydroxytamoxifen ist CYP-vermittelt möglich. Das Z-Isomer des 4-Hydroxy-Derivats kann *in vivo* zum entsprechenden E-Isomer isomerisieren, das nur noch schwach antiestrogen wirkt. Tatsächlich ist das E:Z-Isomerenverhältnis aber relativ groß, sodass die starke antiestrogene Wirkung deutlich reduziert werden könnte. Der schwach antiestrogen wirksame Metabolit Z-N-Desmethyltamoxifen liefert ebenfalls CYP-katalysiert über mehrere Schritte – Desaminierung zum Glykol, Abspaltung der Glykol-Kette zum 4-Hydroxyl-Derivat – den Z-Metaboliten E, dem die antiestrogene, basische Seitenkette fehlt, der also nur noch schwach estrogen wirksam ist. Allerdings ist das E-Isomer des Metaboliten E stark estrogen wirksam. Eine Isomerisierung würde demnach bei einem hohen E:Z-Verhältnis zu einer starken estrogenen Wirkung und damit zur Stimulation des Tumorwachstums führen. Dementsprechend scheint der Metabolit E das entscheidende Molekül neben dem 4-Hydroxytamoxifen bezüglich einer Tamoxifen-Resistenz durch Interkonversion der E- und Z-Isomeren zu sein.

Diese Resistenz kann sich auch derart bemerkbar machen, dass das Tumorwachstum durch Tamoxifen eher noch stimuliert als gehemmt wird (Wolf et al. 1993). Um herauszufinden, ob das Isomerisierungsverhalten für eine erworbene Tamoxifen-Resistenz der Tumorzellen oder für ein Tamoxifen-stimuliertes Wachstum ausschlaggebend ist, sind sterisch fixierte Tamoxifen-Derivate hergestellt worden (Abbildung 5.6) (McCague et al. 1986, Wolf et al. 1993). Die von

Wolf und Mitarbeitern hergestellten fixierten Tamoxifen-Derivate sind nicht in der Lage, die E-Form durch Isomerisierung zu bilden. Der Z-konfigurierte Metabolit E kann als schwaches Estrogen in Nagern genauso wie ein Ring-fixiertes Tamoxifen ein Estrogen-stimuliertes MCF7-Tumorwachstum initiieren und aufrechterhalten. Wolf und Mitarbeiter schlussfolgerten, dass der Tamoxifen-Metabolismus und die Isomerisierung der Metaboliten zu stärker estrogen wirksamen Substanzen nicht die Gründe für ein Tamoxifen-induziertes Tumorwachstum in ihrem Versuchsmodell sein können (Wolf et al. 1993).

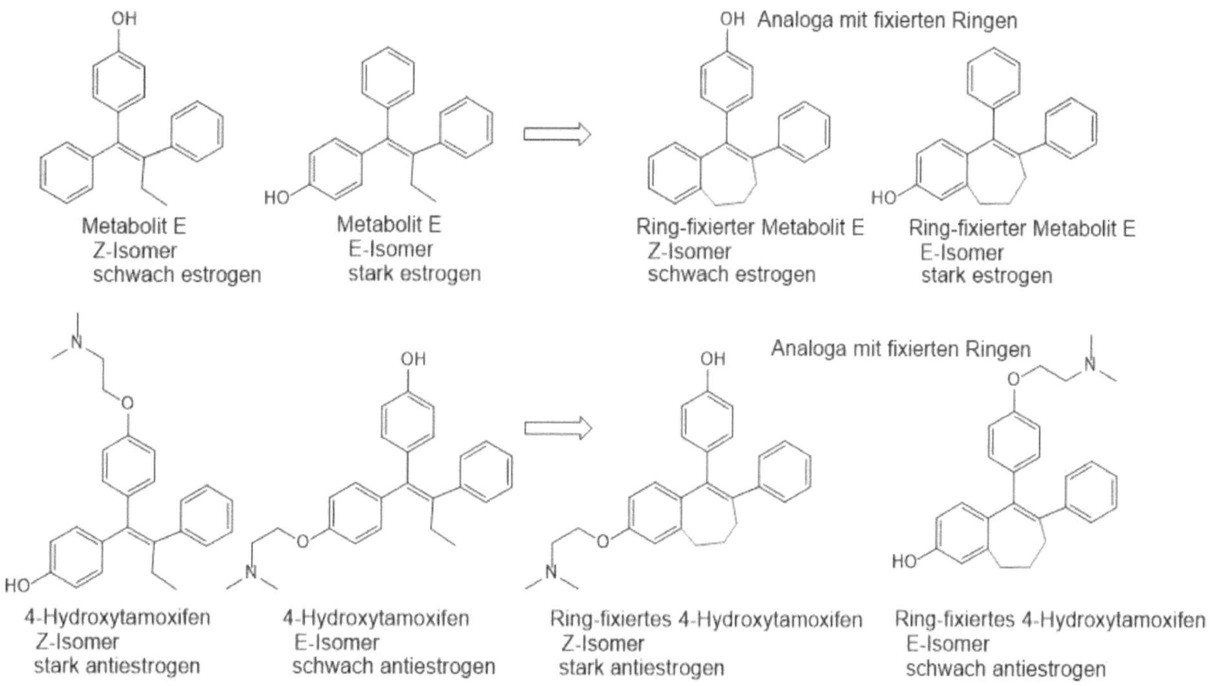

Abbildung 5.6: Ring-fixierte Tamoxifen-Derivate, die zu keiner Z- nach E- bzw. E- nach Z-Interkonversion imstande sind, als Beleg dafür, dass andere Mechanismen als die E/Z-Interkonversion für die erworbene Tamoxifen-Resistenz verantwortlich sein müssen (nach McCague Wolf et al. 1993)

Die E/Z-Interkonversion ist eine aufwändige Umkehr der Konfiguration. Bindungen müssen gebrochen und wieder geschlossen werden. Für Tamoxifen ist nachgewiesen, dass die Isomerisierung spontan in Lösung ablaufen kann, aber auch als eine Cytochrom-P450-vermittelte Phase-I-Reaktion katalysiert wird. Die Isomerisierung von Z-4-Hydroxytamoxifen zum E-Isomer wird nachgewiesenermaßen durch humane Lebermikrosomen in Gegenwart des Cofaktors NADPH katalysiert (Williams et al. 1994). Aber auch hierbei ist Tamoxifen ausgeschlossen. Das Z-Isomer des Tamoxifens interkonvertiert weder spontan noch mit Hilfe von Cytochrom-P-450-Enzymen zum E-Isomer (Abbildung 5.7) (Williams et al. 1994, Gao 2012).

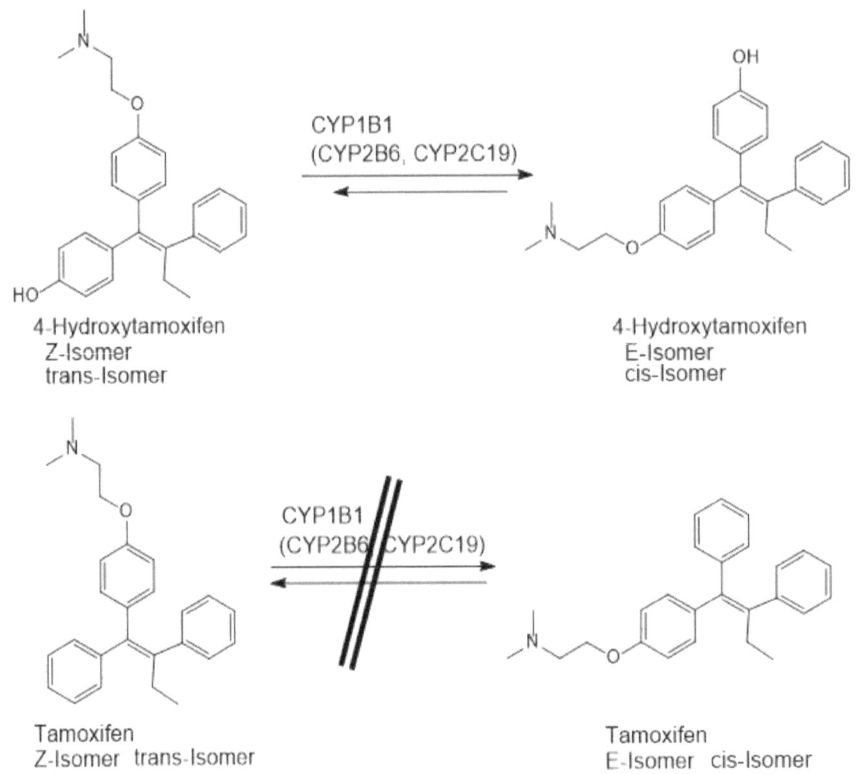

Abbildung 5.7: Die CYP1B1-vermittelte E/Z-Isomerisierung von 4-Hydroxy-Derivaten des Tamoxifens (nach Gao 2012)

Tamoxifen selbst gehört nicht zu den Substraten der CYP1B1-Isoform. Kleine Beiträge zur Isomerisierung leisten auch die Isoformen CY2B6 und CYP2C19 (Williams et al. 1994, Crewe et al. 2002, Gao et al. 2011).

Die für die Isomerisierung des 4-Hydroxytamoxifens hauptverantwortliche CYP-Isoform ist CYP1B1, wobei die Isoformen CYP2B6 und CYP2C19 kleinere Beiträge leisten (Williams et al. 1994, Crewe et al. 2002, Gao et al. 2011). CYP-Enzyme sind Monooxygenasen, bei denen ein Sauerstoff-Atom von molekularem Sauerstoff auf das Substrat übertragen wird, wie etwa bei einer oxidativen Hydroxylierung. Solche Reaktionen gehen mit Änderungen in der Oxidationsstufe einher. Die E/Z-Isomerisierung ist eine ungewöhnliche Redox-Reaktion, bei der die Oxidationsstufen und der Redox-Status unverändert bleiben. Allerdings lässt sich aus der Beteiligung des Cofaktors NADPH folgern, dass die Isomerisierung ein CYP-vermittelter Redox-Prozess ist. Da Tamoxifen im Gegensatz zum 4-Hydroxytamoxifen diese „Redoxreaktion" nicht eingeht, kann davon ausgegangen werden, dass die Oxidation an der 4-Hydroxyl-Gruppe innerhalb des Moleküls eingeleitet wird (Gao 2012). Vermutlich kommt es zunächst zu einer Abstraktion eines Wasserstoff-Atoms – ein typischer Initialschritt bei CYP-Enzymen – unter Bildung eines Radikal-Intermediats. Das Radikal kann sicherlich weiteroxidiert werden zu einem kationischen Intermediat unter Abgabe eines Elektrons. In beiden Fällen, entweder als radikalisches oder als kationisches Intermediat, ist die Rotation um die aufgebrochene Alken-Doppelbindung möglich. Rotationen über die radikalischen Intermediate haben mit 15–18 kcal/mol ähnliche Energiebarrieren für die E→Z- sowie für die Z→E-Rotation. Anders sieht es beim kationischen Reaktionsverlauf aus. Hier besitzt die Z→E-Rotation mit 2–5 kcal/mol eine wesentlich geringere Energiebarriere als die E→Z-Rotation mit 8–11 kcal/mol. Damit wird die Interkonversion vom Z- zum E-Isomer schneller verlaufen als umgekehrt die Interkonversion vom E- zum Z-Isomer. Williams und Mitarbeiter erhielten Interkonversionsraten von 51–64 % für die Z→E-Isomerisierung und

22–27 % für die E→Z-Isomerisierung (Williams et al. 1994, Crewe et al. 2002, Gao et al. 2011). Eine mögliche Reaktionsfolge für den radikalischen bzw. kationischen Reaktionsverlauf der E→Z-Isomerisierung bei 4-Hydroxytamoxifen ist in Abbildung 5.8 dargestellt.

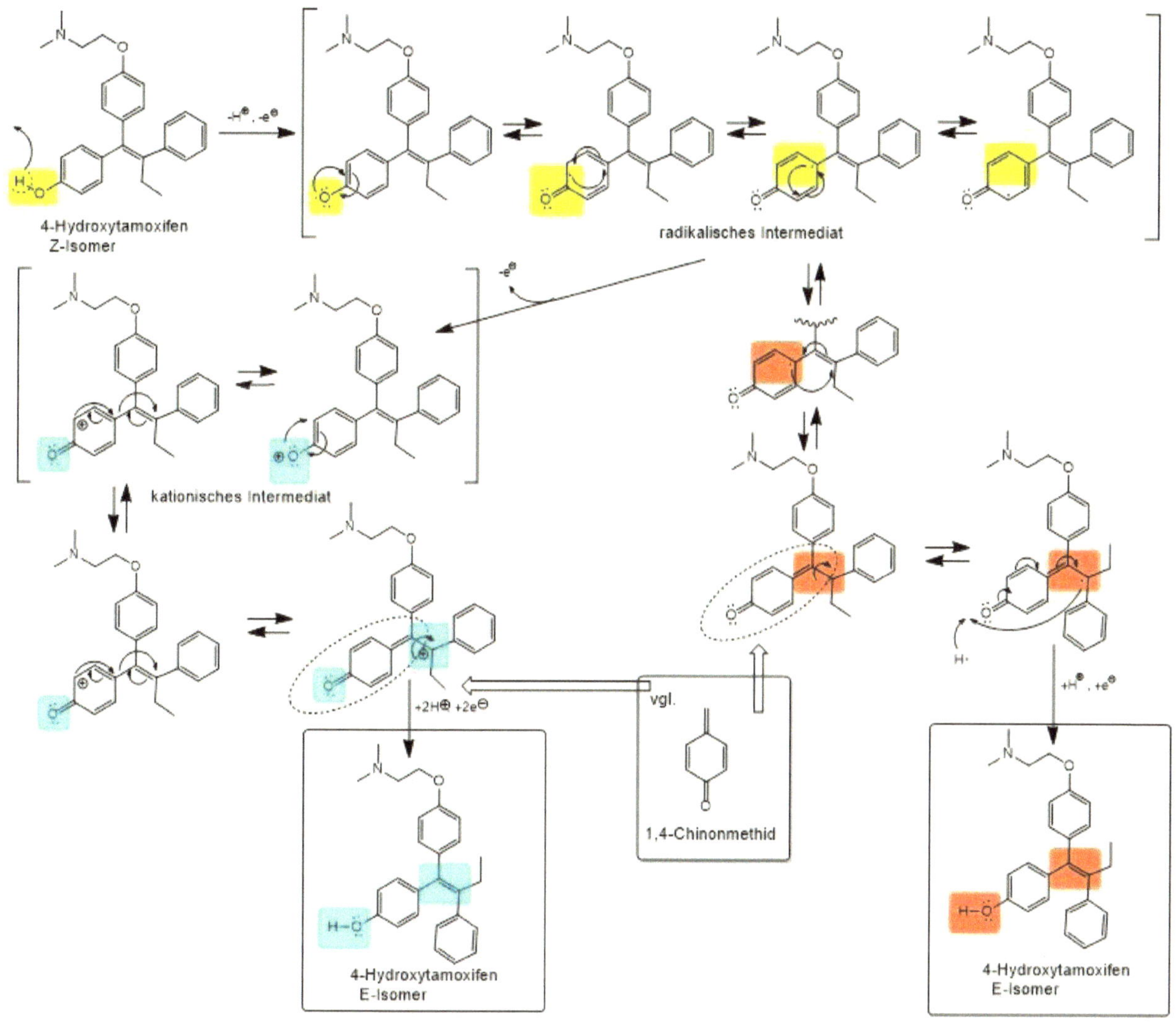

Abbildung 5.8: Plausibler, aber hypothetischer Reaktionsverlauf der CYP-katalysierten radikalischen bzw. kationischen Z→E-Isomerisierung des 4-Hydroxytamoxifens (nach Gao 2012)

Orangefarben: Radikalische Isomerisierung. Nach Abstraktion eines H-Atoms (gelb unterlegt) stabilisiert sich das gebildete Radikal von der Hydroxyl-Gruppe ausgehend über den gesamten Phenyl-Ring bis hin zur Doppelbindung. Die zentrale Doppel-Bindung ist zerstört, es erfolgt die Rotation um die Einfach-Bindung. Anschließend werden ein Proton und ein Elektron aufgenommen, was zum E-4-Hydroxytamoxifen führt.

Türkis: Kationische Isomerisierung. Anstelle eines Protons und eines Elektrons werden beim kationischen Reaktionsverlauf innerhalb des oxidativen Schrittes ein Proton und zwei Elektronen abgegeben. Die positive Ladung stabilisiert sich ähnlich wie das Radikal über mehrere mesomere Grenzformeln. Die Stabilisierung reicht bis zur Doppel-Bindung, die damit zerstört ist. Nach Überwindung der Energiebarriere erfolgt die Rotation der Einfach-Bindung mit anschließender Reduktion durch Aufnahme zweier Elektronen und eines Protons zum E-4-Hydroxytamoxifen (nach Gao 2012).

Auffällig ist die Bildung eines elektrophilen, sehr reaktionsfähigen Chinonmethid-Intermediats, das zwar über zahlreiche mesomere Grenzformeln stabilisiert ist, dennoch eines der stärksten Elektrophile ist und u. a. elektronenreiche Strukturen der DNS angreifen könnte.

Literatur

Brewster, M. E. et al. J Quant Chem 1995, 53, 343.

Buckley, M. und Goa, K. Drugs 1989, 37, 451.

Crewe, H. K. et al. Drug Metab Dispos 2002, 30, 869.

McCague, R. et al. J Med Chem 1986, 29, 2053.

Duax, W. L. et al. Environmental Health Persp 1985, 61, 111.

Fabian, C. et al. Biopharmaceutics & Drug Disposition 1981, 2, 381.

Gao, L. et al. J Chem Inf Model 2011, 51, 306.

Gao, L. Doctoral Thesis in Theoretical Chemistry and Biology 2012, School of Biotechnology, Royal Institute of Technology, Stockholm, Schweden.

Harper, M. und Walpole, A. Nature 1966, 212, 87.

Heldring, N. et al. J Biol Chem 2007, 282, 10447.

Katzenellenbogen, B. S. et al. Cancer Res 1984, 44, 112.

Katzenellenbogen, J. et al. J Steroid Biochem 1985, 22, 589.

Kong, E. H. et al. Proc Natl Acad Sci USA 2005, 102, 3593.

Kuramochi, H. J Med Chem 1996, 39, 2877.

Osborne, C. et al. J Natl Cancer Inst 1991, 83, 1477.

Osborne, C. K. et al. J Clin Oncol 1992, 1992, 10, 304.

Precigoux, G. et al. Acta Crystallographica Sction B 1979, 35, 3070.

Robertson, D. W. et al. J Steroid Biochem 1982, 16, 1.

Shiau, A. K. et al. Cell 1998, 95, 927.

Williams, M. L. et al. Carcinogenesis 1994, 15, 2733.

Winkler, V. et al. Steroids 1971, 17, 147.

Wolf, D. M. et al. J Natl Cancer Inst 1993, 85, 806.

6. Pharmakokinetik und Metabolismus des Tamoxifens

In Tabletten eingearbeitet wird Tamoxifen als Citratsalz, das besser löslich ist als die freie Base. Tamoxifencitrat hat eine Stöchiometrie von 1:1 und bei 20 °C eine Löslichkeit in Wasser von 0,3 mg/l, wobei der pH-Wert der Lösung bei 3,0–3,5 liegt. Die freie Base ist in Wasser unlöslich (<0,1 % bei 20 °C) und hat einen log-P-Wert (dekadischer Logarithmus des n-Octanol-Wasser-Verteilungskoeffizienten) von ungefähr 6. Tamoxifen ist also eine sehr lipophile Substanz, die löslich ist in Isopropanol, DMSO und mit 50 mg/ml in Chloroform (Abbildung 6.1) (Sigma Product Information Tamoxifen citrate 1998, Arzneistoffprofile 2002, www.drugbank.de). Auch die 0,3 mg/l des Citratsalzes sind allenfalls ein mittelprächtiger biopharmazeutischer Wert. Dafür ist die Tamoxifencitrat in 0,02-N-Salzsäure mit 0,2 mg/ml gut löslich (Physicians' Desk Reference 1993).

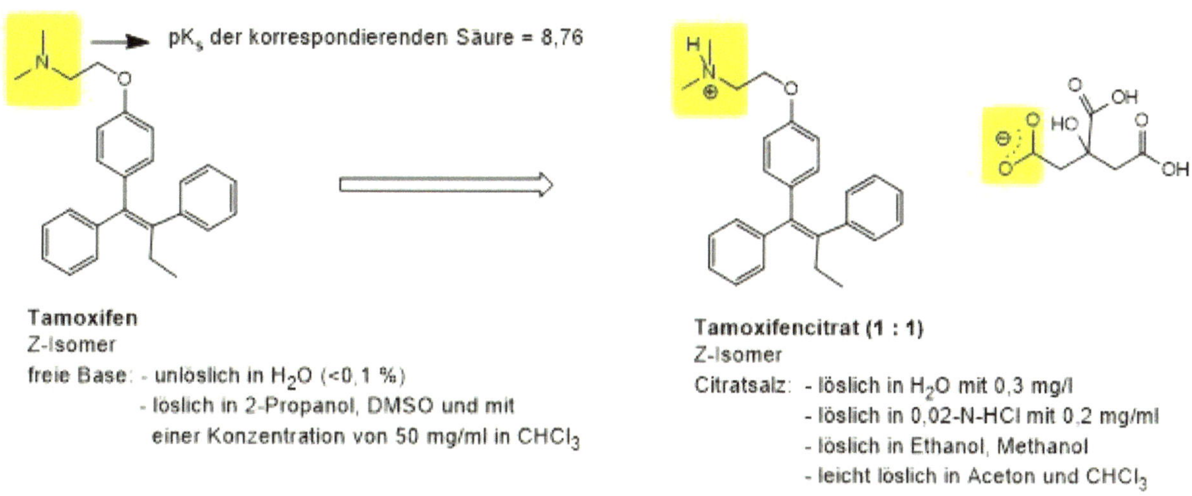

Abbildung 6.1: Strukturformeln und Löslichkeiten der feien Base Z-Tamoxifen sowie des arzneilich verwendeten 1:1-Citratsalzes

Literatur: Physicians' Desk Reference 1993, 47th ed., 1126; Sigma Product Information Tamoxifen Citrate 1998.

Das Triphenylethylen Tamoxifen ist vor Licht zu schützen, da es ähnlich wie Stilben-Derivate photochemisch zum 4a,4b-Dihydrophenanthren zyklisieren kann (Abbildung 6.2) (Mendenhall et al. 1978, Salamoun et al. 1990, Wilson und Ruenitz 1993). Durch Oxidationsmittel, am leichtesten durch Luftsauerstoff, erhält man das thermodynamisch stabile trizyklische aromatische Phenanthren-Derivat (Abbildung 6.2).

Nach oraler Gabe wird Tamoxifen schnell resorbiert. Für die orale Bioverfügbarkeit liegen keine Daten vor. Schätzungen gehen von 30–40 % aus. Maximale Plasmaspiegel c_{max} werden nach einer Zeit t_{max} von etwa 4–7 Stunden erreicht. Der maximale Plasmaspiegel nach oralen Einzeldosen von 20 mg liegt bei etwa 40 μg/l (Buckley und Goa 1989, Lien et al. 1989, Shahbaz 2017). Die Plasmaeiweißbindung ist sehr hoch. Mehr als 99 % des Tamoxifens und seiner Metaboliten liegen im Plasma an Eiweiß gebunden vor. Hauptsächlich ist hierfür Albumin verantwortlich. Das Verteilungsvolumen beträgt ca. 50–60 l/kg (Buckley und Goa 1989, Sien et al. 1989). Tamoxifen und seine Metaboliten akkumulieren in Leber, Lunge, Bauchspeicheldrüse, Haut und Knochen. Bei Brustkrebspatientinnen können die Konzentrationen an Tamoxifen und seinen Metaboliten in der pleuralen, perikardialen und peritonealen Flüssigkeit bei 20–100 %

der Plasmakonzentrationen liegen. Nur wenig findet sich in der zerebrospinalen Flüssigkeit. Die Konzentrationen sind höher im Brustkrebsgewebe als im Plasma (Buckley und Goa 1989, Sien et al. 1989, Shahbaz 2017).

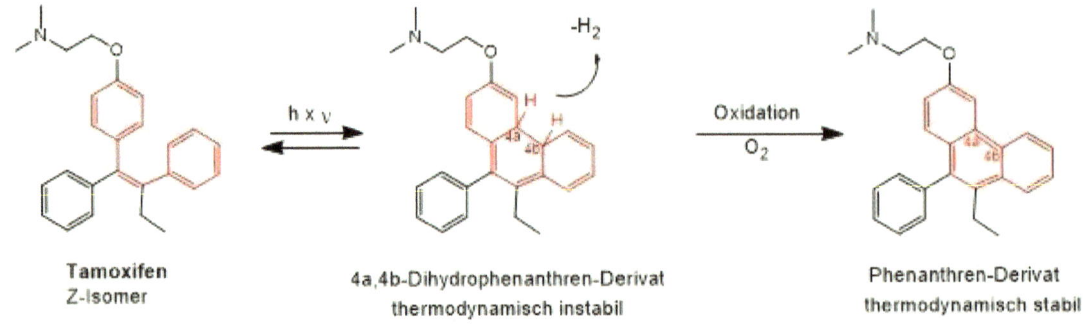

Abbildung 6.2: Reaktion des Tamoxifen-Grundgerüsts Triphenylethylen durch Bestrahlung über die Stufe des instabilen Dihydrophenanthrens durch Oxidation an der Luft zum stabilen und fluoreszierenden Phenanthren-Derivat

Die Zyklisierung der Tamoxifen-Derivate zu den entsprechenden Phenanthrenen wird in der Regel zu deren Nachweis verwendet, da Phenanthrene fluoreszieren (Brown et al. 1983, Nieder und Jaeger 1987, Teunissen et al. 2010, Jager et al. 2012).

Das Antiestrogen unterliegt einer ausgeprägten Biotransformation in der Leber, wobei die Phase-I-Reaktionen – Oxidationen wie Hydroxylierungen und Demethylierungen – fast vollständig über den Cytochrom-P450-Enzymkomplex verlaufen. Im Wesentlichen entstehen so in der Phase I aktive Metaboliten, die im Phase-II-Metabolismus vorwiegend mit aktivierter Glucuronsäure glucuronidiert oder mit aktivierter Schwefelsäure (PAPS) sulfatiert werden.

Tabelle 6.1: Pharmakokinetische Parameter des Tamoxifencitrats

Substanz	Tamoxifencitrat
Resorptionsgeschwindigkeit	schnell (nach oraler Applikation)
orale BV	nicht bekannt, [1] ca. 30–40 %
t_{max}	[2] 4–7 h
c_{max}	[2] 40 µg/l (nach 20-mg-Einzeldosen)
PEB	[2] > 99 %
Verteilungs-volumen	[2] ca. 50-60 l
Biotransformation	extensiv hepatisch über CYP-Isoformen, v. a. Hydroxylierungen, oxidative Desaminierungen
Eliminiationshalbwertszeit $t_{1/2}$	[2] 7–11 d, initial 7 Tage
Elimination	[1, 2] > 65 % biliär mit den Fäzes, enterohepatischer Kreislauf

Abkürzungen: orale BV: orale Bioverfügbarkeit; PEB: Plasmaeiweißbindung.
Quellen: [1]Arzneistoffprofile 2002, Govi-Verlag; [2]Shahbaz 2017.

Die Elimination erfolgt zu mehr als 65 % biliär mit den Fäzes in Form der Konjugate – hauptsächlich Glucuronide und Sulfate. Renal wird nur sehr wenig ausgeschieden. Tamoxifen und seine Metaboliten unterliegen einem enterohepatischen Kreislauf. So beträgt die Eliminationshalbwertszeit $t_{1/2}$ 7 bis 11 Tage mit einer initialen Halbwertszeit von 7 Tagen und einer terminalen Halbwertszeit von 7–11 Tagen (Golander und Sternson 1980, Martindale 1999, Carter et al.

2001). Mit nachfolgenden Dosen nimmt die Halbwertszeit zu, da Tamoxifen in geringem Umfang seine eigene Metabolisierung hemmt. Nach einer Einzelgabe kann die antiestrogene Wirkung auf das Brustgewebe über mehrere Wochen persistieren (Arzneistoffprofile 2002, Shahbaz 2017). Wichtige pharmakokinetische Parameter sind in Tabelle 6.1 zusammengefasst.

Die Biotransformation des Tamoxifens

Die Biotransformation des Prodrugs Tamoxifen läuft hepatisch über Cytochrom-P-450-Enzymsysteme ab. Dabei wird das sehr lipophile Tamoxifen extensiv über Phase-I/Phase-II-Reaktionen oxidativ hydroxyliert, N-oxidiert und N-desaminiert und anschließend vorwiegend glucuronidiert oder sulfatiert. Studien an Ratten und Hunden zeigen, dass bis zu 53 % ^{14}C-radioaktiv markierten Tamoxifens über die Galle biliär ausgeschieden werden. Von diesen 53 % werden bis zu 69 % in den tieferen Darmabschnitten in Form eines enterohepatischen Kreislaufs reabsorbiert, bis alles Tamoxifen über den Fäzes eliminiert ist ([1]Fromson et al. 1973). Die hydroxylierten Tamoxifen-Metabolite werden als Glucuronide oder Sulfate eliminiert (Maximov et al. 2013).

Die Bildung des Hauptmetaboliten N-Desmethyltamoxifen wird vorwiegend über die CYP-Isoenzyme CYP3A4 und CYP3A5 katalysiert (Abbildung 6.3). Kleinere Beiträge zu dieser Reaktion steuern die Isoenzyme CYP2D6, CYP1A1, CYP1A2, CYP2C19 und CYP2B6 dazu (Crewe et al. 2002, Coller et al. 2004, Desta et al. 2004, Brauch et al. 2009). Die Steady-State-Plasmakonzentration von N-Desmethyltamoxifen liegt etwa doppelt so hoch nach einer 3-monatigen täglichen Gabe von 20 mg Tamoxifen wie die des Tamoxifens (100–290 µg/l vs. 72–160 µg/l) (MacCallum et al. 2000, Lee et al. 2003, Brauch et al. 2009). Das N-Desmethyltamoxifen besitzt wie Tamoxifen eine basische antiestrogene Seitenkette, d. h., beide Substanzen sind antiestrogen wirksam. Der Unterschied ist lediglich, dass Tamoxifen ein tertiäres und N-Desmethyltamoxifen durch die Demethylierung ein sekundäres Amin etwa gleicher Basizität enthalten. Da beiden Substanzen die 4-Hydroxyl-Gruppe in Ring A des Triphenylethyl-Pharmakophors fehlt – entsprechend der 3-Hydroxyl-Gruppe des physiologischen Estradiols – sind sie schwach wirksame Antiestrogene.

Die hohen Plasmaspiegel des Hauptmetaboliten N-Desmethyltamoxifen sind von besonderer Bedeutung, wird daraus unter fast exklusiver Katalyse von CYP2D6 doch einer der zwei aktiven Hauptmetaboliten synthetisiert, die für die antiestrogene Wirkung im Brustgewebe verantwortlich sind: N-Desmethyl-4-hydroxytamoxifen, besser bekannt unter dem Namen Endoxifen (Abbildung 6.3), wird durch die CYP2D6-Isoform an C4 des Phenyl-Ringes A hydroxyliert und weist damit neben der antiestrogenen Kette an C4 des Phenyl-Ringes B nun auch die Ring-A-Hydroxylierung für eine starke antiestrogene Wirkung auf (Desta et al. 2004, Johnson et al. 2004). Die Plasmaspiegel des Endoxifens variieren von 8,1 µg/l bis zu 20,7 µg/l (Lim et al. 2007). Endoxifen wird weitermetabolisiert zum schwächer wirksamen N,N-Didesmethyltamoxifen. Katalysiert wird diese Reaktion durch das CYP3A4-Isoenzym (Brauch et al. 2009).

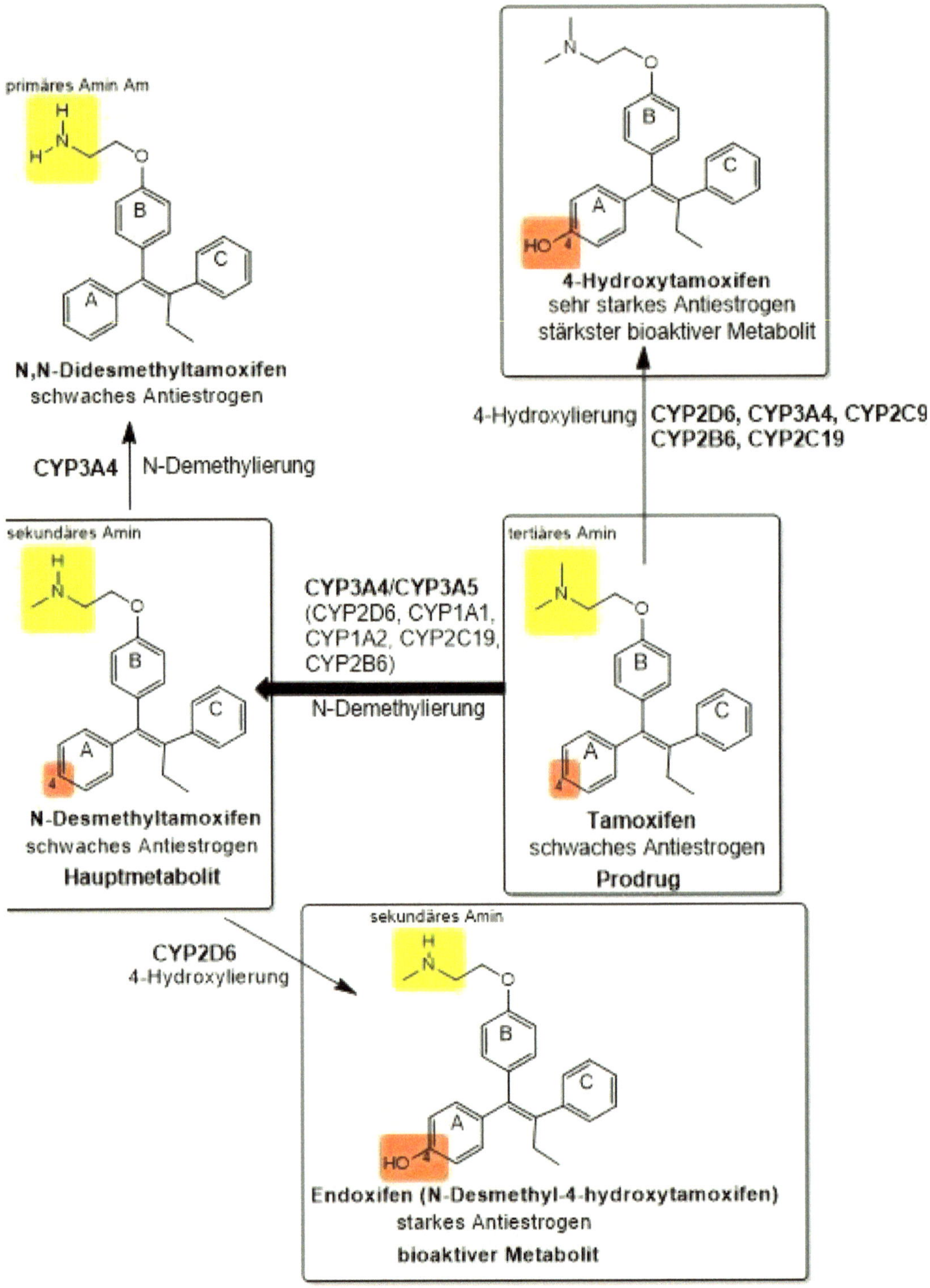

Abbildung 6.3: Ausschnitt aus dem Metabolismus des Tamoxifens

Dargestellt sind die Bildung des im Plasma dominierenden Tamoxifen-Metaboliten und nur schwach wirksamen N-Desmethyltamoxifen sowie die Bildung der beiden Metaboliten Endoxifen und 4-Hydroxytamoxifen, die in dieser Reihenfolge die antiestrogene Wirkung im Wesentlichen ausmachen.

Eine andere Studie bezüglich des Metabolismus des Tamoxifens an vier Frauen identifizierte einen weiteren stark antiestrogen wirksamen Hauptmetaboliten über eine spezielle dünnschichtchromatografische Technik, die ^{14}C-markierte Substanzen detektieren kann: 4-Hydroxytamoxifen ([2]Fromson et al. 1973). Die 4-Hydroxylierung des Ringes A wird durch zahlreiche CYP-Isoformen katalysiert: CYP2D6, CYP3A4, CYP2C9, CYP2B6 und CYP2C19 (Abbildung 6.3)

(Mani et al. 1993, Crewe et al. 1997, Dehal und Kupfer 1997, Crewe et al. 2002, Coller et al. 2002). Verglichen mit Endoxifen sind die Plasmaspiegel im Steady-State geringer und liegen im Bereich von 1,15–6,4 µg/l (Sheth et al. 2003, Steams et al. 2003, Jin et al. 2005). Dafür besitzt 4-Hydroxytamoxifen eine höhere Bindungsaffinität zum Estrogen-Rezeptor. Mit der Ausnahme dieser zwei Hauptmetaboliten, Endoxifen und 4-Hydroxytamoxifen, sind bislang keine weiteren hochwirksamen Antiestrogene unter den Tamoxifen-Metaboliten identifiziert worden.

Weitere Hydroxylierungen sind an C4′ des Ringes C möglich, wobei diese Metaboliten, 4′-Hydroxytamoxifen und N-Desmethyl-4′-hydroxytamoxifen (Abbildung 6.4), für die Wirkung keine Rolle spielen. Die Hydroxyl-Gruppe ist in der Bindungstasche des Estrogen-Rezeptors völlig falsch positioniert, um die 3-OH-Gruppe des Estradiols imitieren zu können. Die Bildung des 4′-Hydroxytamoxifens verläuft hauptsächlich unter Katalyse der Isoformen CYP2B6 und CYP2D6 (Crewe et al. 2002). Auch eine doppelte Hydroxylierung an C3 und C4 des Ringes B – quasi zur o-Hydrochinon-Partialstruktur – ist möglich unter Bildung des 3,4-Dihydroxytamoxifens, das auch als Metabolit D bezeichnet wird (Abbildung 6.4) (Dehal et al. 1999). 3,4-Dihydroxytamoxifen ist aufgrund der ortho-Hydrochinon-Partialstruktur in der Lage, kovalent an Proteinstrukturen und Ribonukleinsäuren zu binden. Dadurch trägt das 3,4-Dihydroxytamoxifen auch zur Lebertoxizität bei Ratten nach Langzeitgabe von Tamoxifen bei (Dehal et al. 1995, Liu et al. 2003).

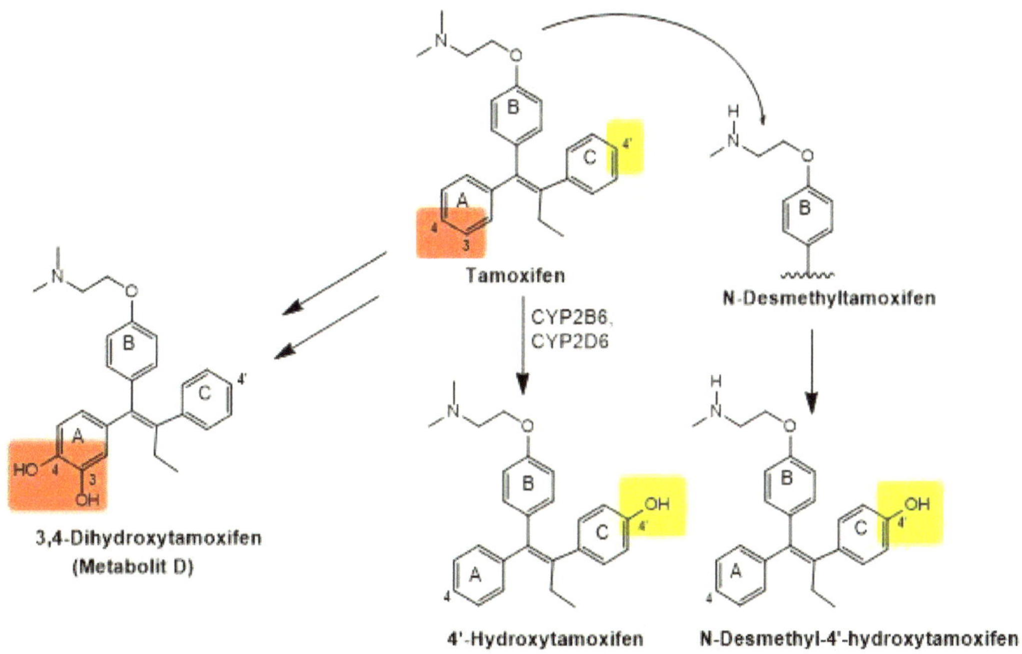

Abbildung 6.4: Schwach antiestrogen wirksame hydroxylierte Tamoxifen-Metaboliten

Die 4′-Hydroxylierungen führen zum Einbau der OH-Gruppen an den falschen Ring, sodass diese 4′-OH-Gruppe in der Bindungstasche des Estrogen-Rezeptors nicht die 3-Hydroxyl-Gruppe des Estradiols imitieren kann. Dennoch besitzen sie allesamt die antiestrogene Seitenkette, was sie zu schwachen Antiestrogenen macht. Damit tragen sie auch zur Gesamtwirkung bei.

Eine weitere Hydroxylierung betrifft nicht die Aromaten, sondern die α-Position zur Doppelbindung in der Ethyl-Seitenkette zum α-Hydroxytamoxifen. Die Oxidation der Ethyl-Seitenkette wird vornehmlich durch CYP3A4 und zu geringen Anteilen auch von den Isoformen CYP2B6 und CYP2D6 katalysiert. Dieses Tamoxifen-Derivat wird für Leberkarzinome bei Ratten nach Langzeittherapie verantwortlich gemacht (vgl. Kapitel 1, Abbildung 1.2) (Boocock et al. 2002, Coller et al. 2004). Die Hydroxylierung in α-Position führt beim α-Hydroxytamoxifen zu einem neuen chiralen C-Atom (Abbildung 6.5), sodass ein (R)-(+)-Enantiomer und ein (S)-(-)-Enantiomer resultieren. Die Biotransformation durch Mikrosomen der Rattenleber führt zur Bildung des Razemats, d. h. zu gleichen Teilen des (R)- und des (S)-Enantiomers. In Hepatozyten führt die (R)-Form zu der 8-fachen Menge an DNS-Addukten wie die (S)-Form (Maximov et al. 2013). Da beide Stereoisomere dieselbe chemische Reaktivität gegenüber DNS-Nukleophilen besitzen, folgerte man, dass das (R)-(+)-α-Hydroxytamoxifen ein besseres Substrat für Sulfotransferasen sei (Abbildung 6.5) (Osborne et al. 2001). Diese Enzyme – so glaubt man – katalysieren die DNS-Adduktbildung. Osborne und Mitarbeiter führten Studien an N-Desmethyl-α-hydroxytamoxifen durch. Bei diesem Tamoxifen-Metaboliten führt die (R)-Form in Hepatozyten der Ratte zu einer 10-mal höheren DNS-Adduktrate als bei der (S)-Form (Osborne et al. 2004). Es gab Befürchtungen, dass die Leberkarzinogenität von der Ratte auf den Menschen übertragen werden kann und dass Tamoxifen zu Lebertumoren beim Menschen führt. Diese Befürchtung ist aber mittlerweile als unbegründet und falsch widerlegt (Phillips 2001, Maximov et al. 2013). Die Karzinogenese in den Hepatozyten der Ratte scheint auf einen unzureichenden DNS-Reparaturmechanismus zurückzuführen sein.

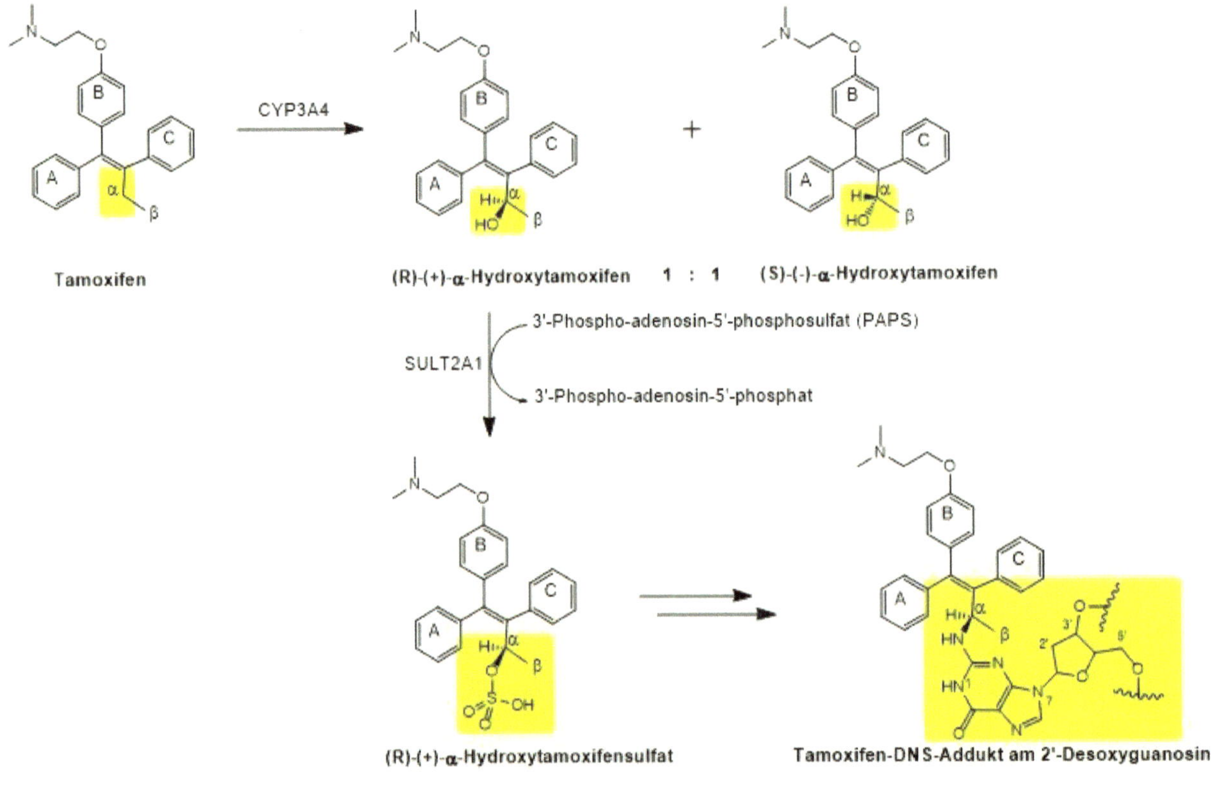

Abbildung 6.5: Bildung des (R,S)-α-Hydroxytamoxifens, die anschließende Phase-II-Sulfatierung des (R)-Enantiomers und die Reaktion mit einer 2′-Desoxyguanosin-Einheit zum DNS-Addukt (nach Maximov et al. 2013)

α-Hydroxytamoxifen ist der für die Karzinogenität bei Ratten verantwortliche Tamoxifen-Metabolit. (R)- und (S)-Enantiomer werden gleichermaßen gebildet. Das (R)-Enantiomer bildet wesentlich mehr DNS-Addukte als das (S)-Enantiomer. Es wird vermutet, dass die (R)-Form eine größere Affinität zur Sulfotransferase SULT2A1 besitzt. Sulfotransferasen katalysieren vermutlich die DNS-Addukt-Bildung.

Tamoxifen wird aber nicht nur über CYP-Isoformen verstoffwechselt, sondern auch über die Flavin-abhängigen Monooxygenasen FMO1 und FMO3 zum entsprechenden Tamoxifen-N-oxid (Brauch et al. 2009, Maximov et al. 2013). Das N-Oxid kann leicht wieder zum Tamoxifen reduziert werden durch die CYP-Isoformen CYP2A6, CYP1A1 und CYP3A4, aber auch nichtkatalytisch spontan (Abbildung 6.6). Vom analytischen Standpunkt macht die leichte Reduktion das N-Oxid zur schwer fassbaren Substanz – insbesondere bei der Probenaufbereitung. Deswegen ist es schwer, genaue Angaben zum Anteil der N-Oxid-Bildung zu machen. Vermutlich liegt der Anteil im Plasma bei bis zu 15 % der Gesamt-Tamoxifen-Derivate (Parte et al. 2005, Gjerde et al. 2008). Das N-Oxid ist Ausgangspunkt für den metabolischen Abbau der antiestrogenen Seitenkette über das N-Monodesmethyl-Derivat, das N,N-Didesmethyl-Derivat und das Glykol bis hin zum Metaboliten Z, der lediglich noch eine phenolische OH-Gruppe an dieser Position des Ringes B trägt (Abbildung 6.6).

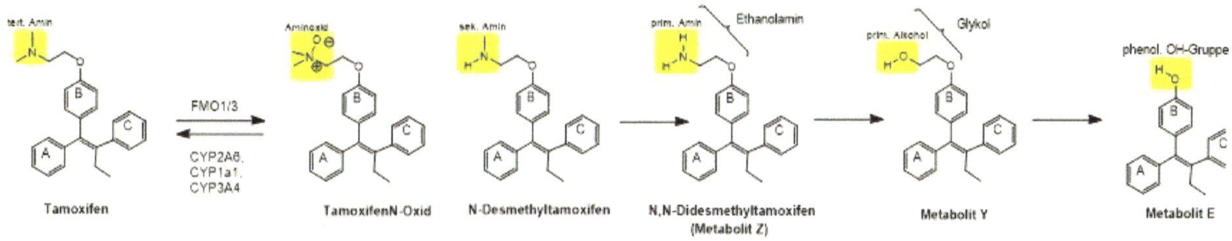

Abbildung 6.6: Metabolischer Abbau der antiestrogenen Seitenkette des Tamoxifens (nach Maximov et al. 2013)

Jeder dieser Tamoxifen-Metabolite ist antiestrogen wirksam, da sie alle die „antiestrogene" Seitenkette besitzen. Der Abbau erfolgt über das N-Oxid, das sekundäre Amin über das primäre Amin zum primären Alkohol mit Glykol-Struktur der Seitenkette und abschließend die oxidative Desalkylierung zum B-Ring-Phenol.

In vitro ist bei den im Ring A 4-hydroxylierten Tamoxifen-Metaboliten eine Interkonversion von den Z-Isomeren (entsprechend den trans-Isomeren) zu den korrespondierenden E-Isomeren (entsprechend den cis-Isomeren) zu beobachten (vgl. Kapitel 5, z. B. Abbildung 5.4). Aus den starken Antiestrogenen Z-4-Hydroxytamoxifen und Z-Endoxifen, die den Hauptteil der Wirkung des Tamoxifens ausmachen, werden durch die Z→E-Isomerisierung schwache Antiestrogene. Diese spontan in Lösung ablaufende Interkonversion wird zudem auch enzymatisch katalysiert, bei 4-Hydroxytamoxifen durch die CYP-Isoformen CYP1B1, CYP2B6 und CYP2C19 (Crewe et al. 2002, Maximov et al. 2013). Tatsächlich konnte auch eine Akkumulation von E-4-Hydroxytamoxifen im Tumorgewebe von Patientinnen nachgewiesen werden, deren Tumoren resistent gegenüber einer Tamoxifen-Therapie waren (Osborne et al. 1992). Da valide *In-vivo*-Konzentrationen der E-Isomere nicht vorliegen, können diese Ergebnisse nur als „unter Vorbehalt" eingestuft werden. Generell ist die Energiebarriere für die Z→E-Rotation scheinbar höchstens gleich hoch wie für die E→Z-Rotation, keinesfalls größer, sondern allenfalls kleiner. Damit wird sich nichtenzymatisch mindestens ein 50:50-Gleichgewicht einstellen, oder aber ein größerer Anteil an E- als Z-Isomer des jeweiligen Metaboliten vorliegen (großes E:Z-Verhältnis). Bei der enzymatischen Katalyse sind diese Gedankenspiele obsolet.

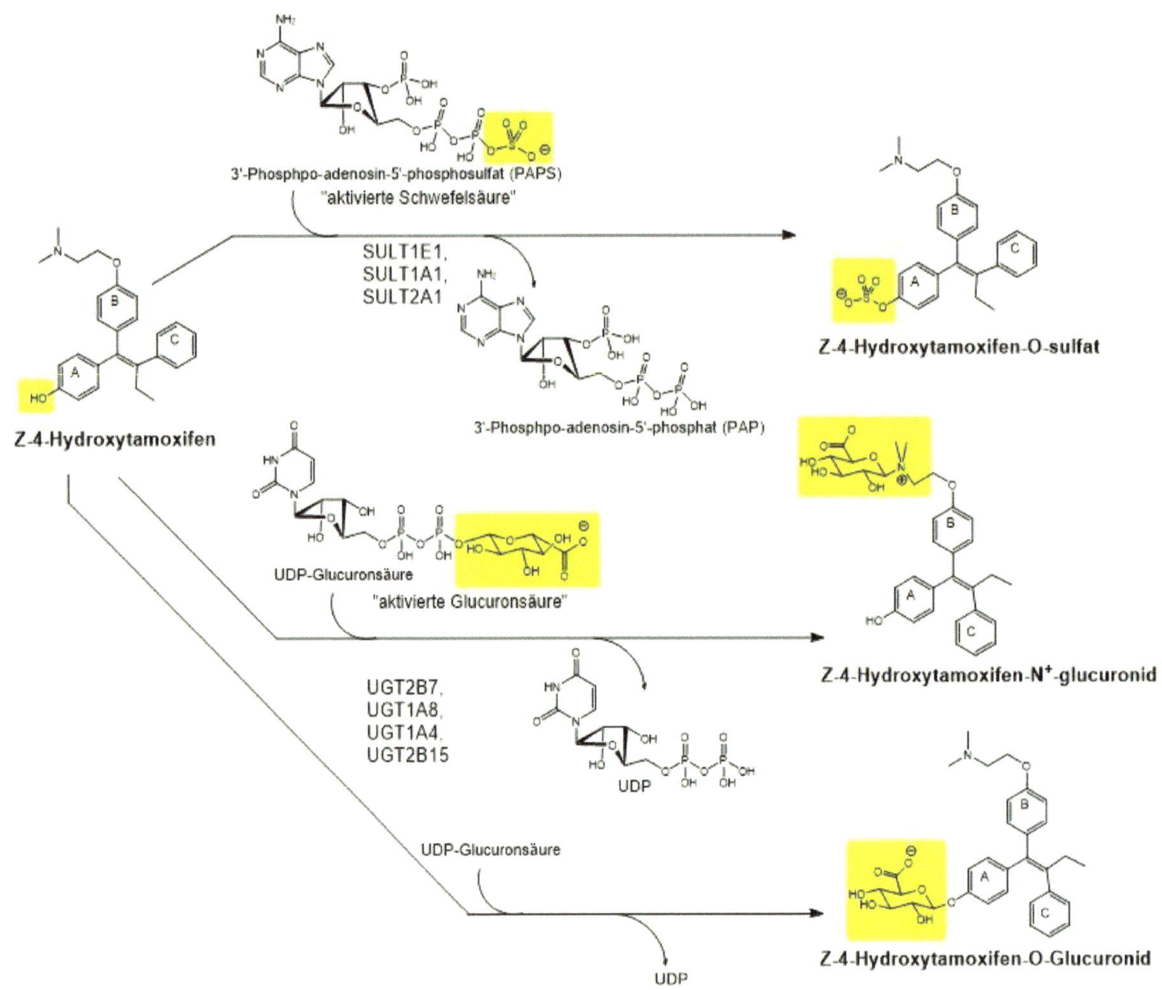

Abbildung 6.7: Z-4-Hydroxytamoxifen als Beispiel für die Phase-II-O- und N-Glucuronidierungen sowie die -O-Sulfatierungen, die bei Tamoxifen-Metaboliten hauptsächlich ablaufen (nach Brauch et al. 2009)

Tamoxifen und andere Metaboliten ohne die 4-Hydroxyl-Gruppe vollziehen diese Interkonversion vom Z- zum E-Isomer nicht. Es erfolgt auch keine katalytische Unterstützung durch CYP-Enzyme, sodass *in vivo* kein E-Tamoxifen nachweisbar sein wird (Brauch et al. 2013). Tamoxifen-Derivate werden nach oxidativer Hydroxylierung bzw. Desalkylierung in der Phase I der Biotransformation in der Phase II hauptsächlich glucuronidiert und sulfatiert. Die O- und N-Glucuronidierungen sowie die O-Sulfatierungen werden durch verschiedene Isoformen der UDP-Glucuronyltransferasen und der Sulfotransferasen in der Leber katalysiert. UDP-Glucuronyltransferasen übertragen ein Molekül D-Glucuronsäure auf phenolische Hydroxyl-Gruppen, auf Amino-Gruppen oder Carboxyl-Gruppen. Neben O- und N-Glucuroniden werden selten S- und C-Glucuronide gebildet. Für die Glucuronyltransferase-Reaktion muss die D-Glucuronsäure erst aktiviert werden. Dies geschieht mit Uridintriphosphat (UTP) unter Bildung der aktivierten Uridin-5′-diphosphat-Glucuronsäure (UDP-Glucuronsäure) (Abbildung 6.7). Entsprechend übertragen die Sulfotransferasen Sulfo-Gruppen auf phenolische oder alkoholische OH-Gruppen. Nur vereinzelt werden primäre Amine sulfatiert. Die Aktivierung des Sulfat-Restes erfolgt durch Reaktion mit Adenosintriphosphat (ATP) unter Bildung von aktivierter Schwefelsäure, kurz PAPS (3′-Phospho-adenosin-5′-phosphosulfat) (Abbildung 6.7) (Auterhoff et al. 1999). Die konjugierten Phase-II-Metaboliten haben keine antiestrogene Wirkung mehr (Lazarus et al. 2009).

4-Hydroxytamoxifen, der biologisch wirksamste Metabolit, wird in der Z-Form an der phenolischen OH-Gruppe zum Z-4-Hydroxytamoxifen-O-glucuronid glucuronidiert. Verantwortlich sind hierfür u. a. die Glucuronyltransferasen UGT2B7, UGT1A8, UGT1A4 und UGT2B15 (Nishiyama et al. 2002, Ogura et al. 2006, Sun et al. 2007). Neben diesen vollacetalischen O-Glucuroniden mit klassischem Glykosid-Charakter wird 4-Hydroxytamoxifen genauso wie sein Prodrug Tamoxifen am tertiären Amin durch das Isoenzym UGT1A4 glucuronidiert, woraus die quartären N^+-Glucuronide 4-Hydroxytamoxifen-N^+-glucuronid und Tamoxifen-N^+-glucuronid resultieren (Kaku et al. 2004, Sun et al. 2006). Im Gegensatz zum 4-Hydroxytamoxifen wird der zweitstärkste Metabolit, das Z-Endoxifen bzw. N-Desmethyl-4-hydroxytamoxifen, nicht N^+-glucuronidiert, sondern nur durch UGT1A10 und UDT1AB an der phenolischen Hydroxyl-Gruppe zum Vollacetal N-Desmethyl-4-hydroxytamoxifen-o-glucuronid (Endoxifen-O-glucuronid) glucuronidiert (Brauch et al. 2009). Die Bildung der O-Sulfate Z-4-Hydroxytamoxifen-O-sulfat und Z-Endoxifen-O-sulfat wird beim Z-4-Hydroxytamoxifen und beim Z-Endoxifen durch die Sulfotransferasen SULT1E1, SULT1A1 und SULT2A1 katalysiert (Falany et al. 2006, Gjerde et al. 2008).

Tabelle 6.2: Tamoxifen und seine Metaboliten (nach Brauch et al. 2009)

Tamoxifen-Metabolit	mittlere Plasmakonzentration	Wirkung am ERα, [1]ERα-Affinität	CYP2D6-Beteiligung
Tamoxifen	190–420 nM	schwacher Antagonist (2 %)	-----
N-Desmethyltamoxifen	280–800 nM	schwacher Antagonist (1 %)	gering
N,N-Didesmethyltamoxifen	90–120 nM	schwacher Antagonist	nein
Endoxifen	14–130 nM	starker Antagonist	fast 100 %
4-Hydroxytamoxifen	3–67 nM	starker Antagonist (188 %)	mit anderen Isoenzymen zusammen
α-Hydroxytamoxifen	1 nM	keine Affinität	nein
3,4-Dihydroxytamoxifen	k. A.	schwacher Antagonist/hohe Affinität	zusammen mit CYP3A4
Tamoxifen-N-oxid	15 nM	schwacher Antagonist	nein
4-Hydroxytamoxifen-O-glucuronid	k. A.	kein Antagonist	zusammen mit CYP3A4
4-Hydroxytamoxifen-N^+-glucuronid	k. A.	kein Antagonist	zusammen mit CYP3A4
Endoxifen-O-glucuronid	k. A.	kein Antagonist	fast 100 %
α-Hydroxytamoxifensulfat	k. A.	k. A.	nein

[1]Estradiol Affinität ERα = 100 %.

Die E-Isomere beider bioaktiver Hauptmetaboliten sind ebenfalls Substrate für diese Konjugationsreaktionen. Allerdings scheinen sie andere Affinitäten zu den einzelnen Isoenzymen zu besitzen und auch durch andere Isoenzyme umgesetzt zu werden (Nishiyama et al. 2002, Brauch et al. 2009).

Beim α-Hydroxytamoxifen wird die sekundäre alkoholische OH-Gruppe am chiralen C-Atom durch SULT2A1 sulfatiert (Apak et al. 2004). Der resultierende Phase-II-Metabolit α-Hydroxytamoxifen-O-sulfat wird für die karzinogenen Wirkungen des Tamoxifens an der Ratte verantwortlich gemacht (Osborne et al. 2001, Kim et al. 2005).

Obwohl die Anzahl der *in vitro* identifizierten Tamoxifen-Metaboliten sehr groß ist – hier sind bei Weitem nicht alle aufgeführt – konnten anhand von Plasmaproben von mit Tamoxifen behandelten Patientinnen bislang nur wenige Metaboliten quantifiziert werden, darunter N-Desmthyltamoxifen, N,N-Didesmethyltamoxifen, 4-Hydroxytamoxifen, Endoxifen, α-Hydroxytamoxifen und Tamoxifen-N-oxid (Tabelle 6.2) (Brauch et al. 2009). Für eine komplette Auflistung der Phase-I- und Phase-II-Reaktionen vgl. Brauch et al. (2009).

Literatur

Apak, T. I. et al. Drug Metab Dispos 2004, 32, 1501.

Arzneistoffprofile 2002, 17. Erg.-Lieferung, Govi Pharmazeutischer Verlag, Eschborn.

Auterhoff, H. et al. In: Lehrbuch der Pharmazeutischen Chemie 1999, 14. Aufl., Wiss.-Verlagsgesellschaft mbH, Stuttgart.

Boocock, D. J. et al. Carcinogenesis 2002, 23, 1897.

Brauch, H. et al. Clin Chem 2009, 55, 1770.

Brown, R. R. et al. J Chromatogr 1983, 272, 351.

Buckley, M. M. T. und Goa, K.L. Drugs 1989, 37, 451.

Carter, S. J. et al. Electrophoresis 2001, 22, 2730.

Coll, J. K. et al. Br J Clin Pharmacol 2002, 54, 157.

Coller, J. K. et al. Br J Clin Pharmacol 2004, 57, 105.

Crewe, H. K. et al. Biochem Pharmacol 199753, 171.

Crewe, H. K. et al. Drug Metab Dispos 2002, 30, 869.

Dehal, S. S. et al. Cancer Res 1995, 56, 1283.

Dehal, S. S. und Kupfer, D. Cancer Res 1997, 57, 3402.

Dehal, S. S. et al. Drug Metab Dispos 1999, 27, 389.

Desta, Z. et al. J Pharmacol Exp Ther 2004, 310, 1062.

Fallany, J. L. et al. Drug Metab Dispos 2006, 34, 361.

[1]Fromson, J. M. et al. Xenobiotica 1973, 1973, 3, 693.

[2]Fromson, J. M. et al. Xenobiotica 1973, 1973, 3, 711.

Gjerde, J. et al. Ann Oncol 2008, 19, 56.

Golander, Y. und Sternson, L. A. J Chromatogr 1980, 181, 41.

Jager, N. G. L. et al. Breast Cancer Res Treat 2012, 133, 793.

Jin, Y. et al. J Natl Cancer Inst 2005, 97, 30.

Johnson, M. D. et al. Breast Cancer Res Treat 2004, 85, 151.

Kaku, T. et al. Biochem Pharmacol 2004, 67, 2093.

Kim, S. Y. et al. Drug Metab Dispos 2005, 33, 1673.

Lazarus, P. et al. Ann N Y Acad Sci 2009, 1155, 99.

Lee, K. H. et al. J Chromatogr B Analyt Technol Biomed Life Sci 2003, 791, 245.

Lien, E. A. et al. Cancer Res 1989, 49, 2175.

Lim, H. S. et al. J Clin Oncol 2007, 25, 3837.

Liu, X. et al. Chem Res Toxicol 2003, 16, 832.

Mani, C. et al. Drug Metab Dispos 1993, 21, 645.

Martindale, The Complete Drug Reference 1999, 33rd ed., Pharmaceutical Press, London.

Maximov, P. Y. et al. In: Tamoxifen Pioneering Medicine in Breast Cancer 2013, Springer, Basel.

Mendenhall, D. W. et al. Clin Chem 1978, 24, 1518.

Nieder, M. und Jaeger, H. J Chromatogr 1987, 413, 207.

Nishiyama, T. et al. Biochem Pharmacol 2002, 63, 1817.

Ogura, K. et al. Biochem Pharmacol 2006, 71, 1358.

Osborne, C. K. et al. J Clin Oncol 1992, 10, 304.

Osborne, M. R. et al. Chem Res Toxicol 2001, 14, 888.

Osborne, M. D. et al. Chem Res Toxicol 2004, 17, 697.
Parte, P. et al. Drug Metab Dispos 2005, 33, 1446
Phillips, D. H. Carcinogenesis 2001, 22, 839.
Physicians' Desk Reference 1993, 47th ed., 1126.
Salamoun, J. et al. J Chromatogr 1990, 514, 179.
Shahbaz, K. J Pharm Res 2017, doi: 10,23880/OAJPR-16000143.
Sheth, H. R. et al. J Womens Health (Larchmt) 2003, 12, 799.
Sigma Product Information Tamoxifen citrate 1998.
Sun, D. et al. Breast Cancer Res 2006, 8, R50.
Sun, D. et al. Drug Metab Dispos 2007, 35, 2006.
Teunissen, S. F. et al. Anal Chim Acta 2010, 683, 21.
Wilson, S. und Ruenitz, P.C. J Pharm Sci 1993, 82, 571.

7. Der CYP2D6-Polymorphismus

Die CYP-Isoform CYP2D6 ist an der Bildung der beiden hochaffinen, biologisch relevanten Tamoxifen-Hauptmetaboliten 4-Hydroxytamoxifen und N-Desmethyl-4-hydroxytamoxifen entscheidend beteiligt (Abbildung 7.1). Das CYP2D6-Isoenzym ist ein Mitglied der CYP-Enzymfamilie 2, die beim Menschen ein Drittel aller CYP-Isoformen stellt und damit eine der größten und bestuntersuchten Isoenzym-Familien ist. CYP-Enzyme sind Häm-enthaltende Monooxygenasen. Das menschliche Genom enthält 57 *CYP*-Gene und etwa dieselbe Anzahl an Pseudogenen, die in 18 Familien und 44 Unterfamilien unterteilt werden und mit Buchstaben und Zahlen gekennzeichnet werden. Die Zuordnung zu den einzelnen Familien und Unterfamilien erfolgt aufgrund von Aminosäuresequenz-Homologien (Brauch et al. 2009, http://drnelson.utmem.edu/CytochromeP450.html).

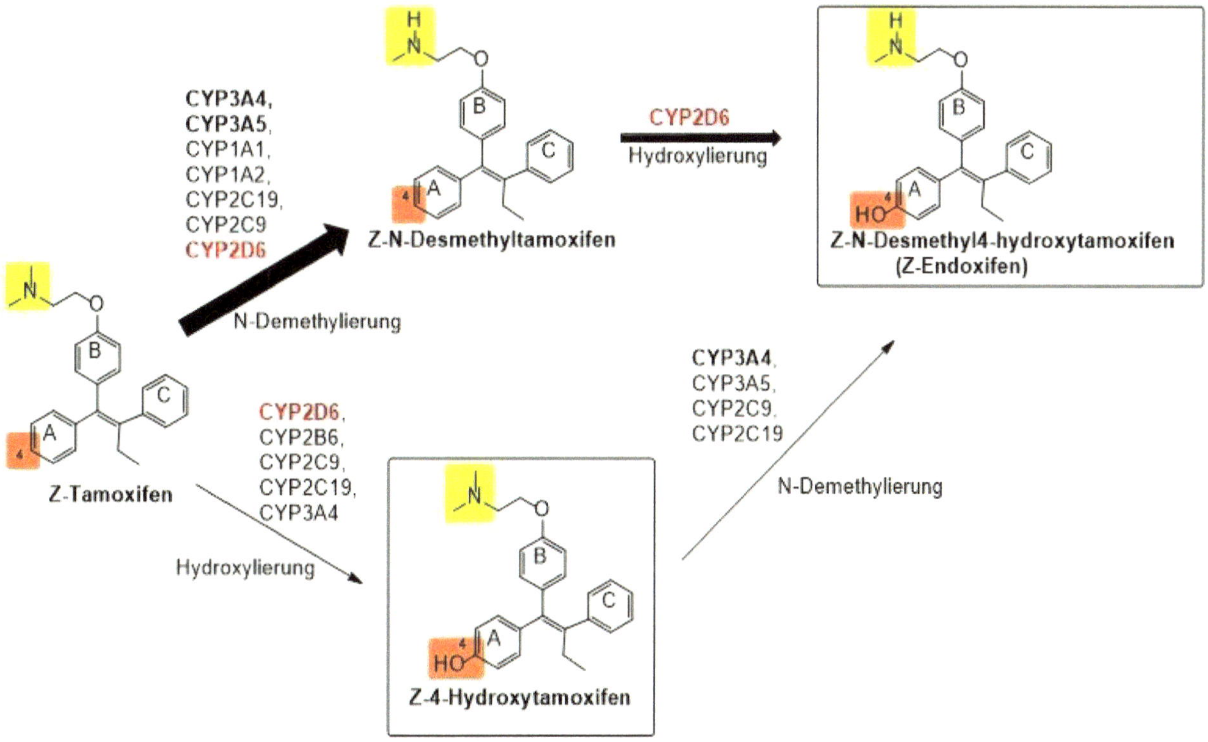

Abbildung 7.1: Bildung der beiden Tamoxifen-Wirkformen Z-4-Hydroxytamoxifen und Z-N-Desmethyl-4-hydroxytamoxifen (Z-Endoxifen)

Die CYP2D6-Isoform ist an der Phase-I-Metabolisierung zahlreicher Arzneimittel beteiligt. Unter den Top-200-Arzneimitteln des Jahres 2008 in den USA wurden ca. 15 % über CYP2D6 verstoffwechselt. Zum Vergleich: Die Subfamilien CYP3A und CYP2C kamen auf 37 % bzw. 33 % (Zanger et al. 2008). Mittlerweile wird davon ausgegangen, dass etwa ein Viertel der wichtigsten Arzneistoffe durch die CYP2D6-Isoform metabolisiert werden. Substrate sind neben Tamoxifen beispielsweise β-Blocker, wie u. a. Atenolol, Sotalol, Timolol, Metoprolol und Bisoprolol, Analgetika, wie u. a. Morphin, Codein, Oxycodon und Tramadol, oder Selektive Serotonin-Wiederaufnahme-Hemmer (SSRI), wie u. a. Citalopram, Escitalopram, Duloxetin, Sertralin und Venlafaxin (Dingermann und Zündorf 2017).

Das CYP2D6-Isoenzym ist das einzige CYP-Isoenzym, das nicht klinisch relevant induzierbar ist. Das für CYP2D6 codierende Gen ist hochpolymorph. Bislang sind mehr als 100 Allel-Varianten und Subvarianten identifiziert worden (https://pharmvar.org/gene/CYP2D6). Die erste *CYP2D6*-phänotypische Variante, die durch klinische Beobachtungen vor mehr als 40 Jahren nach Verabreichung des antiarrhythmisch wirksamen Alkaloids Spartein und des Antihypertensivums Debrisoquin entdeckt wurde, bezeichnete man als den „Poor-Metabolizer"-Phänotyp (PM). Zu jener Zeit war der *CYP2D6*-Polymorphismus bekannter unter dem Namen „Debrisoquin-Polymorphismus" (Eichelbaum et al. 1975, Mahgoub et al. 1977).

Die häufigsten Allele werden je nach verbliebener Funktion in Gruppen eingeteilt: Allele mit normaler Funktion (z. B. *CYP2D6*1 und *2*), Allele mit verminderter Funktion (z. B. *CYP2D6*9, *10, *17* und **41*) und Allele mit vollkommenem Funktionsverlust (z. B. *CYP2D6*3, *4, *5* und **6*) (Gaedigk et al. 2008, Crews et al. 2014). Da das *CYP2D6*-Gen häufig dupliziert oder multipliziert wird und auch Deletionen auftreten, wird die Anzahl der Kopien ebenfalls aufgeführt, z. B. *CYP2D6*1xN*, wobei „xN" die Anzahl an Genkopien angibt. Allele, die zwei oder mehr Genkopien enthalten, werden als Allele mit verstärkter Funktion bezeichnet. Tabelle 7.1 ordnet die Metabolisierungsphänotypen entsprechenden Genotypen zu.

Tabelle 7.1: Phänotypen-Zuordnung anhand von Diplotypen (nach Goetz et al. 2018)

Phänotyp		Genotyp	Beispiele für *CYP2D6*-Diplotypen
CYP2D6-Metabolisierer	Aktivitäts-Score		
Ultraschnelle Metabolisierer (UM)	>2,0	Träger mit Duplikationen/Multiplikationen funktionaler Allele	**1/*1xN; *1/*2xN; *2/*2xN*
Normale Metabolisierer (NM)	1,5–2,0	entweder Träger zweier funktionaler Allele oder eines funktionalen Allels und eines mit verminderter Funktion	**1/*1; *1/*2; *1/*9; *1/*41; *2/*2*
Normale Metabolisierer (NM) oder Intermediäre Metabolisierer (IM)	1,0	entweder Träger zweier Allele mit verminderter Funktion oder Träger eines Allels mit normaler Funktion und eines ohne Funktion	**1/*4; *1/*5; *41/*41*
Intermediäre Metabolisierer (IM)	0,5	Träger mit einem Allel mit verminderter Funktion und einem ohne Funktion	**4/*10; *4/*41; *5/*9*
Langsame Metabolisierer (PM)	0	Träger zweier Allele ohne Funktion	**3/*4; *4/*4; *5/*5; *5/*6*

Der Typeneinordnung der Metabolisierer erfolgt anhand eines Aktivitäts-Scores und charakterisiert den Diplotyp der Allel-Kombination (Tabelle 7.1). Dabei steht 0 für völligen Funktionsverlust und 1 für normale Funktion (Gaedigk et al. 2008). Enthält ein Allel mehrere Genkopien, wird der Aktivitäts-Score mit der Anzahl an Genkopien multipliziert. Damit steht der *CYP2D6*-Aktivitäts-Score für die Summe aus jedem Einzelwert eines Allels und reicht in der Regel von 0 bis 3, kann aber in seltenen Fällen auch größer als 3 sein (Gaedigk et al. 2008, Goetz et al. 2018).

Dieser Aktivitäts-Score ist eingeführt worden, um den *CYP2D6*-Phänotyp besser in einer neuen Leitlinie klassifizieren zu können (Goetz et al. 2018). Demnach sind PM die langsame Metabolisierer mit einem Aktivitäts-Score von 0 und zwei inaktiven Allelen. Intermediäre Metabolisierer (Intermediate Metabolizers, IM) haben einen Aktivitäts-Score von 0,5, während normale Metabolisierer (NM) einen Score von 1,5 oder 2,0 erreichen. Der Aktivitäts-Score von 2,0 besagt, dass zwei normal funktionsfähige Allele vorliegen. Diejenigen mit Gen-Amplifikationen und Allelen, die mehr als eine Genkopie enthalten, kommen auf einen Aktivitäts-Score über 2,0 und werden als ultraschnelle Metabolisierer (Ultrarapid Metabolizers, UM) bezeichnet (Goetz et al. 2018). Ein Aktivitäts-Score von 1,0 kann sowohl normale als auch intermediäre Metabolisierer charakterisieren. Da aber dennoch von Labor zu Labor unterschiedliche Bezeichnungen auftreten können, ist es wichtig, zusätzlich den *CYP2D6*-Diplotyp anzugeben (Dingermann und Zündorf 2017, Goetz et al. 2018).

Wie in der Darstellung der Bildung der aktiven Metaboliten Z-4-Hydroxytamoxifen und Z-Endoxifen aus dem Prodrug Z-Tamoxifen in Abbildung 7.1 angedeutet, betreffen Phase-I-Reaktionen v. a. Hydroxylierungen an C4 der Phenyl-Ringe und N-Demethylierungen. Der dominante metabolische Syntheseweg ist die Demethylierung des tertiären Amins des Tamoxifens zum sekundären Amin des N-Desmethyltamoxifen, der – wie man heutzutage weiß – ca. 90 % des Tamoxifen-Stoffwechsels ausmacht und primär durch CYP3A4/5-Isoformen katalysiert wird (Tseng et al. 2014). Anschließend wird das demethylierte Tamoxifen-Derivat fast exklusiv durch CYP2D6 an C4 hydroxyliert zum Z-Endoxifen (Desta et al. 2004, Brauch et al. 2009). Ein wesentlich kleinerer Anteil des Tamoxifen-Metabolismus entfällt auf die C4-Hydroxylierung des Ringes A des Tamoxifens zum ebenfalls aktiven Metaboliten Z-4-Hydroxytamoxifen. Diese Reaktion wird durch CYP2D6 katalysiert, kann aber auch durch an der CYP-Isoformen erfolgen (Abbildung 7.1). 4-Hydroxytamoxifen kann durch oxidative N-Demethylierung zum Endoxifen weiter biotransformiert werden (Murdter et al. 2011). Die bioaktiven Metabolite werden weiter in der Phase II glucuronidiert am 4-OH oder am basischen Stickstoff oder sulfatiert am 4-OH. Bislang ist kein einheitlicher, auf ausreichende valide Daten basierender Effekt bezüglich der pharmakogenetischen Variationen bei einer der beteiligten Glucuronyltransferase- bzw. Sulfotransferase-Isoformen zu erkennen (Goetz et al. 2018).

Die 4-Hydroxylierung von Tamoxifen oder N-Desmethyltamoxifen wird als die Bioaktivierung von Tamoxifen angesehen (Abbildung 7.1). Sowohl 4-Hydroxytamoxifen als auch N-Desmethyl-4-hydroxytamoxifen besitzen eine ca. 100-fach größere antiestrogene Wirkstärke als das Prodrug Tamoxifen (Jordan et al. 1977, Allen et al. 1980, Lim et al. 2005, Wu et al. 2009). Eine maximale Inhibition der Estrogen-induzierten Stimulation der Transkription wird über Endoxifen-Konzentrationen von 100–1000 nM im Plasma erreicht (Wu et al. 2009). Sowohl für das Prodrug Tamoxifen als auch für seine aktiven Metaboliten 4-Hydroxytamoxifen und Endoxifen sind in der Fachliteratur zahlreiche inter- und intraindividuelle Konzentrationsvariationen beschrieben (Jordan et al. 1977, Allen et al. 1980, Stearns et al. 2003, Desta et al. 2004, Johnson et al. 2004). 4-Hydroxytamoxifen-Konzentrationen sind in der Regel niedrig, typischerweise < 5 nM (Stearns et al. 2003, Murdter et al. 2011). Dagegen liegen die Plasmakonzentrationen des Endoxifens bis zu 10-fach höher als die des 4-Hydroxytamoxifens und unterliegen einer signifikanten Variabilität (Stearns et al. 2003, Murdter et al. 2011, Safgren et al. 2015). Bei Patientinnen mit einer aufgrund eines genetischen Polymorphismus niedrigen enzymatischen CYP2D6-

Aktivität liegen die Endoxifen-Konzentrationen während einer Tamoxifen-Behandlung deutlich niedriger (Stearns et al. 2003, Schroth et al. 2017).

Klinische Studien, die den Zusammenhang zwischen den Endoxifen-Konzentrationen und den *CYP2D6*-Polymorphismen untersuchten, lieferten unterschiedliche, teils widersprüchliche Ergebnisse. Sowohl direkt nach Studienabschluss ermittelte Daten (Goetz et al. 2005) als auch Follow-up-Auswertungen und Metanalysen (Schroth et al. 2007, Schroth et al. 2009) zeigten, dass CYP2D6-PM gegenüber NM ein ungefähr zwei- bis dreifach höheres Risiko haben, ein Rezidiv zu erleiden. Solche Ergebnisse veranlassten das BfArM im April 2013 unter dem Punkt „Pharmakodynamische Eigenschaften" in der Fachinformation folgenden Text einzufügen (Dingermann und Zündorf 2017):

> „Der Polymorphismus von CYP2D6 kann mit einem unterschiedlichen Ansprechen auf Tamoxifen assoziiert sein. Der ‚Poor-Metabolizer-Status' kann dabei mit einem reduzierten Ansprechen einhergehen. Die Konsequenz daraus für die Behandlung von langsamen Metabolisierern von CYP2D6 ist derzeit noch nicht vollständig bekannt. Klinische Daten deuten darauf hin, dass bei Patienten mit Homozygotie der nicht-funktionalen CYP2D6-Allele eine reduzierte Wirksamkeit von Tamoxifen in der Behandlung des Brustkrebses bestehen kann. Die verfügbaren Studien wurden hauptsächlich an postmenopausalen Frauen durchgeführt."

Widersprüchliche Daten lieferten insbesondere prospektive 5-Jahres-Studien zu Tamoxifen: ATAC (Rae et al. 2012), BIGI-98 (Regan et al. 2012) und ABCSG8 (Goetz et al. 2013). Zahlreiche weitere Studien sind in einer Meta-Analyse zusammengeführt worden (Province et al. 2014). Die Auswertung dieser Meta-Analyse belegt einen Zusammenhang zwischen dem *CYP2D6*-Genotyp und einem krankheitsfreien Überleben – allerdings nur bei Patientinnen, die Tamoxifen in einer Dosis von 20 mg/d als adjuvante Therapie über fünf Jahre erhalten.

Bezüglich der Endoxifen-Konzentration konnte eine Arbeitsgruppe einen Zusammenhang zwischen einer niedrigen Endoxifen-Konzentration und dem Auftreten eines Rezidivs feststellen (Madlensky et al. 2011). Auffällig sind außerdem Patientinnen mit dem *CYP2D6*10*-Allel, das eine verminderte Funktion zeigt. Haben diese Patientinnen einen Score von 0 bis 1, ist die Wahrscheinlichkeit sehr hoch, dass ihre Endoxifen-Plasmaspiegel signifikant niedriger sind als bei Patientinnen mit einem Score von 1,5 bis 2, also Patientinnen mit normaler CYP2D6-Aktivität (Schroth et al. 2017, Goetz et al. 2018).

Das Clinical Pharmacogenetics Implementation Consortium (CPIC) hat 2017 eine Leitlinie für den *CYP2D6*-Polymorphismus und einer Tamoxifen-Therapie veröffentlicht (Goetz et al. 2017). Tabelle 7.2 gibt die Empfehlungen für eine Tamoxifen-Therapie basierend auf dem *CYP2D6*-Phänotyp wieder. Bei dem derzeitigen Stand der wissenschaftlichen Erkenntnisse kann davon ausgegangen werden, dass UM und NM Endoxifen-Plasmaspiegel erreichen, die im therapeutischen Bereich liegen. Deshalb sollten diese Phänotypen die empfohlene Tamoxifen-Standarddosis erhalten. Patientinnen mit einem PM- oder IM-*CYP2D6*-Phänotyp werden voraussichtlich geringere Endoxifen-Plasmaspiegel erreichen als NM und haben ein höheres Risiko eines Rezidivs sowie ein kürzeres ereignisfreies Überleben als NM.

Tabelle 7.2: Empfehlungen des CPICs (Clinical Pharmacogenetics Implementation Consortium) für eine Tamoxifen-Therapie bezüglich der Dosierung und einem Arzneimittelwechsel in Abhängigkeit vom CYP2D6-Status (nach Goetz et al. 2018)

Phänotyp		Folgen	Therapeutische Empfehlung	Art der Empfehlung
CYP2D6-Metanolisierer	Aktivitäts-Score			
Ultraschnelle Metabolisierer (UMs)	>2,0	Endoxifen-Plasmaspiegel im therapeutischen Bereich	Therapiebeginn mit 20 mg/d Tamoxifen; starke und moderate CYP2D6-Inhibitoren meiden	stark
Normale Metabolisierer (NMs)	1,5–2,0	Endoxifen-Plasmaspiegel im therapeutischen Bereich	Therapiebeginn mit 20 mg/d Tamoxifen; starke und moderate CYP2D6-Inhibitoren meiden	stark
Normale Metabolisierer (NMs)/Intermediäre Metabolisierer (IMs)	1,0 (kein **10*-Allel vorhanden)	niedrigere Endoxifen-Plasmaspiegel als NMs, höheres Risiko für ein Rezidiv, Ereignis- und Rezidiv-freies Überleben verkürzt im Vergleich zu NM	eine alternative antiestrogene Therapie sollte in Betracht gezogen werden (Aromatase-Inhibitor), wenn Aromatase-Inhibitor kontraindiziert, Verdopplung der Tamoxifen-Dosis auf 40 mg/d	optional
Normale Metabolisierer (NMs)/Intermediäre Metabolisierer (IMs)	1,0 (**10*-Allel vorhanden	niedrigere Endoxifen-Plasmaspiegel als NMs, höheres Risiko für ein Rezidiv, Ereignis- und Rezidiv-freies Überleben verkürzt im Vergleich zu NM	eine alternative antiestrogene Therapie sollte in Betracht gezogen werden (Aromatase-Inhibitor), wenn Aromatase-Inhibitor kontraindiziert, Verdopplung der Tamoxifen-Dosis auf 40 mg/d	moderat
Intermediäre Metabolisierer (IMs)	0,5	niedrigere Endoxifen-Plasmaspiegel als NM, höheres Risiko für ein Rezidiv, Ereignis- und Rezidiv-freies Überleben verkürzt im Vergleich zu NM	eine alternative antiestrogene Therapie sollte in Betracht gezogen werden (Aromatase-Inhibitor), wenn Aromatase-Inhibitor kontraindiziert, Verdopplung der Tamoxifen-Dosis auf 40 mg/d	moderat
Langsame Metabolisierer (PMs)	0	niedrigere Endoxifen-Plasmaspiegel als NM, höheres Risiko für ein Rezidiv, Ereignis- und Rezidiv-freies Überleben verkürzt im Vergleich zu NM	Unbedingte Empfehlung, eine alternative antiestrogene Therapie zu wählen (Aromatase-Inhibitor); der Wechsel von Tamoxifen auf Anastrozol hat kein höheres Rezidiv-Risiko; höhere Tamoxifen-Dosen normalisieren Endoxifen-Plasmaspiegel nicht, können aber in Betracht gezogen werden, wenn Aromatase-Hemmer kontraindiziert sind	stark

Für die langsamen Metabolisierer (PM) wird die „eindringliche Empfehlung“ ausgegeben, zur Behandlung des Estrogen-Rezeptor-positiven Mammakarzinoms alternative antiestrogene Therapien dem Tamoxifen vorzuziehen. Für postmenopausale Patientinnen bedeutet das, dass sie einen Aromatase-Hemmer (Anastrozol oder Letrozol) anstelle von Tamoxifen erhalten. Bei prämenopausalen Patientinnen wird der Aromatase-Hemmer unter gleichzeitiger Suppression der ovariellen Funktion gegeben. Diese Therapien scheinen unabhängig vom *CYP2D6*-Genotyp einer Tamoxifen-Therapie überlegen zu sein (Pagani et al. 2014, Early Breast Cancer Trialists' Collaborative 2015, Goetz et al. 2017). Für PM, die von der Tamoxifen-Therapie zu einer Therapie mit einem Aromatase-Hemmer wechseln, besteht kein erhöhtes Rezidiv-Risiko (Goetz et al. 2013, Goetz et al. 2017). Eine Verdopplung der Tamoxifen-Dosis von 20 auf 40 mg/d kommt für solche Patientinnen mit PM-Status infrage, bei denen eine Kontraindikation für einen Aromatase-Hemmer vorliegt. Für einen Wechsel von Tamoxifen auf einen anderen SERM wie Toremifen in Abhängigkeit vom *CYP2D6*-Genotyp liegen keine klinischen Daten vor (Goetz et al. 2017). Für IM mit einem oder zwei CYP2D6*10-Allelen mit verminderter Funktion wird die „moderate Empfehlung“ gegeben, eine alternative Antiestrogen-Therapie, z. B. einen Aromatase-Hemmer, zu erwägen. Sollten Aromatase-Hemmer kontraindiziert sein, wird die 40-mg-Tagesdosis für Tamoxifen empfohlen, weil damit signifikant höhere Endoxifen-Plasmaspiegel erreicht werden, ohne die Toxizität zu erhöhen (Hertz et al. 2016, Goetz et al. 2017).

Für den PM- und IM-Status sind in Tabelle 7.2 Empfehlungen bezüglich Arzneimittel-Interaktionen gegeben. Das CYP2D6-Isoenzym ist nicht induzierbar, dafür aber hemmbar (Dingermann und Zündorf 2017). Beispielsweise führt die Gruppe der Selektiven Serotonin-Wiederaufnahme-Hemmer (SSRI) zu einer Verminderung der Wirksamkeit von Tamoxifen. Da generell eine verminderte Wirksamkeit nicht ausgeschlossen werden kann, sollte die gleichzeitige Gabe starker und moderater Inhibitoren möglichst unterbleiben (Dingermann und Zündorf 2017) (Tabelle 7.3).

Tabelle 7.3: CYP2D6-Inhibitoren und -Substrate – problematische und unproblematische gleichzeitige Anwendung mit Tamoxifen (nach Dingermann und Zündorf 2017)

starke CYP2D6-Inhibitoren	moderate CYP2D6-Inhibitoren	Keine CYP2D6-Inhibitoren, lediglich CYP2D6-Substrate
Fluoxetin, Paroxetin, Chinidin, Bupropion	Duloxetin, Diphenhydramin, Thioridazin, Amiodaron, Cimetidin, Sertralin	Venlafaxin, Citalopram, Escitalopram

Literatur

Allen, K. E. et al. Br J Pharmacol 1980, 71, 83.

Brauch, H. et al. Clin Chem 2009, 55, 1770.

Crews, K. R. Clin Pharmacol Ther 2014, 95, 376.

Dingermann, T. und Zündorf, I. In: Stratifizierte Pharmakotherapie – Genetische Grundlagen, praktisches Vorgehen 2017, Govi Avoxa, Eschborn.

Early Breast Cancer Trialists' Collaborative Lancet 2015, 386, 1341.

Eichelbaum, M. et al. Arch Pharmacol 1975, 287(Suppl): R94.

Gaedigk, A. et al. Clin Pharmacol Ther 2008, 83, 234.

Goetz, M. P. et al. J Clin Oncol 2005, 23, 9312.

Goetz, M. P. et al. Clin Cancer Res 2013, 19, 500.

Goetz, M. P. et al. Clin Pharmacol Ther 2018, 103, 770.

Hertz, D. L. et al. Oncologist 2016, 21, 795.

Johnson, M. D. et al. Breast Cancer Res Treat 2004, 85, 151.

Jordan, V. C. et al. J Endocrinol 1977, 75, 305.

Lim, Y. C. et al. Cancer Chemother Pharmacol 2005, 55, 471.

Madlensky, L. et al. Clin Pharmacol Ther 2011, 89, 718.

Mahgoub, A. et al. Lancet 1977, 2, 584.

Murdter, T. E. et al. Clin Pharmacol Ther 2011, 89, 708.

Pagani, O. et al. N Engl J Med 2014, 371, 107.

Province, M. A. et al. Clin Pharmacol Ther 2014, 95, 216.

Rae, J. M. et al. J Natl Cancer Inst 2012, 104, 452.

Regan, M. M. et al. J Natl Cancer Inst 2012, 104, 441.

Schroth, W. et al. J Clin Oncol 2007, 25, 5187.

Schroth, W. et al. JAMA 2009, 302, 1429.

Safgren, S. L. et al. Pharmacogenetics and genomics 2015, 25, 157.

Schroth, W. et al. Front Pharmacol 2017, 8, 582.

Stearns, V. et al. J Natl Cancer Inst 2003, 95, 1758.

Tseng, E. et al. Drug Metab Dispos 2014, 42, 1163.

Wu, X. et al. Cancer Res 2009, 69, 1722.

Zanger, U. M. et al. Anal Bianal Chem 2008, 392, 1093.

8. Entwicklung neuerer Tamoxifen-Derivate und Struktur-Wirkungs-Beziehungen der Triphenylethylen-Derivate

Die Entdeckung der Arbeitsgruppe um Lerner, dass die Substanz Ethamoxytriphetol (MER-25) ein Inhibitor der Estrogen-Wirkung ist, stellte eine neue Leitsubstanz zur Verfügung, die ausgiebig in Labor und Klinik getestet werden konnte (Lerner 1981, Maximov et al. 2013). Die Strukturformel ist Abbildung 8.1 zu entnehmen.

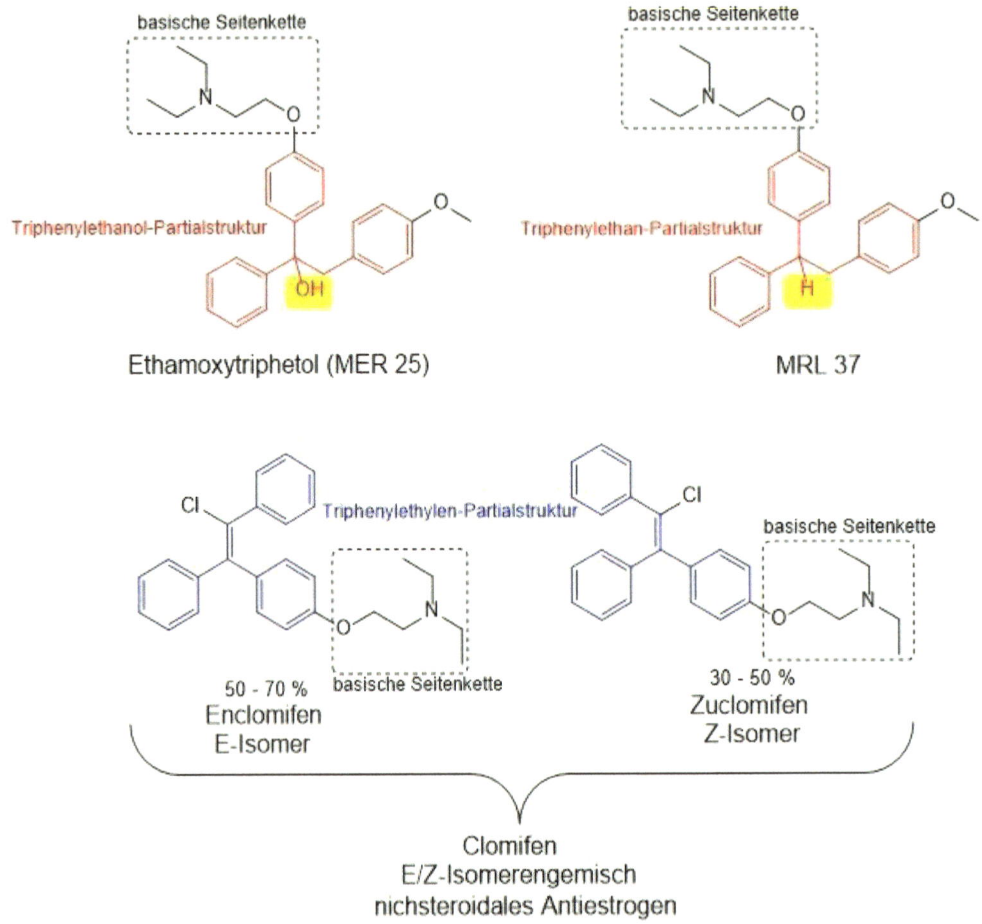

Abbildung 8.1: Die ersten nichtsteroidalen Antiestrogene

Bei Ethamoxytriphetol (MER-25) und dem entsprechenden Analogon ohne primäre alkoholische Gruppe (gelb unterlegt) MRL-37 ist noch kein Triphenylethylen-Pharmakophor vorhanden. Allerdings besitzen die beiden Triphenylethanol- bzw. Triphenylethan-Derivate bereits eine basische „antiestrogene" Seitenkette.

Die erste Verbindung mit Triphenylethylen-Pharmakophor ist Clomifen. Durch die Doppelbindung ergeben sich E- und Z-Isomere. Die Konformation, ob E- oder Z-Isomer, ist essenziell für eine antiestrogene Wirkung. Die entsprechenden anders konfigurierten Isomere besitzen häufig agonistische oder partialagonistische Aktivität. Beim Clomifen hat nur das E-Isomer (Enclomifen) antiestrogene Wirkungen am Brustgewebe, während das Z-Isomer (Zuclomifen) schwach partialagonistisch wirkt und eine schwächere Bindungsaffinität am Estrogen-Rezeptor aufweist.

MER-25 wurde in den 1950er bis 1960er Jahren als erstes nichtsteroidales Antiestrogens entwickelt, brachte es aber nie zur Marktreife. Schon damals beobachtete man die Estrogen-agonistischen Effekte am Uterus und teilweise an anderen Organen (Maximov et al. 2013).

MER-25 zeigt im Tierversuch antifertile Eigenschaften bei der Ratte (Segal und Nelson 1958, Chang 1959, Barnes und Meyer 1962), was eine klinische Anwendung beim Menschen als orales Kontrazeptivum nahelegte. Erste klinische Prüfungen verliefen durchaus vielversprechend (Kistner und Smith 1959, Kistner und Smith 1961, Smith und Kistner 1963), allerdings wurden weitergehende Prüfungen des MER-25 aufgrund geringer Wirksamkeit und hoher Nebenwirkungen eingestellt (Maximov et al. 2013).

MER-25 ist ein einfaches Triphenylethanol-Derivat mit zentralem chiralem C-Atom (Abbildung 8.1), wobei davon auszugehen ist, dass das Razemat verwendet wurde. Interessanterweise trägt bereits MER-25 an einem der Phenyl-Ringe die antiestrogene basische Seitenkette. Daten bezüglich der Struktur-Wirkungs-Beziehungen zu MER-25 liegen nicht vor, außer für ein weiteres Triphenylethen, das anstelle des primären Alkohols des MER-25 ein Wasserstoff-Atom enthält und als MRL-37 bezeichnet wird (Abbildung 8.1) (Barnes und Meyer 1962, Emmens et al. 1967). Der Fokus richtete sich auf die Triphenylethylen-Derivate. Die originalen nichtsteroidalen Antiestrogene können in zwei Gruppen aufgeteilt werden: substituierte Triphenylethylene und bizyklische Antiestrogene (Maximov et al. 2013).

E/Z-Isomerie

Clomifen (MRL41) hat sich als erstes Triphenylethylen-Derivat für weitergehende klinische Prüfungen herauskristallisiert, das wie heute auch noch in Form eines Gemisches seiner geometrischen E- und Z-Isomere getestet wurde (Holtkamp et al. 1960, Barnes und Myers 1962). Trennte man die beiden Diastereomere und verwendete die reinen E- und Z-Isomere, zeigte sich erstmals, dass E- und Z-Konfigurationen der Triphenylethylene durchaus verschiedene biologische Effekte hervorrufen können (Palopoli et al. 1967, Self et al. 1967, Di Pietro et al. 1969, Schulz et al. 1971, Maximo et al. 2013). Wie in Kapitel 1 dargelegt, ist Clomifen ein Gemisch des antiestrogen wirksamen E-Diastereomers Enclomifen und des schwach partialagonistisch am Estrogen-Rezeptor wirksamen Z-Diastereomers Zuclomifen (Abbildungen 1.1 und 8.1). Das Z-Diastereomer ist im Gemisch mit 30–50 % mit einem geringeren Anteil vertreten als das E-Diastereomer mit 50–70 %. Insgesamt überwiegt beim Clomifen die antiestrogene Wirkung des E-Diastereomers (Johnson et al. 1966, Ernst et al. 1976, Clark und Markaverich 1981, Crewe et al. 2007). Der Vergleich der reinen E-Isomere des Clomifens und des Tamoxifens im Gebärmutter-Gewichtstest zeigt, dass zwischen Enclomifen und E-Tamoxifen nur marginale Differenzen bei den Dosis-Wirkungs-Kurven bestehen (Jordan 1981).

Die fundamentale Bedeutung der geometrischen Anordnung der vier Substituenten an der Ethen-Kernstruktur hinsichtlich einer antiestrogenen Wirkung wurde durch eine Publikation von Harper und Walpole bestätigt (Harper und Walpole 1972). Sie zeigten, dass die E- bzw. Z-Isomere der Triphenethylen-Derivate meist gegenteilige Wirkungen besitzen. Das Z-Isomer des Tamoxifens besitzt nur estrogene Wirkungen, allerdings haben sehr hohe Dosen des Z-Isomers dann doch eine Estrogen-inhibitorische Wirkung im Uterus (Jordan 1981). Genaugenommen besitzen die trans-Isomere immer die stärkere antiestrogene Wirkung als ihre korrespondierenden cis-Isomere. Für die E/Z-Nomenklatur gilt diese Verallgemeinerung nicht. Vielfach besitzen die korrespondierenden Isomere entgegengesetzte Wirkungen, wie z. B. beim Clomifen. Allerdings gibt es auch hier Ausnahmen, z. B. das Nitromifen, das drei Strukturmodifikationen im Vergleich zum Tamoxifen aufweist (Abbildung 8.2). Zunächst enthält Nitromifen statt der Ethyl-

Gruppe eine Nitro-Gruppe. Der Ring A, der beim Tamoxifen erst durch metabolische Oxidation in p-Position hydroxyliert wird, besitzt in p-Position eine Methoxy-Gruppe. Die antiestrogene basische Seitenkette enthält beim Nitromifen mit dem Pyrrolidin ein zyklisches basisches terminales Amin (Abbildung 8.2). Das Z- und das E-Isomer von Nitromifen haben ungefähr die gleiche antiestrogene Potenz (Ruenitz et al. 1984, Ruenitz und Bagley 1986). Deshalb wird auch kein Diastereomer bevorzugt. Verwendet wird das E/Z-Isomerengemisch. Nitromifen hat es nie zur Zulassung gebracht und wird stattdessen in Form des Citrat-Salzes als experimentelles Antiestrogen für diverse Testsysteme genutzt.

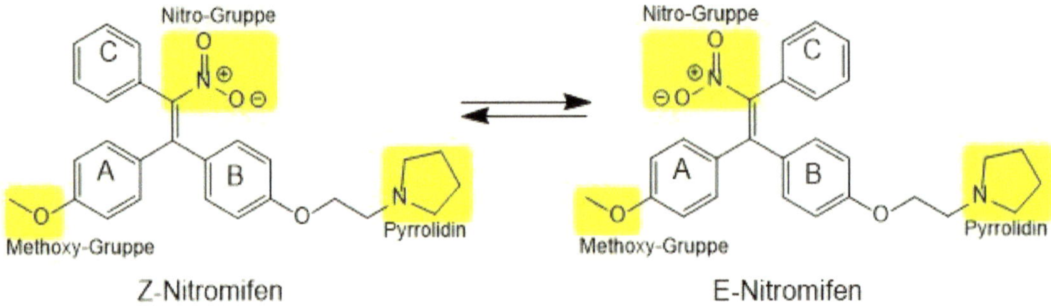

Abbildung 8.2: Z- und E-Nitromifen

Anders als bei den meisten Triphenylethylen-Derivaten haben bei Nitromifen das Z- und E-Isomer etwa die gleiche antiestrogene Potenz.

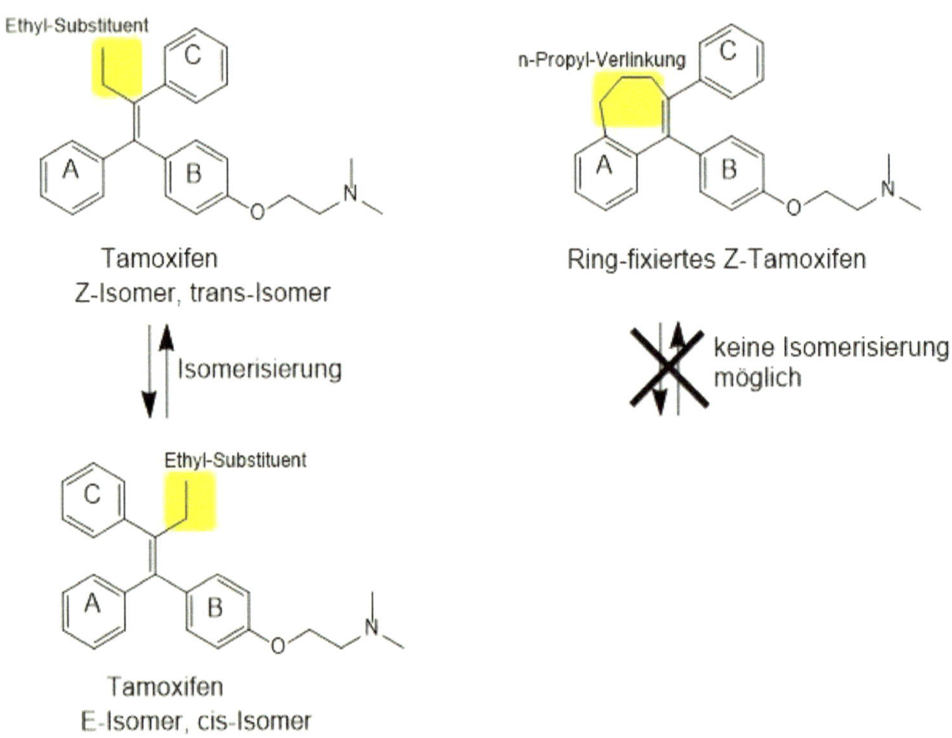

Abbildung 8.3: Ring-fixiertes Z-Tamoxifen (rechts)

Das Ring-fixierte Z-Tamoxifen isomerisiert nicht mehr, weist aber dieselbe antiestrogene Potenz wie das „normale" Z-Tamoxifen auf. Dementsprechend sollte die Isomerisierung zum E-Tamoxifen für den Erfolg einer Tamoxifen-Therapie keine Rolle spielen.

Der Beitrag, den eine Isomerisierung *in vivo* zur Wirkung bzw. zum Wirkverlust beiträgt, wird als gering eingeschätzt. Ring-fixierte Analoga des Tamoxifens sind synthetisiert worden, bei denen der Ethyl-Rest durch einen um ein C-Atom verlängerten n-Propyl-Rest ersetzt ist und der Propyl-Rest eine kovalente Verbindung zwischen Phenyl-Ring A und Ethylen-Doppelbindung schafft. Bei solchen Ring-fixierten Tamoxifen-Analoga wird eine E/Z-Isomerisierung durch den neu formierten 7er-Ring verhindert (Abbildung 8.3) ([1]McCague et al. 1988, [2]McCague et al. 1988, Dragan et al. 1996). Solche 7er-Ring-fixierten Derivate des Tamoxifens sind in der Lage, das Wachstum Tamoxifen-resistenter MCF-7-TAM-Xenografts gleich stark zu stimulieren wie die nichtfixierten Verbindungen (Wolf et al. 1993). Auch die Induktion von Lebertumoren bei Ratten erfolgt beim Tamoxifen genauso wie bei seinem Ring-fixierten Analogon (Dragan et al. 1996). Dementsprechend scheint die Isomerisierung zumindest in Xenograft-Modellen keine Rolle für den Erfolg oder das Scheitern einer Tamoxifen-Therapie zu spielen.

Neben der Konfiguration der Phenyl-Ringe an der Doppelbindung ist die basische Seitenkette an Position 4′ des Phenyl-Ringes B ein wesentliches Strukturmerkmal der Triphenylethylen-Derivate. Entfernt man den N,N-Dimethylethylamin-Rest des Tamoxifens, gelangt man zum phenolischen Tamoxifen-Derivat, dem Metabolit B (vgl. Abbildung 6.6, Abbildung 8.4), der ein voller Estrogen-Agonist ist (Jordan und Gosden 1982, Jordan et al. 1983). Die Dimethylaminoethoxy-Seitenkette des Ringes B ist notwendig für die antiestrogene Wirkung des Tamoxifens (Jordan und Gosden 1982). Deshalb wird die basische Seitenkette auch als „antiestrogene Seitenkette“ bezeichnet (Abbildung 8.4).

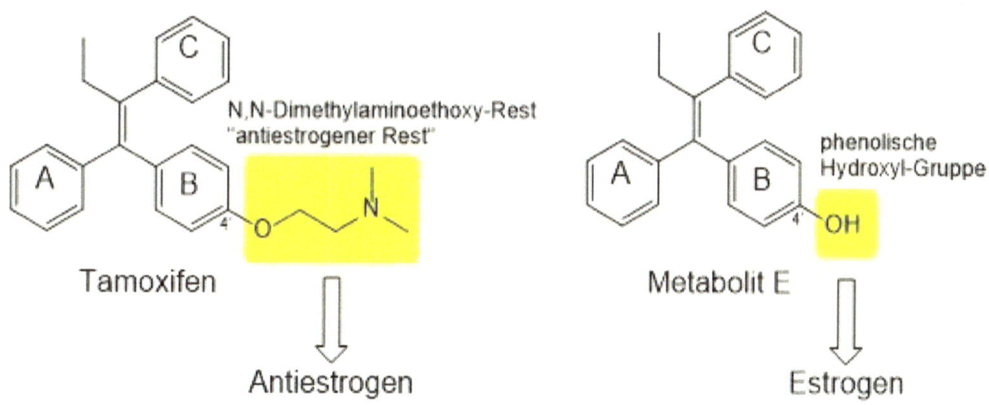

Abbildung 8.4: Die „antiestrogene“ Seitenkette an Position 4′ von Ring B

Für die antiestrogene Seitenkette spielt die Länge eine wesentliche Rolle, da eine spezifische Interaktion des terminalen tertiären Amins mit dem Carboxylat-Anion der Seitenkette des Asp351 innerhalb der Estrogen-Rezeptor-α-Bindungskavität vorliegt (vgl. Abbildung 3.12). Wird die N-Methyl-Gruppe durch einen N-(2,2,2-Trifluorethyl)-Rest ersetzt, geht die wachstumshemmende Wirkung gegenüber Estrogen-Rezeptor-positiven MCF-7-Zellen vollständig verloren (Foster et al. 1986). Eine Serie von fluorierten Tamoxifen-Derivaten wurde 2006 von Agouridas und seinen Mitarbeitern mit den entsprechenden nichtfluorierten Derivaten in Bezug auf ihre Bindungsaffinitäten und Wirksamkeiten verglichen (Agouridas et al. 2006). Die fluorierten Tamoxifen-Derivate besitzen Bindungsaffinitäten, die im Durchschnitt eine Zehnerpotenz schwächer sind als die des Tamoxifens (RBA ca. 0,2–0,3 %) und dessen nichtfluorierten Derivate. Die nichtfluorierten Derivate sind gleichstark wirksam wie Tamoxifen. Daher wurde angenommen, dass die Verringerung der Basizität des terminalen Amins durch den Austausch einer

Methyl-Gruppe der Aminoalkyl-Seitenkette durch einen fluorierten Rest die Bindungsaffinität des Tamoxifen-Analogons und damit dessen Estrogen-Rezeptor-vermittelten antagonistischen Eigenschaften verringert (Shagufta und Ahmad 2018) (Abbildung 8.5a).

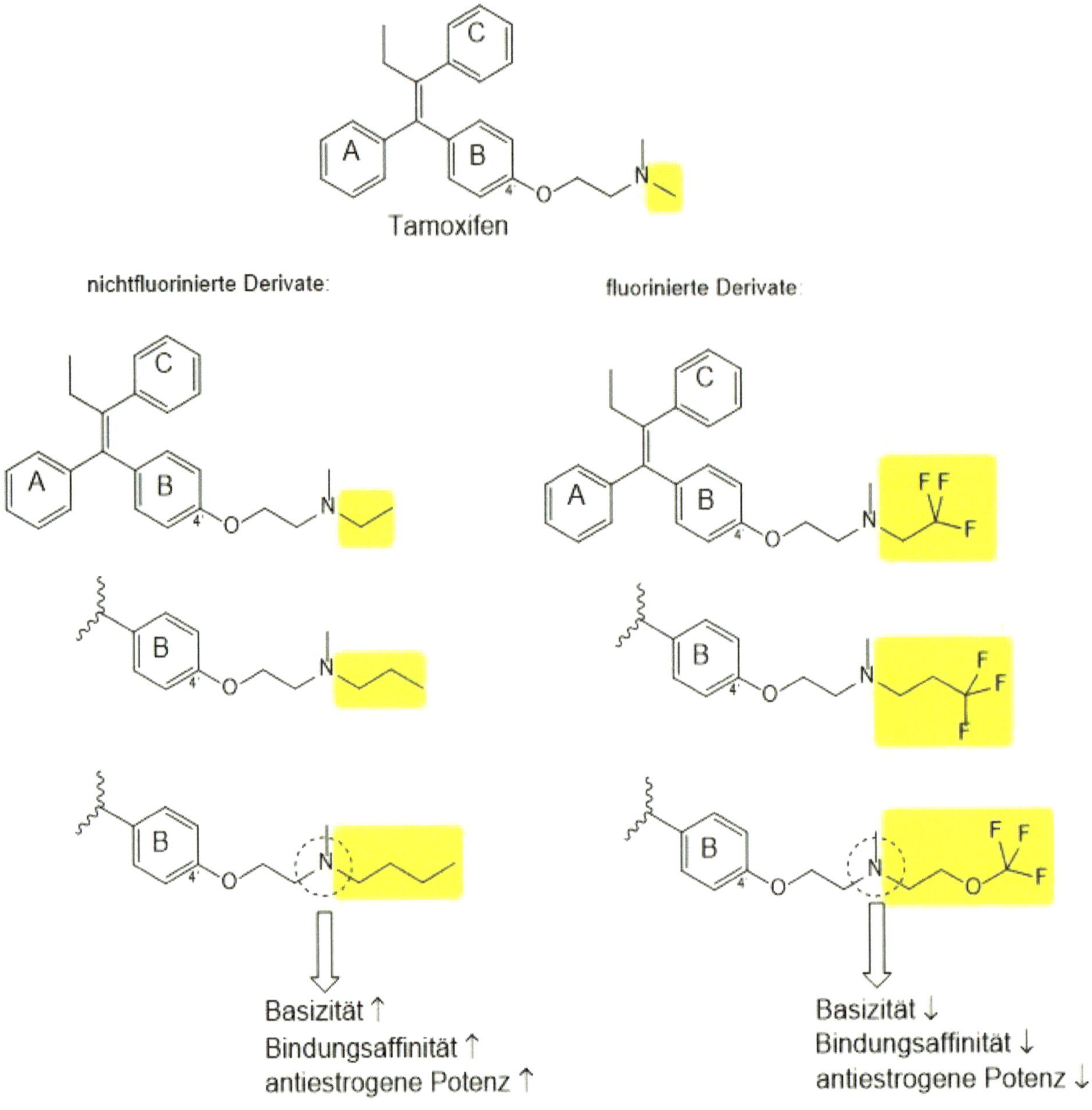

Abbildung 8.5a: Die antiestrogene Seitenkette – Einfluss der Länge und der Basizität

Tamoxifen-Derivate mit zwei Aminoalkyl-Seitenketten an den Ringen A und B sind von Shiina und Mitarbeitern synthetisiert worden (Shiina et al. 2007). Diese pseudosymmetrischen Verbindungen sind in promyeolytischen leukämischen Krebszellen (HL-60) innerhalb eines MTT-Assays hinsichtlich ihrer Antitumor-Aktivität untersucht worden. Die Wirkstärke ist durch Messung ihrer Fähigkeit, die Zell-Viabilität zu verringern, ermittelt worden (Shagufta und Ahmed 2018). Die pseudosymmetrischen Tamoxifen-Analoga mit Pyrrolidin- bzw. Piperidin-Ringen zeigen eine höhere Zytotoxizität und induzieren in den Zellen eine Apoptose. Dagegen ist die Verbindung mit den beiden Morpholin-Ringen im selben Assay inaktiv (Abbildung 8.5b) (Dhiina et al. 2007, Shagufta und Ahmed 2018).

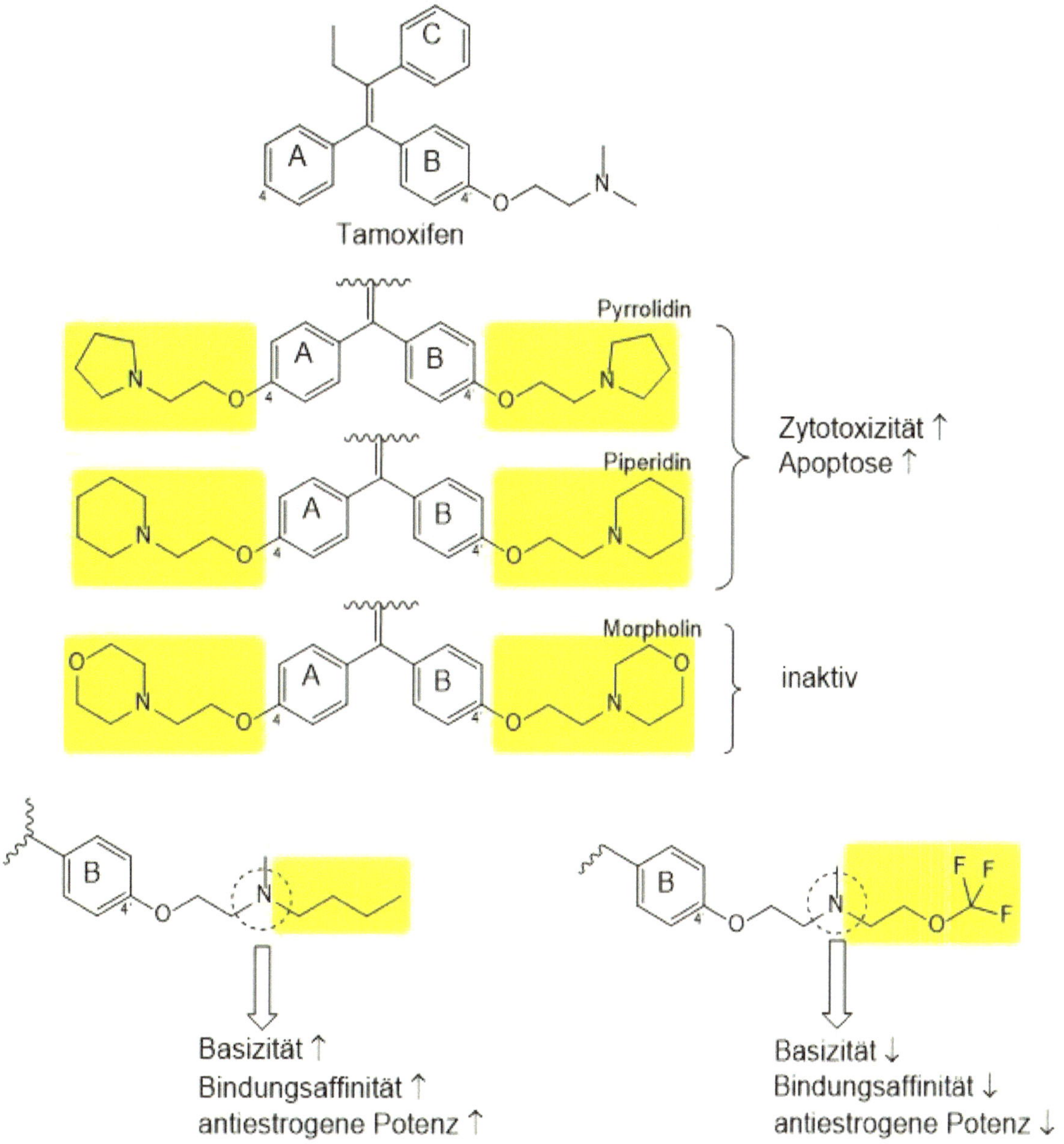

Abbildung 8.5b: „Pseudosymmetrische" Tamoxifen-Derivate (nach Shiina et al. 2007).

Interessante Verbindungen lieferte die Arbeitsgruppe um Christodoulou (Christodoulou et al. 2013). Bislang war die Aminoalkyl-Seitenkette immer über eine Phenolether-Einheit mit dem Phenyl-Ring verbunden. Christodoulou und Mitarbeiter ersetzten diese Phenolether-Einheit durch eine nichtbasische Anilinoacyl-Gruppe in Ring B (Abbildung 8.6). Die Verbindungen enthalten an beiden zusätzlichen Phenyl-Ringen p-Hydroxyl-Gruppen. Die potenteste Verbindung ist die Verbindung mit der Isopropylcarbonylamino-Gruppe an Position 4′ von Ring B (Abbildung 8.6). Der wachstumshemmende Effekt dieser Verbindungen ist an drei verschiedenen Zelllinien, die den Estrogen-Rezeptor überexprimieren, untersucht worden. Im Vergleich zu Tamoxifen zeigen die meisten Substanzen vergleichbare oder sogar leicht erhöhte antiproliferative Aktivitäten. Im Vergleich zu 4-Hydroxytamoxifen, dem aktiven Tamoxifen-Metaboliten, sind alle Verbindungen dieser Serie weniger aktiv (Christodoulou et al. 2013). Die potenteste Verbindung aus dieser Serie von Christodoulou ist in Abbildung 8.6 dargestellt. Der wachstumshemmende Effekt liegt bei GI_{50} = 2,9 nM und ist etwa viermal stärker als der des Tamoxifens (GI_{50} = 12,0 nM).

Wie erwartet, wirkt Tamoxifen auf die beiden Estrogen-unabhängig wachsenden Zelllinien HeLa und MSTO-211H wesentlich schwächer antiproliferativ (GI_{50} (HeLa) = 32,6 μM; GI_{50} (MSTO-211H) = 23,3 μM). Im Vergleich dazu zeigen die meisten Tamoxifen-Derivate dieser Serie dem Tamoxifen ähnliche antiproliferative Effekte. Die Ausnahme bildet das Amid in Abbildung 8.6 (GI_{50} (HeLa) = 7,4 μM; GI_{50} (MSTO-211H) = 8,4 μM) (Christodoulou et al. 2013). Die Werte entsprechen etwa dem GI_{50}-Wert des Amids für die Estrogen-abhängig wachsenden MCF-7-Zelllinien (GI_{50} (MCF-7) = 2,9 μM). Diese Resultate deuten an, dass neue, Estrogen-Rezeptor-unabhängige Wirkmechanismen für die antiproliferative Aktivität verantwortlich sein könnten. Interessant ist außerdem, dass dem Carbonsäureamid die Basizität fehlt (Abbildung 8.6).

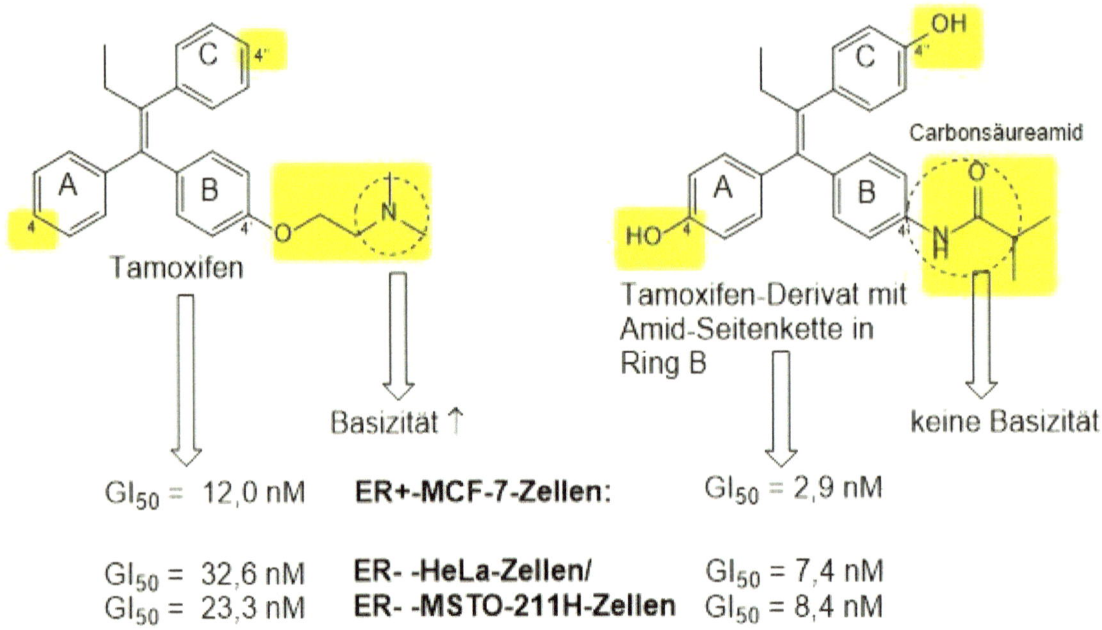

Abbildung 8.6: Das als „basische" Seitenkette ein nichtbasisches Amid enthaltendes Tamoxifen-Derivat (rechts) (nach Shagufta und Ahmed 2018)
Es wirkt sowohl in Estrogen-abhängig wachsenden als auch in Estrogen-unabhängig-wachsenden Zelllinien etwa gleichstark antiproliferativ.

Um den Estrogen-unabhängigen Wirkmechanismus weiter zu untersuchen und mögliche vom Estrogen-Rezeptor unabhängige Targets aufzuspüren, wurden Relaxations-Assays für die DNS-Topoisomerasen I und II durchgeführt. Tatsächlich sind diese neuen Carbonsäureamide in der Lage, die Topoisomerase-II-vermittelte Relaxation zu hemmen (Shagufta und Ahmed 2018).

Ridaifen-B, das Tamoxifen-Derivat aus Abbildung 8.5b mit dem terminalen basischen Pyrrolidin-Ring an Phenyl-Ring B, zeigt eine höhere Potenz, den apoptotischen Tod in ER+-Zellen zu induzieren, als Tamoxifen (Nagahara et al. 2008). Daraufhin ist eine Serie von Ridaifen-Derivaten synthetisiert worden (Hasegawa et al. 2014). Es konnte gezeigt werden, dass diese Ridaifen-Derivate nichtkovalente Inhibitoren des humanen 20S-Proteasoms sind (Hasegawa et al. 2014). Die wirksamste Verbindung dieser Serie, das Ridaifen-Derivat, das anstelle der Pyrrolidin-Ringe zwei Azepan-Ringe enthält, ist in Abbildung 8.7 dargestellt. Es ist in der Lage, die drei verschiedenen enzymatischen Aktivitäten CT-L (chymotrypsine-like proteasome; IC_{50} = 0,64 μM), T-L (trypsine-like proteasome; IC_{50} = 0,34 μM) und PGPH (sauer spaltende Enzymaktivität; IC_{50} = 0,43 μM) in submikromolaren Konzentrationen zu hemmen (Abbildung 8.7). Weitere Analoga des Bisazepans sind daraufhin hergestellt worden, um Struktur-Wirkungs-Beziehungen zu etablieren. Das kleinste Analogon des Bisazepans ist ebenfalls ein Bisazepan, das allerdings kein Triphenylethylen-Derivat mehr ist, sondern hier sind zwei Phenyl-Ringe über eine Methylen-Brücke miteinander verbunden. Die basischen Seitenketten mit den Azepan-Ringen sind jeweils in p-Position angeordnet (Abbildung 8.7). Kinetische Messungen und Docking-Simulationen lassen aber vermuten, dass diese Verbindung in einer anderen Art und Weise mit dem 20S-Proteasom interagiert als das Triphenylethylen-Derivat (Shagufta und Ahmed 2018).

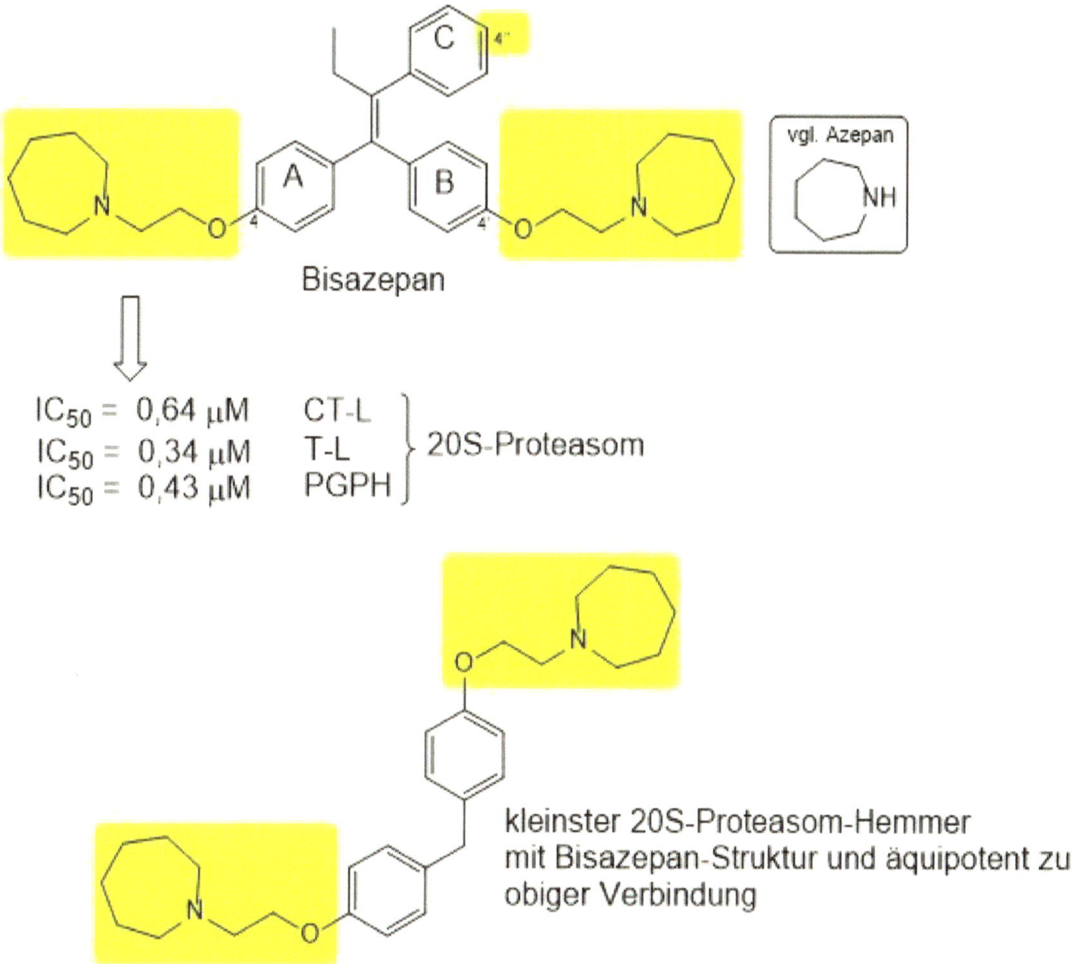

Abbildung 8.7: Triphenylethylen-Derivate mit Bisazepan-Struktur als 20S-Proteasom-Inhibitoren

Bestimmte Tamoxifen-Analoga können auch als SERD (selective estrogen receptor downregulators) wirken. SERD sind eine klasse von Antagonisten, die nicht nur die Bindung von Estrogenen an ihrer Bindungsstelle verhindern, sondern zusätzlich sehr schnell zu einer Downregulation der Estrogen-Rezeptoren führen können (Howell et al. 2004, Baumann und Castiglione-Gertsch 2007). Sie besitzen in den meisten Geweben keine agonistische Aktivität und werden als Option beim Estrogen-Rezeptor-positiven, aber Tamoxifen-resistenten Brustkrebs angesehen (Connor et al. 2001). Ausgehend von Triphenylethylen-Derivaten mutmaßte man, dass eine lange Alkyl-Seitenkette ähnlich der des Fulvestrants aus der Bindungstasche des Estrogen-Rezeptors herausragen würde und so die Helix12-Interaktionen und die Bindung von Coaktivatoren verhindern könnte. Ein sekundäres Amin, so schätzte man, wäre für dieses Unterfangen notwendig.

Eine vielversprechende Substanz, die aus diesen Überlegungen hervorgegangen ist, ist das Triphenylethylen-Derivat, das eine 4-Hydroxyl-Gruppe wie der aktive Tamoxifen-Metabolit 4-Hydroxytamoxifen besitzt und zusätzlich am terminalen basischen sekundären Amin anstelle einer Methyl-Gruppe einen n-Dodecyl-Rest trägt (Abbildung 8.8, oberste Verbindung) (Shua et al. 2014). Diese Substanz führt bei einer Konzentration von 10 μM zu einer signifikanten ERα-Reduktion. Zusätzlich wird in MCF-7-Zellen eine dosisabhängige Abnahme der ERα-Konzentration (Dosen von 1–30 μM) für diese Substanz bei einer Inkubationszeit von 6 Stunden beobachtet. (Shugafta und Ahmed 2018). Die Abnahme der ERα-Rezeptoren ist auf einen proteosomalen Abbau zurückzuführen (Shua et al. 2014, Shugafta und Ahmed 2018).

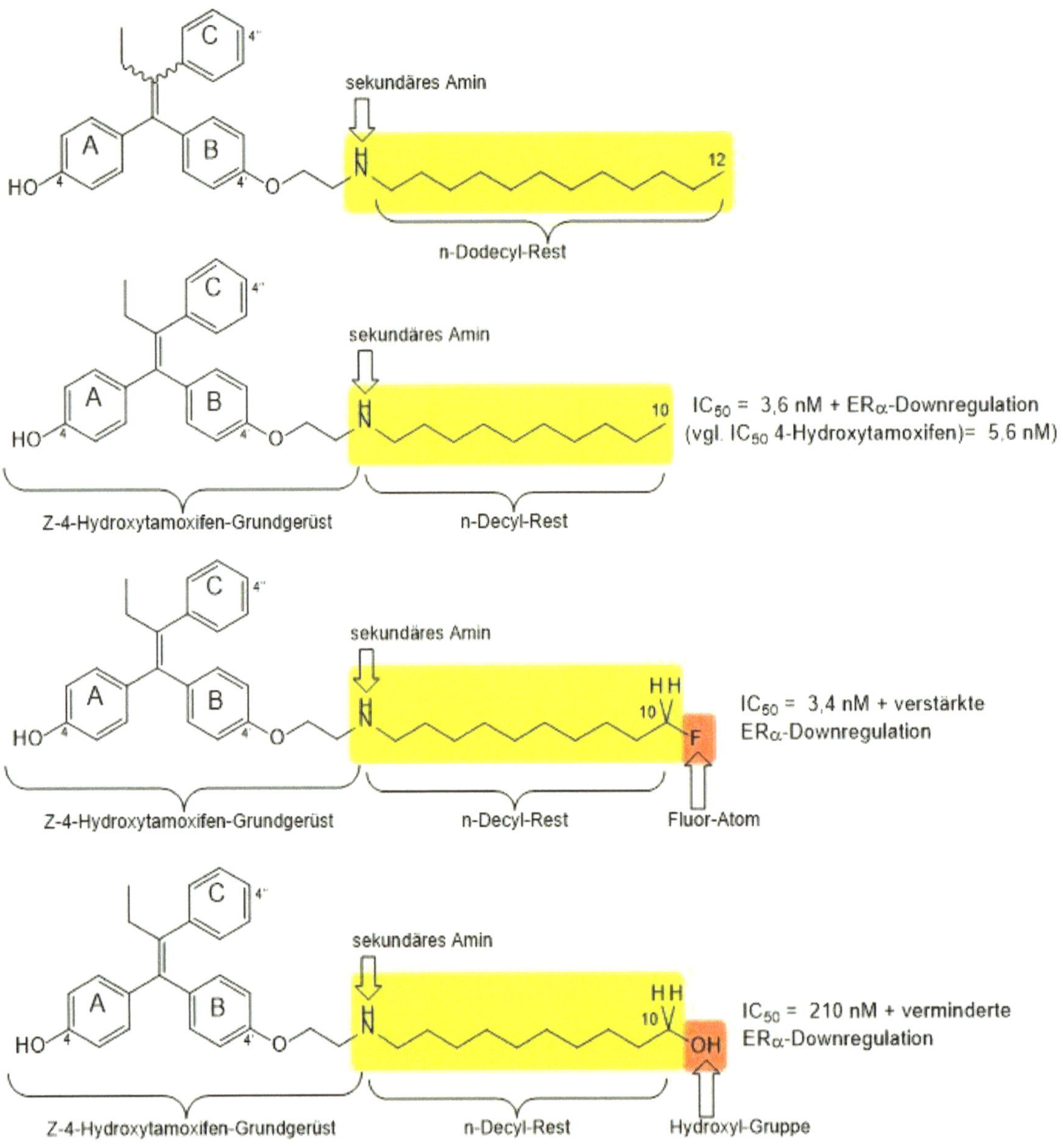

Abbildung 8.8: Triphenylethylen-Derivate vom Typ des 4-Hydroxytamoxifens als SERD (nach Shua et al. 2014, Shua et al. 2015, Shugafta und Ahmed 2018)

Weitere Analoga sind daraufhin mit dem Grundgerüst des 4-Hydroxytamoxifens synthetisiert worden. Ein einfacher C10-Alkyl-Rest scheint für die ERα-Downregulation optimal zu sein (Abbildung 8.8). Die Bindungsaffinität dieser Substanz liegt bei IC_{50} = 3,6 nM und ist damit größer als die des 4-Hydroxytamoxifens (IC_{50} = 5,6 nM). Durch den Einbau eines Fluor-Atoms bleibt die hohe Bindungsaffinität erhalten. Die Aktivität als SERD wird hierdurch nochmals gesteigert. Der Einbau hydrophiler Gruppen, wie z. B. einer Hydroxyl-Gruppe, reduziert die Bindungsaffinität deutlich (IC_{50} = 210 nM), genauso wie die Downregulation der Estrogen-Rezeptoren α (Abbildung 8.8) (Shoda et al. 2015, Shugafta und Ahmed 2018).

Überraschenderweise kann Tamoxifen nicht nur in Estrogen-Rezeptor-α-positiven, sondern auch in Estrogen-Rezeptor-β-negativen Brustkrebszellen den apoptotischen Zelltod induzieren. Dies erfolgt über verschiedene Wege, beispielsweise durch die massive Produktion von ROS über die Erhöhung der Permeabilität der Mitochondrienmembran (Mandlrekar und Kong 2001). Tamoxifen ist darüber hinaus in der Lage, die DNS-Topoisomerase II zu hemmen, und kann sich in hohen Konzentrationen in den hepatischen Mitochondrien anreichern und auf diesem Wege die β-Oxidation und die Respiration hemmen (Christodoulou et al. 2013, Larosche et al. 2007).

Ausgehend von diesen Kenntnissen sind einige Tamoxifen-Analoga synthetisiert worden, die eine signifikante antiproliferative Aktivität sowohl bei Estrogen-abhängigen (MCF-7-Zellen) als auch bei Estrogen-unabhängigen (HeLa-Zellen) humanen Tumorzellen aufweisen. Daher muss ein molekulares Target an der antiproliferativen Wirkung des Tamoxifens beteiligt sein, das nicht der Estrogen-Rezeptor ist (Christodoulou et al. 2016). Die vielversprechendsten Verbindungen dieser Serie sind syn-Isomere mit einer Isobutyramid-Gruppe als Seitenkette, die in der Lage sind, die DNS-Topoisomrase-II-Aktivität zu hemmen. Cl- oder OH-Substituenten am aromatischen Ring B erhöhen die Zytotoxizität. Das in Abbildung 8.9 dargestellte Triphenylethylen-Derivat mit einer p-Methoxy-Substitution an Ring A, zwei Chlor-Substituenten an Ring C in para- und ortho-Position und einer Isobutyramid-Substitution anstelle der basischen Seitenkette an Ring B zeigt in MCF-7- und HeLa-Zellen die niedrigsten GI_{50}-Werte mit 6,6 μM bzw. 2,2 μM (Abbildung 8.9). Zusätzliche Studien mit dieser Verbindung bestätigten, dass die Topoisomerase II ein potenzielles Target ist und dass die Verbindung in der Lage ist, einen apoptotischen Zelltod zu induzieren (Shagufta und Ahmed 2018).

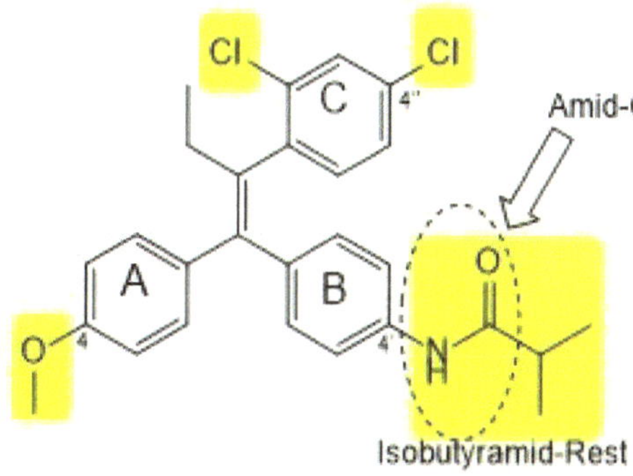

Abbildung 8.9: Triphenylethylen-Derivate mit einem Isobutyramid-Rest als potenzielle DNS-Topoisomerase-II-Hemmer

Die N,N-Dimethylamin-Seitenkette des Tamoxifens ist bei Uddin und seine Mitarbeitern gar nicht mehr wiederzuerkennen ([1]Uddin et al. 2004, [2]Uddin et al. 2004). Sie entwickelten azyklische Triarylolefine als selektive COX-2-Inhibitoren. Durch identische Phenyl-Substituenten am C1 der Doppelbindung ist bei diesen Verbindungen das Vorkommen von E- und Z-Stereoisomeren ausgeschlossen. Die wirksamste Verbindung mit einem Selektivitätsindex von über

7142 für COX-2 gegenüber COX-1 und einem IC_{50}-Wert von 14 nM trägt anstelle der Dimethylaminoethoxy-Seitenkette in para-Position des Ringes B des Tamoxifens eine Methylsulfonyl-Gruppe. Zusätzlich ist der Ethyl-Substituent erweitert als n-Butyl-Substituent (Abbildung 8.10).

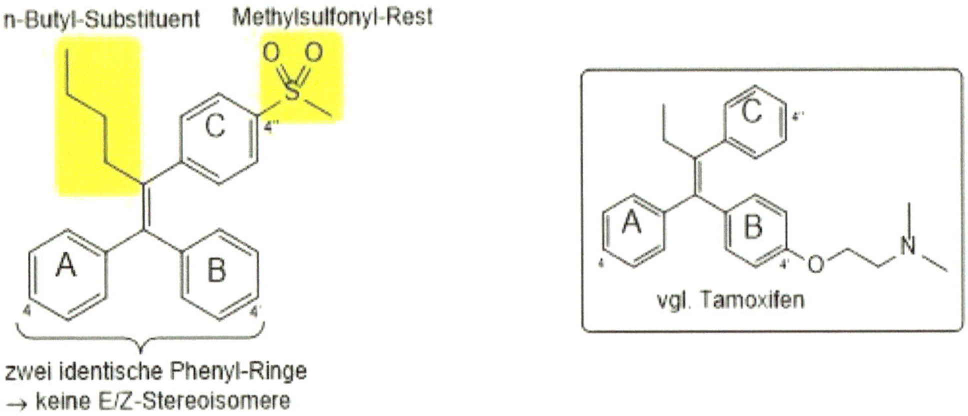

Abbildung 8.10: Azyklische Triarylolefine als selektive COX-2-Inhibitoren

Hier dargestellt am Beispiel von 1,1-Diphenyl-2-(4-methylsulfonylphenyl)hex-1-en. Die Ringbezeichnung ist zum besseren Vergleich dem Tamoxifen entnommen.

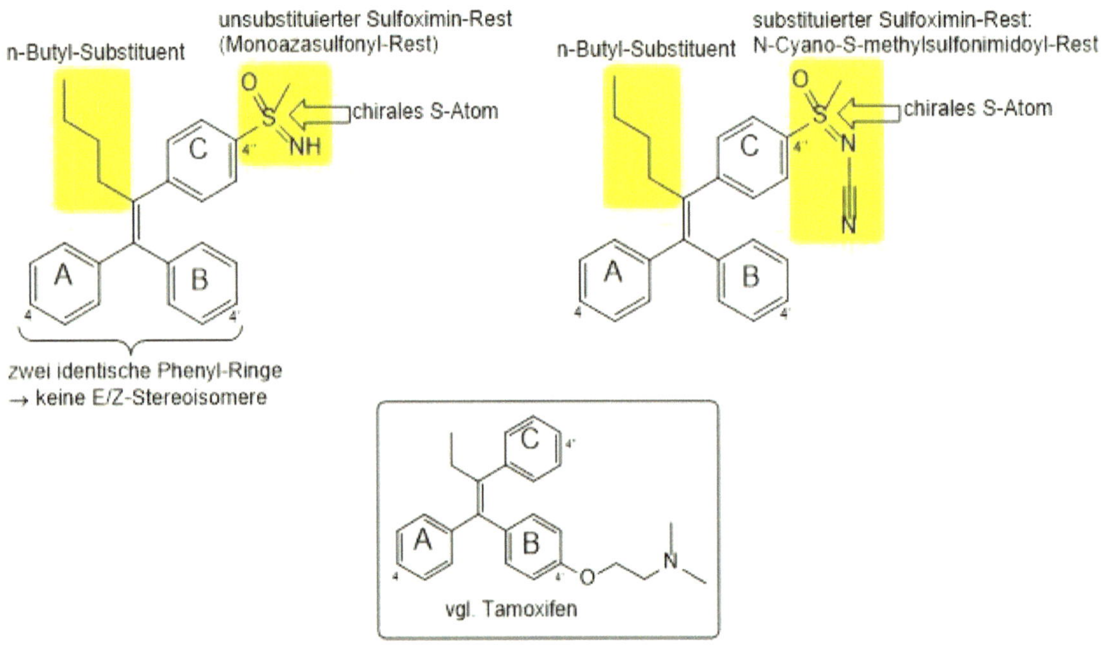

Abbildung 8.11: Azyklische Triarylolefine mit unsubstituierter und N-Cyano-substituierter Sulfoximin-Partialstruktur

Die Ringbezeichnung ist zum besseren Vergleich dem Tamoxifen entnommen. Am S-Atom entsteht ein neues chirales C-Atom. Dementsprechend liegen die Sulfoximine als Razemate der beiden Enantiomere vor.

Auf dem Methylsulfonyl-Derivat aufbauend sind weitere Strukturmodifikationen an der Methylsulfonyl-Struktur zur Verbesserung der COX-2-inhibitorischen Aktivität vorgenommen worden. Dazu eignet sich die Sulfoximin-Gruppe sehr gut, weil sie hydrolysestabil ist, die Löslichkeit im wässrigen Milieu steigert, am NH mannigfaltig variiert werden kann und NH-Sulfoximine als H-Brücken-Donatoren und -Akzeptoren fungieren können. Allerdings zeigen Sulfoximin-basierte

Analoga, also Monoazasulfonyl-Analoga des Methylsulfonyl-Derivats, nur eine marginale COX-2-Inhibition (Abbildung 8.11) (Chen et al. 2012).

Am Schwefel-Atom entsteht ein neues chirales Zentrum. Die Substanzen werden als Razemate der beiden möglichen Stereoisomere vorliegen. Daraufhin ist die Estrogen-Rezeptor-Bindungsaffinität der Sulfoximine untersucht worden, wobei das Methylsulfonyl-Derivat von Uddin als Referenz diente. Dieses Methylsulfonyl-Derivat besitzt selektive Affinität für den Estrogen-Rezeptor-β-Subtyp (77 %), wohingegen die Sulfoximine nichtselektiv mit fast identischer Affinität an die Subtypen ERα und ERβ binden (Shagufta und Ahmed 2018). Das n-Butyl-substituierte Sulfoximin zeigt eine maximale Hemmung bei einer Konzentration von 10 μM von bis zu 91 % der Estrogen-Rezeptoren α und von 80 % der Estrogen-Rezeptoren β (Abbildung 8.11) (Shagufta und Ahmed 2018).

Das unsubstituierte Triarylethylen-Grundgerüst des Tamoxifens wirkt als Estrogen-Agonist – und nur die zwei nichtaromatischen Substituenten sind letztendlich dafür verantwortlich, dass aus dem Agonisten ein voller oder partieller Estrogen-Antagonist wird. Nach Verlängerung der Alkyl-Kette an der Doppelbindung zur Ethyl-Gruppe und Einbau von Alkylketten verschiedener Länge, die an das terminale basische Amin gebunden sind, wirkt Tamoxifen als partieller Antagonist. Ersetzt man die Ethyl-Gruppe durch eine Chlorethyl-Gruppe, erhält man Toremifen, das durch das zusätzliche Chlor-Atom weniger DNS-Addukte bilden soll als das Tamoxifen. Wird die Chlorethyl-Gruppe bei Toremifen genauso wie bei Ospemifen ihrerseits durch eine Aminoethyl-Gruppe ersetzt, gelangt man zu Triphenylethylen-SERM, die *in vitro* eine signifikante Steigerung der antineoplastischen Aktivität im Brustgewebe bewirken (Schneider et al. 1986, Ray et al. 2004, Kaur et al. 2014).

Um tiefere Einblicke in die Struktur-Wirkungs-Beziehungen der Triphenylethylen-SERM zu bekommen, insbesondere hinsichtlich der basischen Seitenkette sowie des Alkyl-Substituenten an der Doppelbindung, sind diverse Derivate synthetisiert und gegen Estrogen-Rezeptor-positive MCF-7-Zellen sowie Estrogen-Rezeptor-negative MDA-MB-231-Zellen getestet worden (Kaur et al. 2016). Dabei kristallisierten sich zwei Triphenylethylen-Derivate als vielversprechende Kandidaten für eine klinische Prüfung heraus: Das Triphenylethylen-Derivat mit dem Ethylamin-Substituenten an der Doppelbindung anstelle des Ethylrestes beim Tamoxifen und der p-Methoxy-Gruppe an Ring B, wo beim Tamoxifen der basische Substituent sitzt (Abbildung 8.12, links). Als zweites Triphenylethylen stach das mit einem langen, voluminösen Substituenten anstelle der Ethyl-Gruppe ausgestattete Derivat heraus. Der Substituent ist an der Doppelbindung über eine Ethyl-Gruppe mit einer Oxalamid-Partialstruktur verknüpft. Die andere Seite der Oxalamid-Struktur trägt einen terminalen Hexyl-Rest. Anstelle der basischen Seitenkette trägt auch dieses Derivat lediglich eine p-Methoxy-Gruppe (Abbildung 8.12, Mitte). Die Besonderheit beider Triphenylethylene besteht darin, dass sie sowohl gegen die Estrogen-positive Zelllinie MCF-7 als auch gegen die Estrogen-negative Zelllinie MDA-MB-231 wirksam sind (IC_{50} (MCF-7) = 16,9 μM; IC_{50} (MDA-MB-231) = 11,4 μM vs. IC_{50} (MCF-7) = 12,1 μM; IC_{50} (MDA-MB-231) = 12,2 μM). Dagegen zeigt das Triphenylethylen-Derivat, das anstelle des N-Hexyl-Terminus einen N-Benzyl-Rest trägt, nur Aktivität gegen die Estrogen-negative Zelllinie (IC_{50} (MCF-7) > 50 μM; IC_{50} (MDA-MB-231) = 11,5 μM). Zudem weisen beide Verbindungen gute Bindungsaffinitäten zu den Estrogen-Rezeptoren auf (Kaur et al. 2016, Shagufta und Ahmed 2018).

Man kann vermuten, dass der Austausch der längeren und dazu noch basischen O-Dimethylaminoethyl-Seitenkette gegen eine kurze O-Methyl-Seitenkette (Methoxy-Gruppe) keinen signifikanten Einfluss auf die Aktivität hat. Allerdings hat bei den O-Methyl-Derivaten der Einbau einer simplen Amino-Gruppe oder einer aufwändigeren und längeren Oxalamido-Funktion nicht nur einen aktivitätssteigernden Effekt, sondern bewirkt zudem, dass solche Derivate zugleich gegen ER-positive und ER-negative Zelllinien wirksam sind. Wichtig scheint aber der terminale Rest zu sein. Während ein Alizyklus wie Hexan optimal zu sein scheint, ist der längere und aromatische N-Benzyl-Rest ungeeignet (Abbildung 8.12).

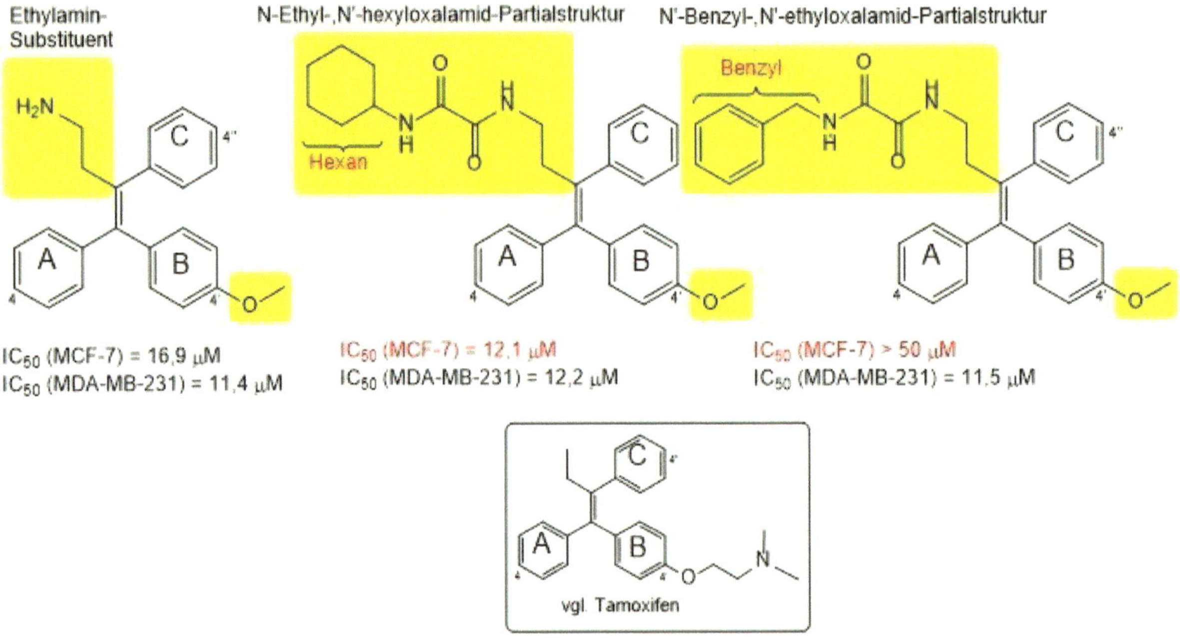

Abbildung 8.12: Triphenylethylen-Derivate mit Aktivität gegen ER-positive und ER-negative Zelllinien (links, Mitte)

Die Wirkung auf sowohl ER-positive- als auch ER-negative Zelllinien soll bei an Ring B in para-Position methoxylierten Verbindungen auf die Ethylamin- anstelle der Ethyl-Substitution an der Doppelbindung zurückzuführen sein. Hier sind auch große voluminöse Reste mit Oxalamid-Partialstruktur möglich (mittlere Verbindung). Die am terminalen Rest der Seitenkette einen N-Benzyl-Rest tragende Verbindung (anstelle eines N-Hexyl-Restes) weist diese Eigenschaft allerdings nicht auf (rechte Verbindung).

Es wird davon ausgegangen, dass die Aminoalkoxy-Gruppe, d. h. die basische Seitenkette des Tamoxifens, eine wichtige Rolle für die Affinität für den Estrogen-Rezeptor spielt. Signifikante Reduktionen der Bindungsinteraktionen können beispielsweise beobachtet werden bei Verringerung der Basizität und damit bei der Verringerung des Anteils der protonierten Amino-Gruppe im Vergleich zur nichtprotonierten Amino-Gruppe. Dagegen macht es nichts aus, wenn der Ethyl-Substituent durch einen Methyl-Substituenten ersetzt wird. Beide Verbindungen zeigen dieselben antiproliferativen Aktivitäten (Abbildung 8.13) (Baumann et al. 1998, Chan et al. 2006, Zhang et al. 2007, Abdellatif et al. 2011). Diese Erkenntnisse führten dazu, dass anstelle der herkömmlichen N,N-Dimethylamino-Gruppe für das basische terminale Amin verschiedenste andere meist alizyklische sekundäre Amine, wie z. B. Piperidin und Piperazin, getestet worden sind. Zusätzlich ist der Ethyl-Substituent durch einen Methyl-Substituenten ersetzt und die para-Position des Phenyl-Ringes mit einem Fluor-Atom substituiert und metabolisch blockiert worden. Innerhalb dieser Serie sind die Verbindungen mit und ohne Fluor-Substitution die im MTT-Assay für ER-positive MCF-7- und ER-negative MDA-MB-231-Zelllinien wirksamsten Verbindungen. Mit IC_{50}-Werten von 6,75 µM (MCF-7) und 10,53 µM (MDA-MB-231) für die nichtfluorierte Verbindung und IC_{50}-Werten von 5,58 µM (MCF-7) und 13,04 µM (MDA-MB-231) für das fluorierte Pendant zeigen sie bessere Aktivitäten als Tamoxifen (IC_{50} (MCF-7) = 27,96 µM; IC_{50} (MDA-MB-231) = 64,85 µM).

Beide Substanzen sind in der Lage, eine Caspase-3/7-induzierte Apoptose auszulösen. Die Aktivitäten von Caspase-3/7 sind in MCF-7-Zellen deutlich höher als in Tamoxifen-behandelten Zellen. Struktur-Wirkungs-Abschätzungen lassen den Schluss zu, dass die höhere Basizität der alizyklischen sekundären Amine Piperazin (pK_{S1} = 9,8) und Piperidin (pK_S = 11,22) sowie der Einbau des Fluor-Atoms für die größere Aktivität dieser Substanzen im Vergleich zum Tamoxifen verantwortlich sind (Abbildung 8.13) (Shagufta und Ahmed 2018).

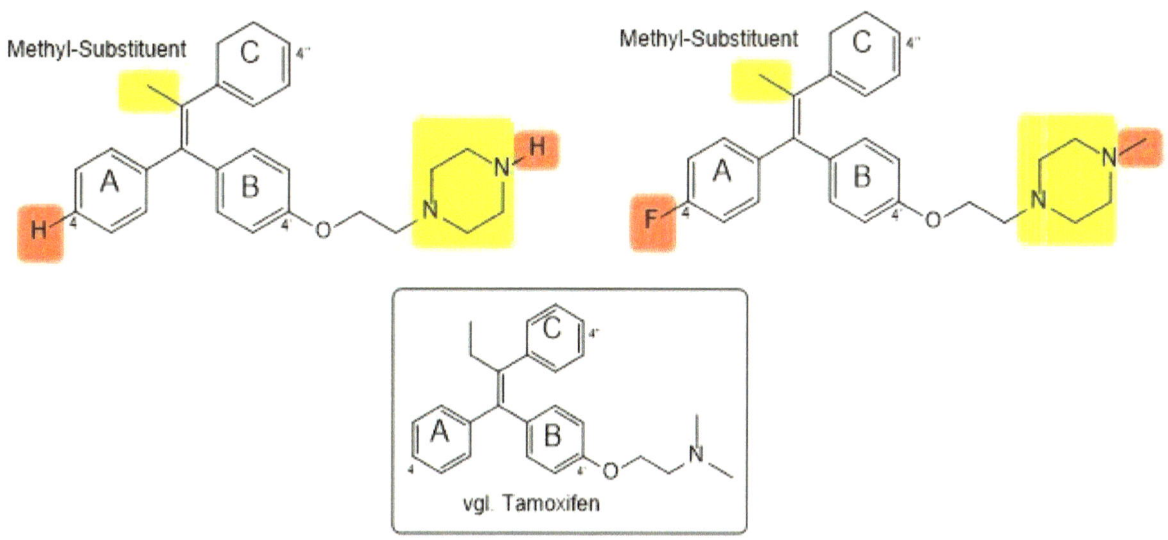

Abbildung 8.13: Triphenylethylen-Derivate mit äquipotentem Methyl-Substituenten (anstelle des Ethyl-Substituenten) und antiestrogener Seitenkette mit einem basischeren Piperazin-Ring (anstelle des N,N-Dimethylamin-Restes)

Orange unterlegt sind die Reste, die in den beiden Triphenylethylen-Derivaten unterschiedlich sind.

Eine der gebräuchlichsten medizinisch-chemischen Molekülmodifikationen zur Feinjustierung der physikochemischen Eigenschaften einer bioaktiven Verbindung ist der Einbau von Fluor-Atomen. Auf diesem Wege ist Panomifen entstanden, das hinsichtlich der Rezidivierung dem Tamoxifen überlegen scheint (Monostory et al. 1997, Park et al. 2001, Konno et al. 2004, Purser et al. 2008, Gillis et al. 2015). Derselben Strategie folgend wurde auch der Ethyl-Substituent an der Doppelbindung durch ein Fluor-Atom ersetzt. Die fluorierten Tamoxifen-Analoga zeigen in den verschiedenen Testsystemen ähnliche oder sogar bessere Aktivitäten als das Tamoxifen (Malo-Forest et al. 2013). Die wirksamste Verbindung ist das fluorierte 4-Hydroxytamoxifen-Analogon mit einem GI_{50}-Wert von 3,6 µM (Johnson et al. 2004, Shagufta und Ahmed 2018).

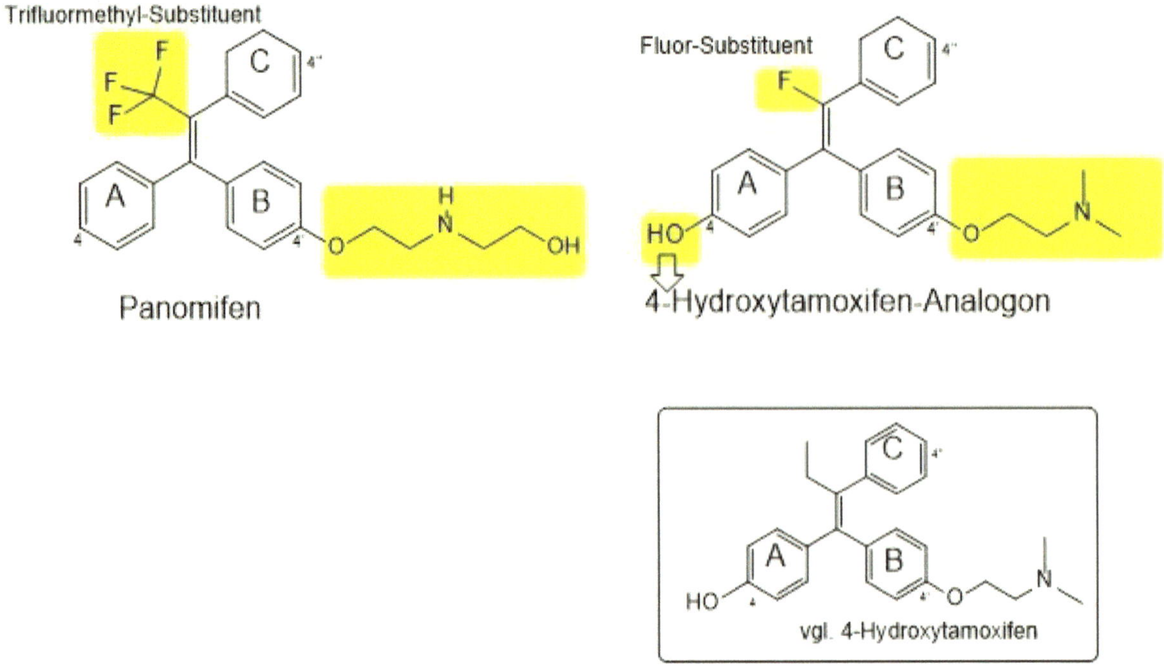

Abbildung 8.14: Fluorierte Tamoxifen- und 4-Hydroxytamoxifen-Analoga mit stärkerer antiproliferativer Aktivität als Tamoxifen bzw. 4-Hydroxytamoxifen

Um die strukturellen Eigenschaften des Tamoxifens zu identifizieren, die dafür verantwortlich sind, dass das Antiestrogen selektiv an Estrogen-Rezeptoren bindet und nur mit wesentlich geringerer Affinität an andere Targets, wie z. B. die Proteinkinase C (PKC), sind extensive Struktur-Wirkungs-Beziehungen mit dem Tamoxifen-Grundgerüst durchgeführt worden Erdélyi-Tóth et al-1994, Erdélyi-Tóth, V. et al. 1997).

Die hohe Affinität des Tamoxifens für Estrogen-Rezeptoren und die geringe Affinität für die Proteinkinase C machen einen Einsatz bei Hirntumoren unmöglich, wo es gilt, selektiv die PKC zu hemmen (Shagufta und Ahmed 2018). Carpenter und seine Mitarbeiter haben ausgehend von Tamoxifen Moleküle synthetisiert, die eine erhöhte Bindungsaffinität für die PKC aufweisen bei gleichzeitig reduzierter Affinität für Estrogen-Rezeptoren (Abbildung 8.15) (Carpenter et al. 2016). Basierend auf früheren Studien von Bignon und Mitarbeitern wurde eine Verbindung als Leitstruktur verwendet, die zwei basische Seitenketten enthält und eine annehmbare PKC-Hemmung von 12 % bei 3 μM sowie eine geringere Estrogen-Rezeptor-Bindungsaffinität (IC_{50} > 10000 nM) relativ zum Tamoxifen (PKC-Inhibition 27 % bei 3 μM und ER-Bindungsaffinität IC_{50} = 222 nM) aufweist (Abbildung 8.15) (Bignon et al. 1991). Ausgehend von der Substanz von Bignon entwickelte die Arbeitsgruppe um Carpenter eine neue Serie von Triarylacrylonitril-Verbindungen, von denen die wirksamste eine mit dem 2-(4-(Methylpiperazin-1-yl)ethoxy-Rest basischere Seitenkette enthält (Abbildung 8.15). Diese Verbindung mit reduzierter ER-Bindungsaffinität hemmt die PKC bei einer Konzentration von 3 μM zu 83 % (Carpenter et al. 2016, Shagufta und Ahmed 2018).

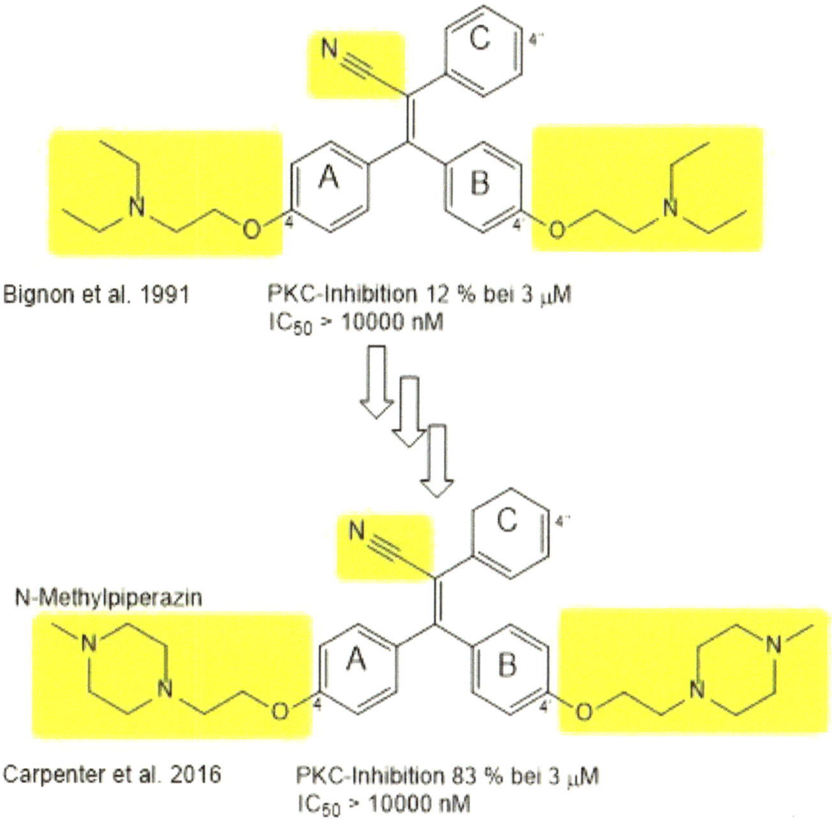

Abbildung 8.15: Proteinkinase-C-selektive Triarylacrylonitrile

Flexible und fixierte heteroaromatische Tamoxifen-Derivate

Die Arbeitsgruppe um Meegan hat mehrere flexible und nichtisomerisierbare Tamoxifen-Analoga untersucht und dabei eine Leitstruktur (1. Generation) ausfindig gemacht (Abbildung 8.16) (Meegan et al. 2001). Die Leitsubstanz ist gekennzeichnet durch eine zusätzliche Methylen-Gruppe zwischen dem Phenyl-Ring C und dem vinylischen C-Atom. Sie besitzt einen IC_{50}-Wert von 12,5 µM gegen MCF-7-Zellen (Meegan et al. 2001, Lloyd et al. 2004).

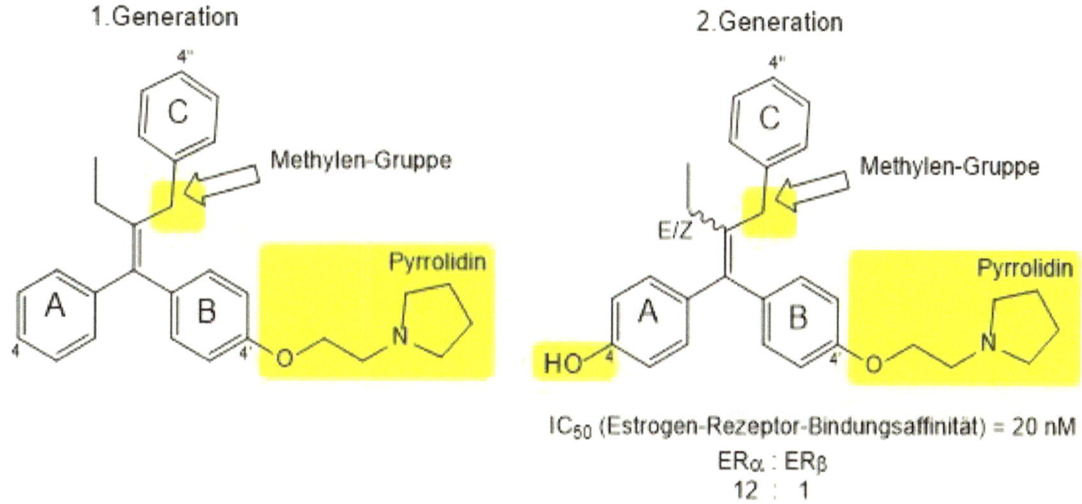

Abbildung 8.16: Hochaffine Tamoxifen- (1. Generation) und 4-Hydroxytamoxifen-Derivate (2. Generation) mit einer zusätzlichen Methylen-Gruppe zwischen vinylischem C-Atom und Phenyl-Ring C

Um die antiproliferativen Eigenschaften und die Rezeptor-Bindungsaffinitäten des Tamoxifens weiter zu erhöhen, ist eine 2. Generation von Verbindungen mit einer zusätzlichen 4-Hydroxyl-Gruppe an C4 von Ring B hergestellt worden (Lloyd et al. 2005). Die meisten dieser Verbindungen weisen *in vitro* große antiproliferative Eigenschaften gegen die MCF-7-Brustkrebszelllinie auf. Sie wirken nicht zytotoxisch, sondern zytostatisch. Die wirksamste Verbindung mit einem IC_{50}-Wert von 20 nM zeigt eine sehr hohe ER-Bindungsaffinität und noch dazu eine ERα/ERβ-Selektivität von ca. 12 (Shagufta und Ahmed 2018).

Heteroatom-enthaltende Tamoxifen-Analoga zeigen hohe Estrogen-Rezeptor-Bindungsaffinitäten und antiestrogene Aktivitäten, sodass einige Arbeitsgruppen auf diesem Gebiet weitere Entwicklungsarbeit geleistet haben. Beispielsweise ist eine Reihe von Tamoxifen-Analoga synthetisiert worden, bei denen die 1Z-Alkoxyphenyl-Gruppe durch ein N-Alkoxypyrazol ersetzt und die funktionalisierten Phenyl- oder heteroaromatischen Gruppen an die 2Z-Position des Tamoxifens eingebaut worden sind, um den B-Ring des Tamoxifens zu ersetzen (Wenckens et al. 2003).

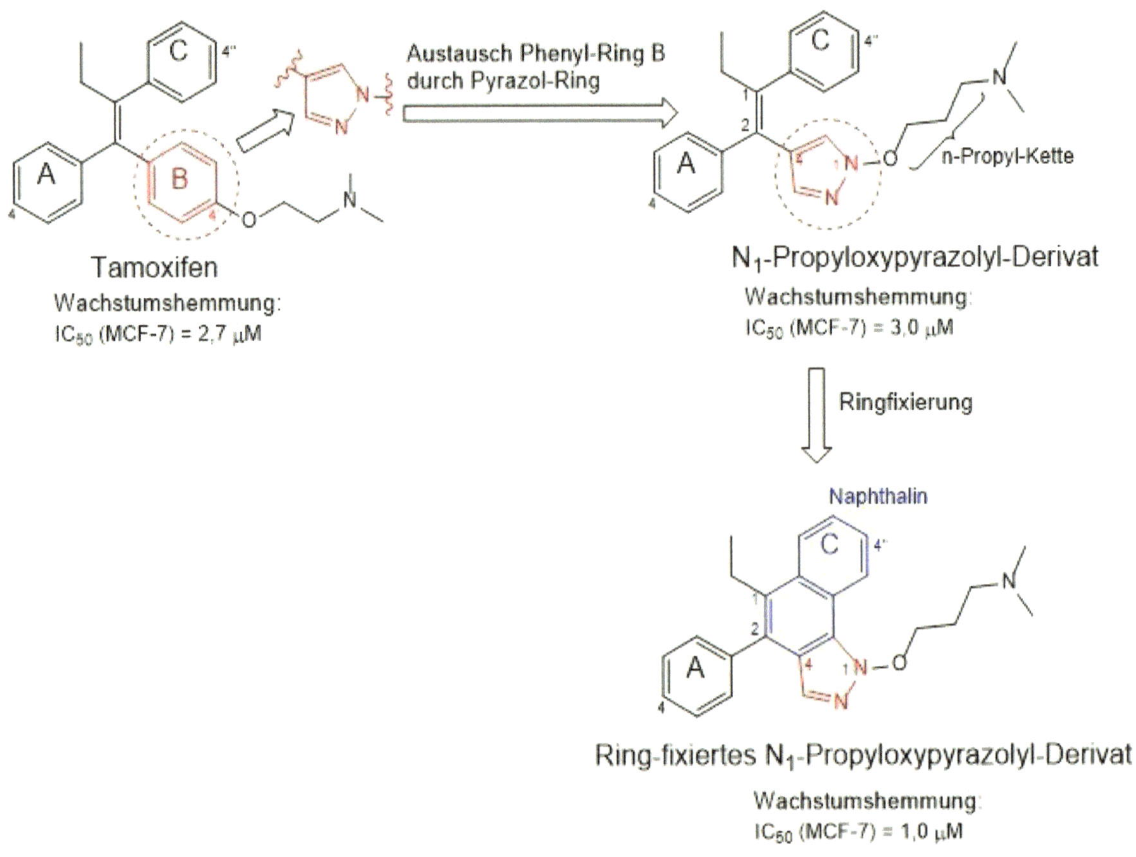

Abbildung 8.17: Tamoxifen-Analoga mit einem Pyrazol-Ring anstelle des Phenyl-Ringes B

Die ERα-Bindungsaffinitäten der neuen N-Alkoxypyrazolyl-Analoga sind anschließend mit der des Tamoxifens verglichen worden. Signifikante Differenzen bei den Bindungsaffinitäten sind zwischen den 4′- und 5′-Pyrazolyl-Analoga festzustellen. Die meisten 4′-Pyrazolyl-Analoga zeigen gute Bindungsaffinitäten zu ERα – vergleichbar zu Tamoxifen (IC_{50} = 0,1 µM). Die zytostatischen Eigenschaften sind an MCF-7-Zellen untersucht worden. Die Aktivitäten, die erzielt werden, lassen den Schluss zu, dass der Austausch der Phenoxy-Gruppe beim Tamoxifen durch die 1-Pyrazoloxy-Gruppe keinen großen Einfluss auf die antiestrogenen Effekte hat. Das einfachste Tamoxifen-Analogon aus der Reihe der Pyrazoloxy-Analoga mit einer n-Propyloxy-Gruppe, das N_1-Propyloxypyrazolyl-Derivat (Abbildung 8.17), zeigt eine wachstumshemmende Wirkung von IC_{50} = 3 µM und damit ähnlich der des Tamoxifens (IC_{50} = 2,7 µM) bei MCF-7-Zellen. Auch der Einbau von Substituenten an der 2Z- oder 1Z-Phenyl-Gruppe zeigt keine großen Auswirkungen auf die Wirksamkeit. Die wirksamste Verbindung aus der Reihe war das Ring-fixierte und nicht mehr isomerisierbare Naphthalin-Derivat (Abbildung 8.17), mit einem wachstumshemmenden Effekt auf MCF-7-Zellen von IC_{50} = 1,0 µM (Wenckens et al. 2003, Shagufta und Ahmed 2018).

8.1 Struktur-Wirkungs-Beziehungen zur Bindungsaffinität

Tamoxifen übt im niedrigen Konzentrationsbereich (< 0,1 µM) eine zytostatische Wirkung auf Estrogen-Rezeptor-positive Zellen aus. Dieser Bereich liegt in der Nähe seiner Bindungsaffinität von $K_d \approx$ 0,1 µM zum Estrogen-Rezeptor. In diesem Konzentrationsbereich kann die Wirkung durch Estradiol aufgehoben werden, das mit Tamoxifen um die Bindungsstelle am Rezeptor konkurriert. Bei klinisch relevanten Konzentrationen von 1–10 µM wirkt Tamoxifen zytotoxisch. Der zytotoxische Effekt ist nicht durch Estradiol kompensierbar, was den Schluss nahelegt, dass der Mechanismus der zytotoxischen Wirkung ohne Beteiligung des Estrogen-Rezeptors abläuft. Daher sind andere Targets postuliert worden, um die Zytotoxizität Tamoxifens zu erklären. Mit nanomolarer Affinität bindet Tamoxifen an die mikrosomale antiestrogene Bindungsstelle (AEBS). Nach dem Estrogen-Rezeptor ist dies die Bindungsstelle mit der zweithöchsten Affinität. Im mikromolaren Bereich werden die AEBS, die Proteinkinase C (PKC), Calmodulin-abhängige Enzyme und die Acyl-Coenzym-A-Cholesterol-Acyltransferase (ACAT) gehemmt (Murphy et al. 1985, de Médina et al. 2004). Innerhalb des Tamoxifen-Moleküls sind vier Hauptbereiche auszumachen, die Auswirkungen auf die Bindungsaffinitäten für die einzelnen Targets haben (Abbildung 8.18) (de Médina et al. 2004):

1) die funktionelle Gruppe am Ring A des Triphenylethylen-Gerüsts,
2) die Aminoalkoy-Seitenkette am Ring B,
3) das Triphenylethyl-Grundgerüst,
4) die Ethyl-Seitenkette.

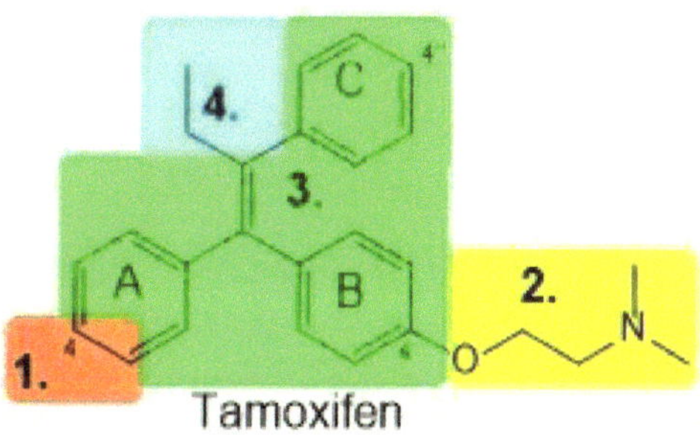

Abbildung 8.18: Die vier strukturellen Hauptbereiche im Tamoxifen-Molekül, die für die Bindungsaffinitäten an seinen Targets, dem Estrogen-Rezeptor, der Proteinkinase C, dem Calmodulin und der ACAT, von Bedeutung sind (nach de Médina et al. 2004)

Der Estrogen-Rezeptor

Tamoxifen bindet an den Estrogen-Rezeptor mit nanomolarer Affinität. Weitreichende Erkenntnisse für die Bindung am Estrogen-Rezeptor hat die Kristallstruktur des bioaktiven Metaboliten 4-Hydroxytamoxifen, gebunden in der Liganden-Bindungstasche des Estrogen-Rezeptors α, gebracht (vgl. Abbildung 3.6) (PDB-ID: 3ERT, Shiau et al. 1998).

Die Ring-A-Substitution

Insbesondere für den Strukturbereich 1 aus Abbildung 8.18, den Substituenten am Ring A, konnten mit Hilfe der Kristallstruktur die Interaktionen auf molekularer Ebene geklärt werden. Die zusätzliche phenolische Hydroxyl-Gruppe des Ringes A im Vergleich zum unsubstituierten Tamoxifen wird als der „Motor der Bindung“ an den Estrogen-Rezeptor bezeichnet (Murphy et al. 1991). Tatsächlich hat 4-Hydroxytamoxifen eine 100-mal höhere Affinität zur Bindungskavität des ER als Tamoxifen. Droloxifen, das 3-Positionsisomere des 4-Hydroxytamoxifens, besitzt nur ein Zehntel der Bindungsaffinität des 4-Hydroxytamoxifens, was die Bedeutung der para-Substitution am Ring A herausstellt (Tabelle 8.1, Abbildung 8.19) (Fang et al. 2001).

Tabelle 8.1: Relative Bindungsaffinitäten (RBA) der an Ring A substituierten Tamoxifen-Derivate in Bezug zu Tamoxifen (RBA = 1 %) (nach de Médina et al. 2004)

4-substituiertes Tamoxifen-Derivat	**RBA (Bezug Tamoxifen) in %**
Tamoxifen	1
4-Hydroxytamoxifen	100
Droloxifen (3-Hydroxytamoxifen)	15
4-Iodtamoxifen	5
4-Bromtamoxifen	5
4-Chlortamoxifen	1
4-Fluortamoxifen	2,5
4-Mercaptotamoxifen	3
4-Methylthiotamoxifen	3
4-Formyltamoxifen	20
4-Hydroxymethyltamoxifen	80
4-Aminotamoxifen	100

Die 4-Hydroxyl-Gruppe des 4-Hydroxytamoxifens entspricht in ihrer Lage und ihren Interaktionen der 3-Hydroxyl-Gruppe des physiologischen Liganden Estradiol (Shiau et al. 1998). In der 4-Position von Ring A bildet die OH-Gruppe ein tridentates H-Brückennetz mit der terminalen Carboxylat-Gruppe der Seitenkette von Glu353, einem Molekül Wasser und der terminalen Guanidinium-Gruppe der Seitenkette von Arg394 aus (vgl. Abbildung 3.8, Abbildung 8.19). Dabei ist die phenolische p-Hydroxyl-Gruppe ein optimaler Substituent, da sie sowohl H-donierende als auch H-akzeptierende Eigenschaften besitzt. Für die Interaktionen mit der Carboxylat-Gruppe des Glu353 und des Wasser-Moleküls werden die H-donierenden Eigenschaften, für die Interaktion mit der Guanidinium-Gruppe des Arg394 die H-akzeptierenden Eigenschaften der 4-Hydroxyl-Gruppe benötigt. Verschiedene andere Substituenten sind hier ausprobiert worden, u. a. Halogen-Substituenten wie 4-I, 4-Br, 4-Cl und 4-F, eine 4-Thiol-Gruppe bzw. ein Methylthioether- anstelle der 4-Hydroxyl-Gruppe, eine 4-Formyl-Gruppe, eine 4-Hydroxymethyl-Gruppe und eine 4-Amino-Gruppe. Diese Verbindungen zeigen Bindungsaffinitäten im Bereich von Tamoxifen oder leicht darüber (Tabelle 8.1).

Eine Formyl-, Hydroxymethyl- oder Amino-Gruppe führt zu signifikanten Erhöhungen der relativen Bindungsaffinität um den Faktor 20, 80 und 100 im Vergleich zu Tamoxifen (Tabelle 8.1). Dass die Formyl-Gruppe nur eine RBA von 20 % aufweist, verdeutlicht die Bedeutung einer gleichzeitig H-donierenden und H-akzeptierenden funktionellen Gruppe an dieser Position. Die Formyl-Gruppe besitzt nur H-akzeptierende Eigenschaften. Die hohen RBA-Werte der 4-Amino- und 4-Hydroxymethyl-substituierten Verbindungen sind dann auch darauf zurückzuführen, dass sie sowohl als H-Donor als auch als H-Akzeptor fungieren können. Die 4-Thiol-substituierte Verbindung besitzt nur eine RBA von 3 %. Thiole sind generell weiche Basen, die weniger effizient H-Brücken bilden als harte Basen wie Hydroxyl- oder Amino-Gruppen.

Zusammenfassend lässt sich feststellen, dass eine hydrophile funktionelle Gruppe in para-Position des Rings A mit H-donierenden und H-akzeptierenden Eigenschaften optimal für eine hohe Estrogen-Rezeptoraffinität ist. Eine planare Konformation ist nötig (wie beim 4-Hydroxyphenyl-Derivat), um die optimale Ausrichtung zu Ile387 und Phe404 zu gewährleisten (de Médina et al. 2004). Zusätzlich wird Ring A über eine T-förmige π-π-Wechselwirkung mit dem Benzyl-Rest von Phe404 und über Van-der-Waals-Interaktionen mit Ile387 in der Bindungstasche fixiert. Insbesondere die π-π-Wechselwirkung ist mit den phenolischen π-Elektronen weitaus intensiver möglich als mit denen des unsubstituierten Tamoxifens (de Médina et al. 2004).

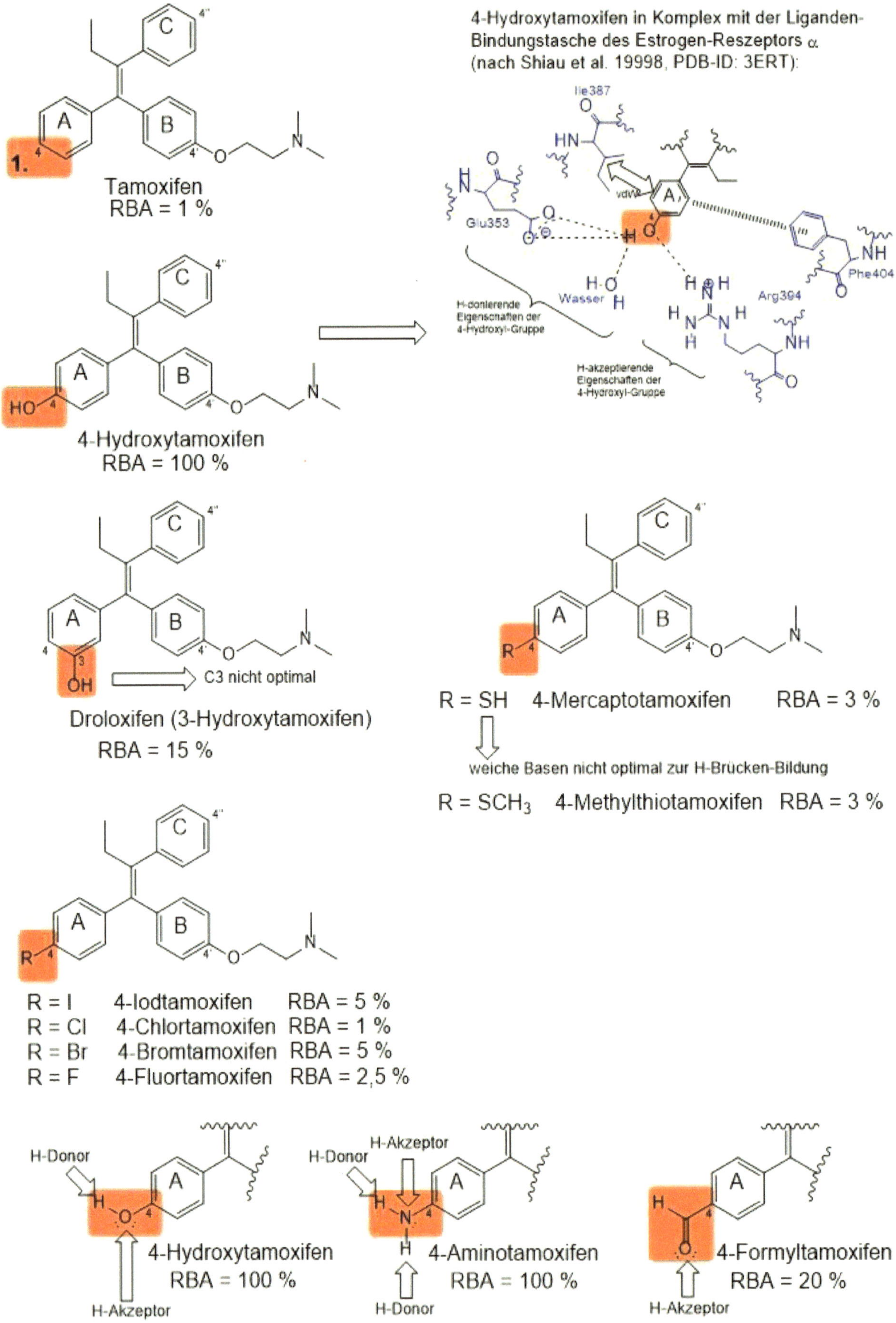

Abbildung 8.19: Bedeutung der Ring-A-Substitution bei Tamoxifen-Derivaten für die Bindungsaffinität zum Estrogen-Rezeptor (nach de Médina et al. 2004)

Die Aminoalkoxy-Seitenkette

Die Kristallstruktur des ERα-4-Hydroxytamoxifen-Komplexes zeigt, dass die Aminoethoxy-Seitenkette des 4-Hydroxytamoxifens in einen engen hydrophoben Kanal ragt. Das tertiäre A-min ist bei physiologischem pH-Wert protoniert und kann eine elektrostatische Interaktion mit der Carboxylat-Gruppe von Asp351 eingehen. Der Abstand beträgt 3,8 Å (vgl. Abbildungen 3.8, 3.9 und 3.12). Der Ethyl-Part und die N-Methyl-Gruppen werden zusätzlich durch Van-der-Waals-Interaktionen stabilisiert (Shiau et al. 1998).

Dem 1,1,2-Triphenylethylen als Grundgerüst des Tamoxifens fehlen sowohl die basische Seitenkette als auch der Ethyl-Substituent an der Doppelbindung. Im Vergleich zum Tamoxifen (ER-Bindungsaffinität als 1 gesetzt) weist das Triphenylethylen-Grundgerüst eine etwa 830-mal schwächere Bindungsaffinität zum Estrogen-Rezeptor auf (Fang et al. 2001). Das anstelle der Ethyl-Gruppe eine Cyano-Gruppe enthaltende 2,3,3-Triphenylacrylonitril weist eine etwa 330-mal schwächere Bindungsaffinität als Tamoxifen auf (Abbildung 8.20) (Bignon et al. 1991).

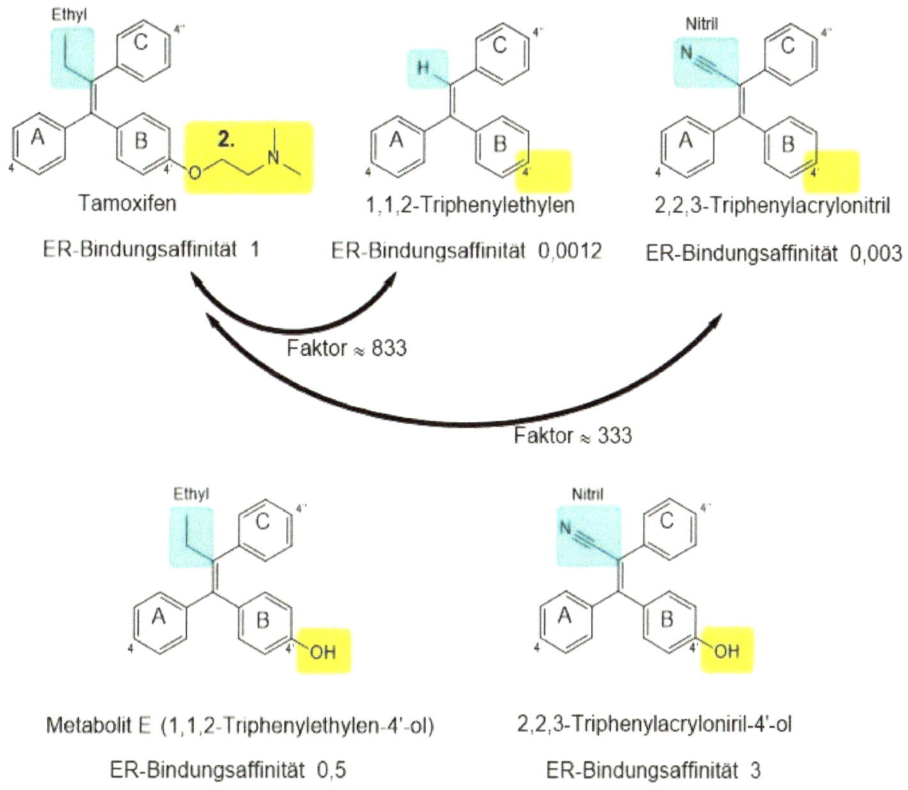

Abbildung 8.20 Bedeutung der Aminoalkoxy-Seitenkette für die Bindungsaffinität zum Estrogen-Rezeptor (nach de Médina et al. 2004)

Somit ist die Aussage gerechtfertigt, dass die Aminoethoxy-Seitenkette für eine hohe ER-Bindungsaffinität wichtig ist. Der Ersatz der Aminoethoxy-Seitenkette durch eine Hydroxyl-Gruppe führt zum Metabolit E und einem reinen Agonisten am Estrogen-Rezeptor, verursacht aber nur eine geringfügige Abnahme der Bindungsaffinität um den Faktor 0,5. Das dem Metabolit E entsprechende Triphenylacrylonitril zeigt dagegen eine 3-fach höhere Bindungsaffinität als Tamoxifen (Abbildung 8.20 unten) (Bignon et al. 1989, Bignon et al. 1991, Gao et al. 1999). Die phenolische Hydroxyl-Gruppe in para-Position an Ring B ist der basischen Aminoethoxy-Seitenkette hinsichtlich der Bindungsaffinität zum Estrogen-Rezeptor nahezu gleichwertig. Allerdings führt die Aminoethoxy-Seitenkette zu einer antiestrogenen Wirkung und wird deshalb auch als antiestrogene Seitenkette bezeichnet. Die phenolische Hydroxyl-Gruppe führt dagegen zu einer rein agonistischen Wirkung.

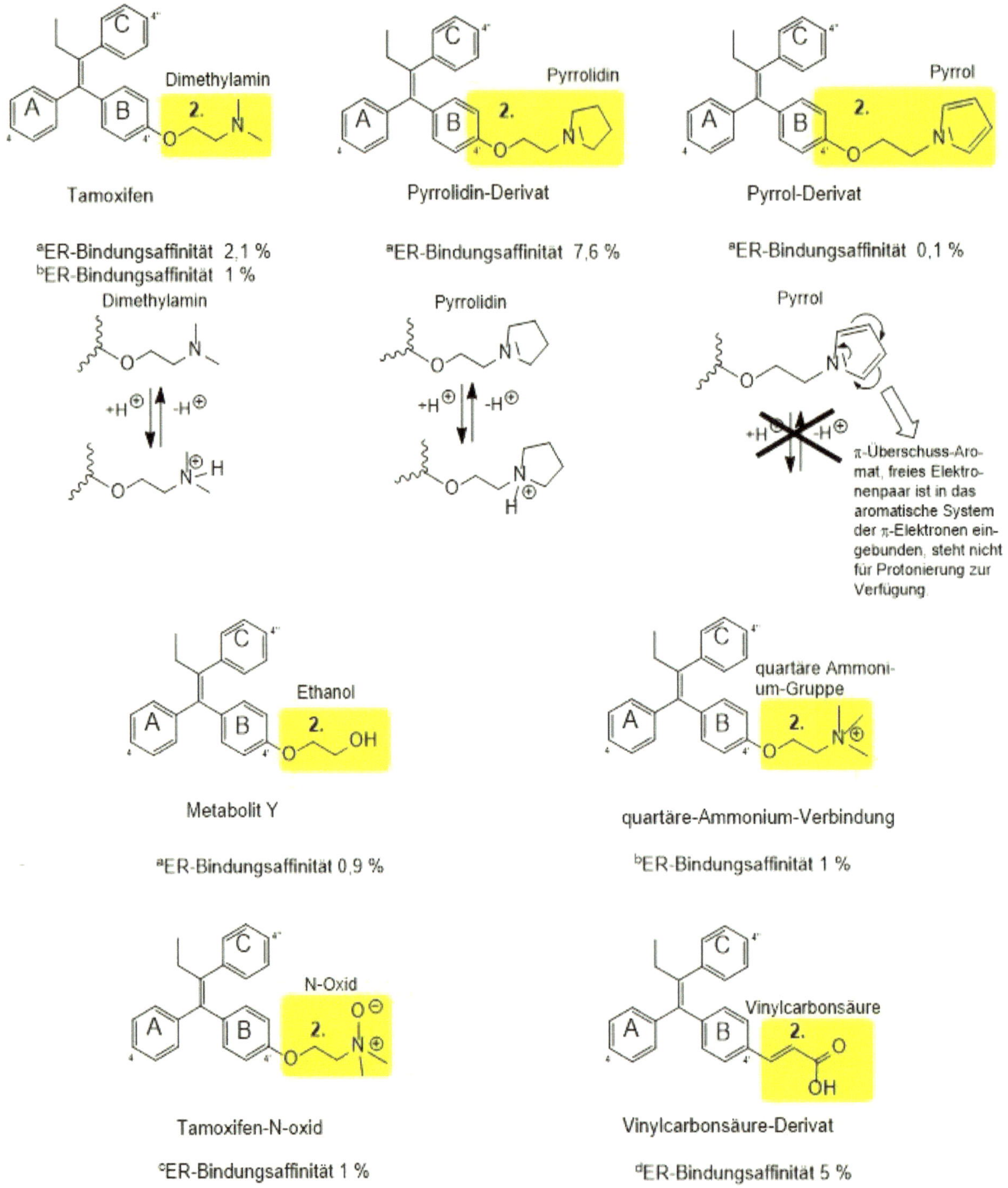

Abbildung 8.21: Bedeutung der Amino-Gruppe und seiner Basizität für die Estrogen-Rezeptor-Bindungsaffinität (nach de Médina et al. 2004)
[a] Robertson et al. 1982; [b] Jarman et al. 1986; [c] Bates et al. 1982; [d] Weatherman et al. 2001. Relative Bindungsaffinität (RBA) ist als Wert in Prozent angegeben.

Zahlreiche Struktur-Wirkungs-Untersuchungen sind zum terminalen basischen Amin und dessen Basizität durchgeführt worden. Tamoxifen enthält eine tertiäre Dimethylamino-Gruppe, deren pK_S-Wert deutlich über 7,4 liegen sollte (pK_S (Dimethylammonium) = 10,6). Deswegen kann man davon ausgehen, dass die terminale Amino-Gruppe protoniert vorliegt. Ersetzt man das aliphatische Amin durch ein alizyklisches Amin wie Pyrrolidin (pK_S (Pyrrolidinium) = 11,31 (Cabani et al. 1971)), dessen Basizität und Nukleophilie größer als die des Dimethylamins sind, nimmt die ER-Bindungsaffinität um das 3,6-Fache zu. Dagegen führt der Austausch des aliphatischen Amins beim Tamoxifen durch ein elektronenreiches aromatisches und nichtprotonierbares Amin, wie z. B. Pyrrol mit einem pK_S-Wert der korrespondierenden Säure von etwa -3,8 (Eicher und Hauptmann 1994), zu einer Abnahme der ER-Bindungsaffinität um das 20-Fache (de Médina et al. 2004). Diese Beobachtung legt nahe, dass der basische Charakter des terminalen Amins für die ER-Bindungsaffinität eine essenzielle Rolle spielt. Allerdings wird diese These durch nichtbasische und teils negativ geladene Substanzen widerlegt, die eine dem Tamoxifen vergleichbare oder sogar höhere ER-Bindungsaffinität haben. Aufzuführen sind hier die Tamoxifen-Metaboliten Tamoxifen-N-Oxid, der desaminierte Metabolit Y mit einer terminalen OH-Gruppe anstelle des Amins an der Ethoxy-Gruppe oder auch Verbindungen wie das quartäre Ammoniumethoxy-Derivat und das Vinylcarbonsäure-Derivat (Abbildung 8.21) (de Médina et al. 2004, Maximov et al. 2013).

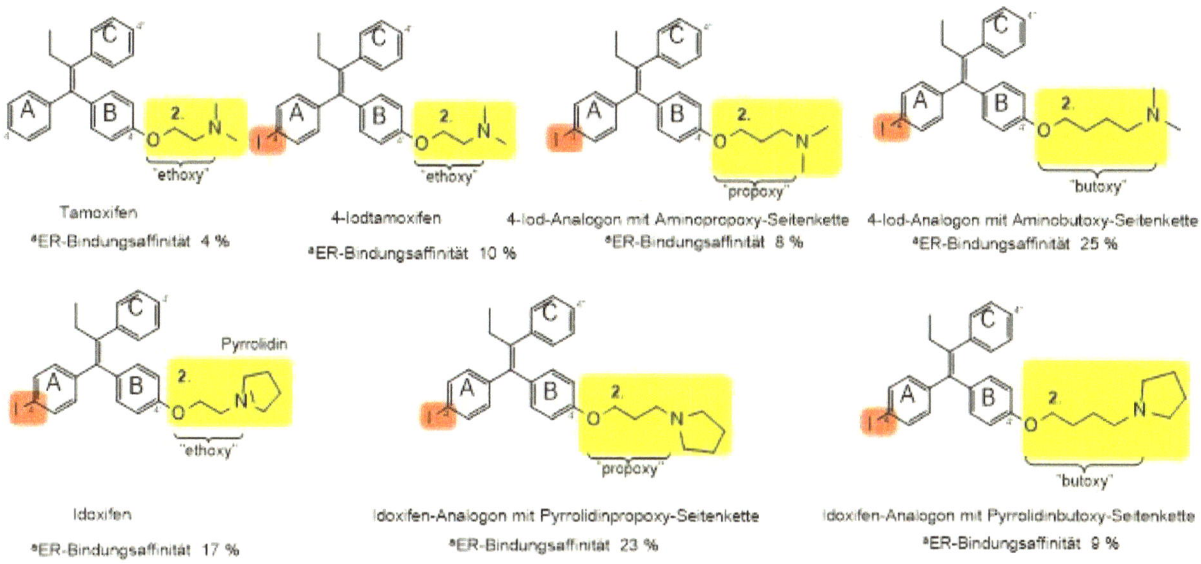

Abbildung 8.22: Einfluss der Länge der Seitenkette auf die Bindungsaffinität

[a] Hardcastle et al. 1995, Baumann et al. 1998, de Médina et al. 2004. Relative Bindungsaffinität (RBA) ist als Wert in Prozent angegeben.

Hinsichtlich der Aminoalkoxy-Seitenkette des Tamoxifens mag zudem der Länge dieser Kette eine Bedeutung zukommen. Deren Effekt auf die ER-Bindungsaffinität ist ebenso mit Tamoxifen-Analoga untersucht worden. Hier sind zu nennen 4-Iodtamoxifen-, Idoxifen- und Clomifen-Analoga (Hardcastle et al. 1995, Baumann et al. 1998, de Médina et al. 2004). Eine Verlängerung der Alkylkette um eine oder zwei Methylen-Gruppen zu den entsprechenden Aminopropoxy- bzw. Aminobutoxy-Derivaten hat keine gravierenden Auswirkungen auf die ER-Bindungsaffinität. Tamoxifen mit einer RBA von 4 % ist wiederum mitgetestet worden (Hardcastle et al. 1995). 4-Iodtamoxifen mit einer Dimethylaminoethoxy-Seitenkette besitzt eine höhere Bindungsaffinität mit einer RBA von 10 %. Das entsprechende 4-Iod-Analogon mit einer Dimethylaminopropoxy-Gruppe ist nur marginal niedrigaffiner (RBA = 8 %), wohingegen das 4-Iod-Analogon mit einer Dimethylaminobutoxy-Gruppe mit einer RBA von 25 % um 2,5-fach affiner an den Estrogen-Rezeptor bindet als 4-Iodtamoxifen. Wählt man als Amin-Komponente das Pyrrolidin, erhält man für das ethoxylierte 4-Iod-Analogon einen RBA-Wert von 17 %, für das um eine Methylen-Gruppe verlängerte propoxylierte Analogon eine RBA von 23 % und für das um zwei Methylen-Gruppen verlängerte butoxylierte Analogon einen RBA-Wert von 9 %. Die Länge der Seitenkette scheint für die Bindungsaffinität eine eher untergeordnete Rolle zu spielen (de Médiina et al. 2004).

Mittlerweile gibt es auch Zytostatikakonjugate aus Tamoxifen und anderen Chemotherapeutika, wie z. B. Konjugate aus 4-Hydroxytamoxifen und Doxorubicin, die über einen Linker miteinander verbunden sind, der kovalent an die basische Seitenkette des 4-Hydroxytamoxifens geknüpft ist. Dieses sogenannte DOX-EG-Tam-Konjugat bindet an den Estrogen-Rezeptor und besitzt eine höhere Affinität als Tamoxifen (Abbildung 8.23). Die-4-Hydroxytamoxifen-Partialstruktur dient quasi als Carrier, um die Estrogen-Rezeptor-positiven Brustkrebszellen aufzuspüren, an diese zu binden und somit das hochzytotoxische, aber unselektive Doxorubicin an die Tumorzelle zu leiten. Im Idealfall wird dadurch Schaden durch Doxorubicin an gesunden Zellen vermieden. Doxorubicin ist über seinen Zucker mit einem Linker via Amid-Bindung verbunden. Der Linker seinerseits ist mit dem Tamoxifen-Carrier verbunden. Durch Spaltung der Amid-Bindung mittels Peptidasen soll das Doxorubicin an der Tumorzelle freigesetzt werden (Abbildung 8.23) (Dao et al. 2012). Mittlerweile konzentriert man sich wohl auf Endoxifen-Combretastatin-Konjugate, die in ähnlicher Weise funktionieren (Kelly et al. 2017). Das 4-Hydroxytamoxifen-Doxorubicin-Konjugat verfügt über hohe Affinität zum Estrogen-Rezeptor. Daher werden auch große, sperrige Seitenketten toleriert, und man kann mit diesen hohe Bindungsaffinitäten erreichen (Burke und Koch 2004, de Médina et al. 2004).

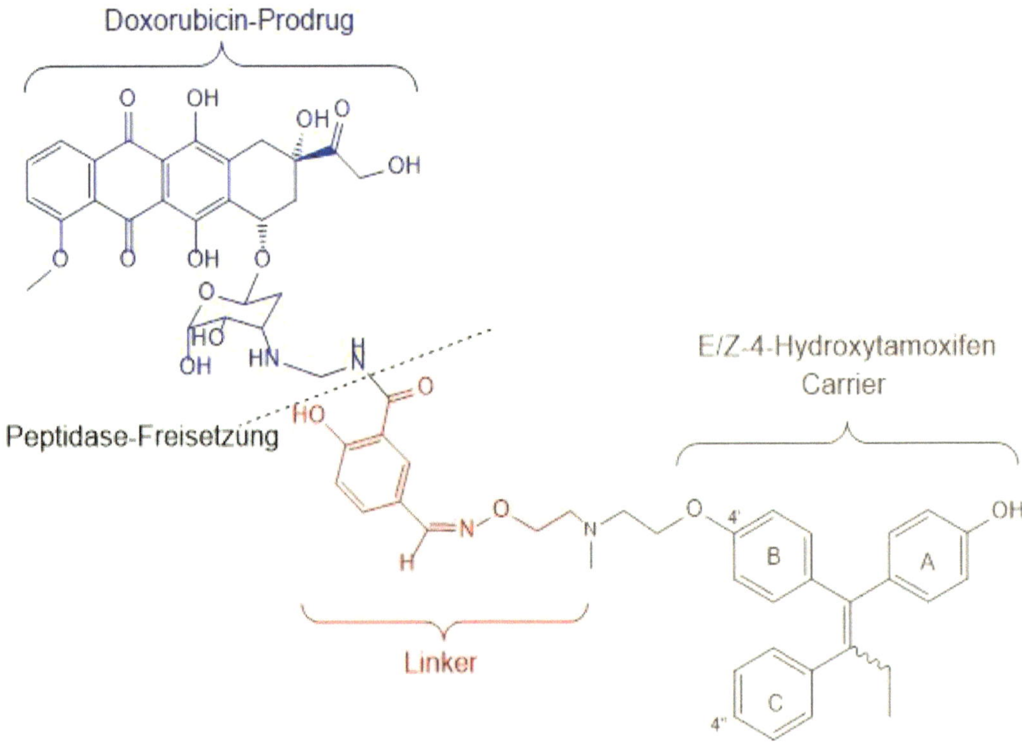

Abbildung 8.23: Das selektiv Estrogen-Rezeptor-positive Zellen ansteuernde 4-Hydroxytamoxifen-Doxorubicin-Konjugat Dox-EG-Tam

Für nichtphenolische Triphenylethylene ist die Seitenkette wichtig, um eine hohe Bindungsaffinität zum Estrogen-Rezeptor erzielen zu können. Die Basizität und die Länge und Größe scheinen für das Ausmaß der Affinität zum Estrogen-Rezeptor keine essenzielle Rolle zu spielen (de Médina et al. 2004).

Das Triphenylethylen-Grundgerüst

Das Triphenylethylen-Grundgerüst ist nicht die kleinste bindende Einheit. Die um einen Phenyl-Rest reduzierten Stilben-Derivate besitzen ebenfalls Affinität für den Estrogen-Rezeptor. Je nach Substitution ist die Bindungsaffinität sogar sehr hoch, wie z. B. beim Diethylstilbestrol. Der N,N-Dimethylaminethoxy-substituierte Ring B allein weist keine Affinität für den Estrogen-Rezeptor auf, wohl aber für die mikrosomale antiestrogene Bindungsstelle (Abbildung 8.24) (Poirot et al. 2000, de Médina et al. 2004).

Struktur-Wirkungs-Beziehungen für Stilben-Derivate sind auf Grundlage des ER-Diethylstilbestrol-Komplexes entwickelt worden (Brzozowski et al. 1997). Zusätzlich zur trans-bzw. E-Konfiguration sind die Hydroxyl-Gruppen für diese Partialstruktur von essenzieller Bedeutung für die Bindungsaffinität, weil beide Hydroxyl-Gruppen die phenolische 3-OH-Gruppe und die alkoholische 17β-OH-Gruppe des Estradiols in der Bindungsstelle imitieren (vgl. Abbildung 3.10). Beim Diethylstilbestrol besitzt das monomethoxylierte Derivat eine etwa 20-mal geringere Bindungsaffinität zum Estrogen-Rezeptor als das Dieethylstilbestrol. Die Methylierung beider Hydroxyl-Gruppen führt zu einem dramatischen Verlust an Affinität (Abbildung 8.24).

Auch wenn das trans-Stilben-Gerüst essenziell für die Fixierung von Tamoxifen-Derivaten in der Estrogen-Rezeptor-Bindungstasche ist, ist es für sich allein nicht ausreichend, um an den Estrogen-Rezeptor zu binden. Einige Verbindungen wie Chlor-substituierte Stilben-Derivate ohne Ethyl-Substituenten und funktionelle Gruppen an den Phenyl-Ringen oder das trans-Stilben mit basischer Seitenkette (Aminkomponente: Morpholin-Ring), von denen man durchaus vermuten könnte, dass sie durchaus genügend Wechselwirkungen mit der Estrogen-Rezeptor-Bindungstasche eingehen können, besitzen keine Affinität für den Estrogen-Rezeptor (Abbildung 8.25) (Poirot et al. 2000, de Médina et al. 2004). Somit kann man festhalten, dass einige strukturelle Charakteristika wie die Ethyl-Gruppe oder ein Substituent mit sowohl H-donierenden als auch H-akzeptierenden Eigenschaften (z. B. eine Hydroxyl-Gruppe) in para-Position von immenser Bedeutung für die Affinität am Estrogen-Rezeptor sind (de Médina et al. 2004).

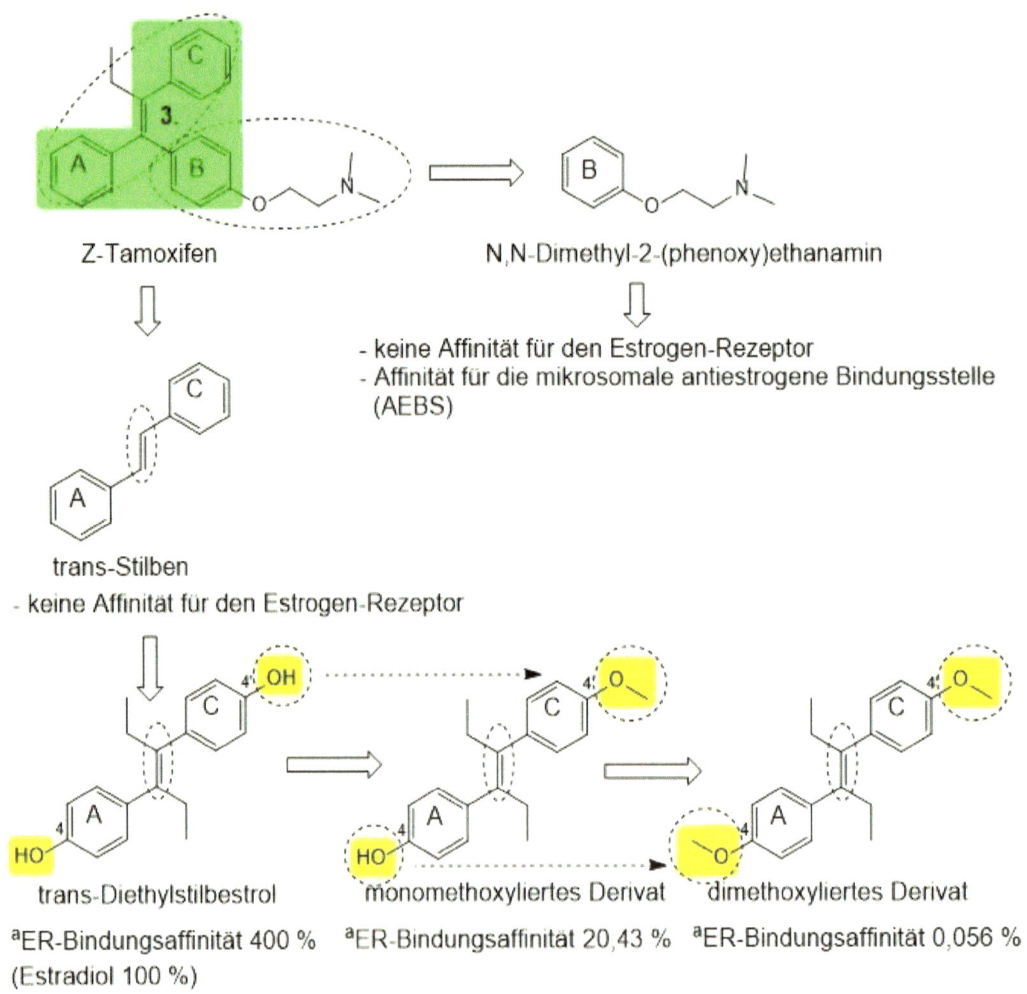

Abbildung 8.24: Kleinste bindende Einheiten am Estrogen-Rezeptor (nach de Médina et al. 2004)

[a)] Fang et al. (2001).

Das Triphenylethylen-Grundgerüst ist keinesfalls die kleinstmögliche Struktur, die an Estrogen-Rezeptoren bindet. Trans-Stilben- oder E-Stilben-Derivate binden ebenfalls. Je nach Anzahl der freien Hydroxyl-Gruppen in den para-Positionen der Phenyl-Ringe ist die Bindungsaffinität stark unterschiedlich. Das dimethoxylierte Derivat bindet kaum noch an den Estrogen-Rezeptor. N,N-Dimethyl-2-(phenoxy)ethanamin besitzt keine Affinität für den Estrogen-Rezeptor, dafür aber interessanterweise für die mikrosomale antiestrogene Bindungsstelle (AEBS).

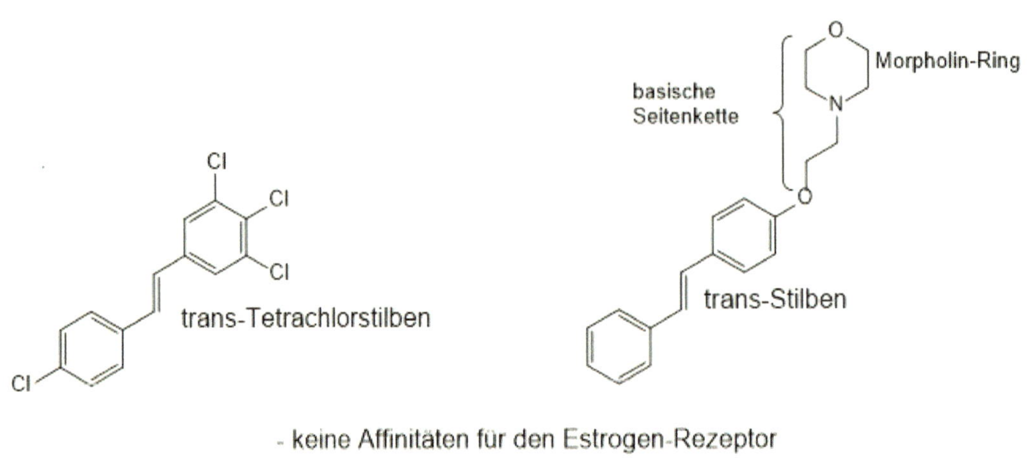

Abbildung 8.25: trans-Stilben unsubstituiert oder mit unzureichenden Substituenten weist keine Affinitäten für den Estrogen-Rezeptor auf.

Ähnliche Resultate wie mit den Stilben-Derivaten erzielt man auch für Hexestrol-Derivate. Hexestrol ist ein ebenso wie Dieethylstilbestrol synthetisches nichtsteroidales Estrogen, bei dem die Doppelbindung des Diethylstilbestrols reduziert ist. Es handelt sich also um Dihydrodiethylstilbestrol. Heutzutage wird es nicht mehr medizinisch verwendet.

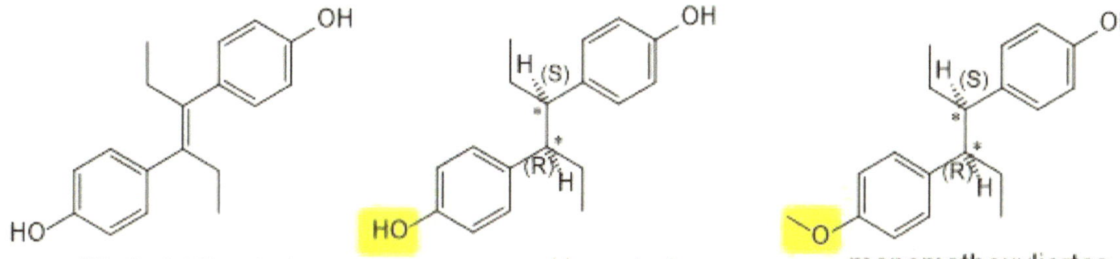

Diethylstilbestrol — meso-Hexestrol — monomethoxyliertes meso-Hexestrol

ER-Bindungsaffinität [a]400 % — ER-Bindungsaffinität [a]300 % — ER-Bindungsaffinität [a]9,37

Abbildung 8.26: Bindungsaffinitäten des meso-Hexestrols sowie des monomethoxylierten meso-Hexestrols

[a)] Fang et al. (2001).

Hexestrol weist im Unterschied zum Diethylstilbestrol an den gesättigten C-Atomen chirale Zentren auf. Es sind aber nicht 2^2 = 4 Diastereomere des Hexestrols möglich, sondern aufgrund spiegelbildlicher Chiralitätszentren, die die Moleküle zur Deckung bringen können, existieren drei Formen des Hexestrols: das (R,R)-konfigurierte Enantiomer, das (S,S)-konfigurierte Enantiomer, das auch als Sinestrol bezeichnet wird, sowie meso-Hexestrol, die optisch inaktive, achirale Mesoform des Hexestrols mit der absoluten Konfiguration (R,S). Die Bezeichnungen DL-Hexestrol oder Isohexestrol, wie sie in der Literatur gängig sind, werden uneinheitlich gebraucht und bezeichnen unspezifisch die (R,R)- oder die (S,S)-Form oder ein Gemisch der beiden Enantiomere. Das meso-Hexestrol weist ebenso wie Diethylstilbestrol (RBA = 400 %, Referenz: Estradiol RBA = 100 %) eine hohe Bindungsaffinität auf (RBA = 300 %) (Abbildung 8.26). Wird jedoch eine der beiden OH-Gruppen methyliert, sinkt die Bindungsaffinität um etwa das 30-fache ab (RBA = 9,37 %) (Abbildung 8.26). Hier zeigt sich wieder, dass es wichtig ist, für eine hohe Bindungsaffinität funktionelle Gruppen wie die Hydroxyl-Gruppe als Substituenten zu haben, die gleichzeitig H-donierende und H-akzeptierende Bindungseigenschaften besitzen. Bei der Methylierung einer Hydroxyl- zur Methoxy-Gruppe geht die H-donierende Fähigkeit und damit ein großes Stück Bindungsaffinität verloren.

Untersuchungen zu den Struktur-Wirkungs-Beziehungen sind auch für das Diphenylmethan-Rückgrat (Ringe A und B) des Tamoxifens durchgeführt worden (Abbildung 8.27) (Gilbert et al. 1997, Gao et al. 1999). Cyclofenil-Analoga des 4-Hydroxytamoxifens weisen eine hohe Bindungsaffinität für den Estrogen-Rezeptor auf, die im Bereich des 4-Hydroxytamoxifens liegt (Garg et al. 1983). Cyclofenil (Bis(p-acetoxyphenyl)-cyclohexylidenmethan) selbst ist ein SERM, das in den 1970er Jahren u. a. zur Behandlung postmenopausaler Beschwerden eingesetzt wurde. In den meisten Ländern ist es nicht mehr verfügbar. Solche Cyclofenil-Analoga des 4-Hydroxytamoxifens zeigen aber, dass der Ring C des Tamoxifens für eine hohe ER-

Bindungsaffinität nicht benötigt wird und dass das Cyclofenil-Gerüst genauso effizient genutzt werden kann, um hohe Bindungsaffinitäten am Estrogen-Rezeptor zu erzielen (Abbildung 8.27) (Garg et al. 1997, de Médina et al. 2004).

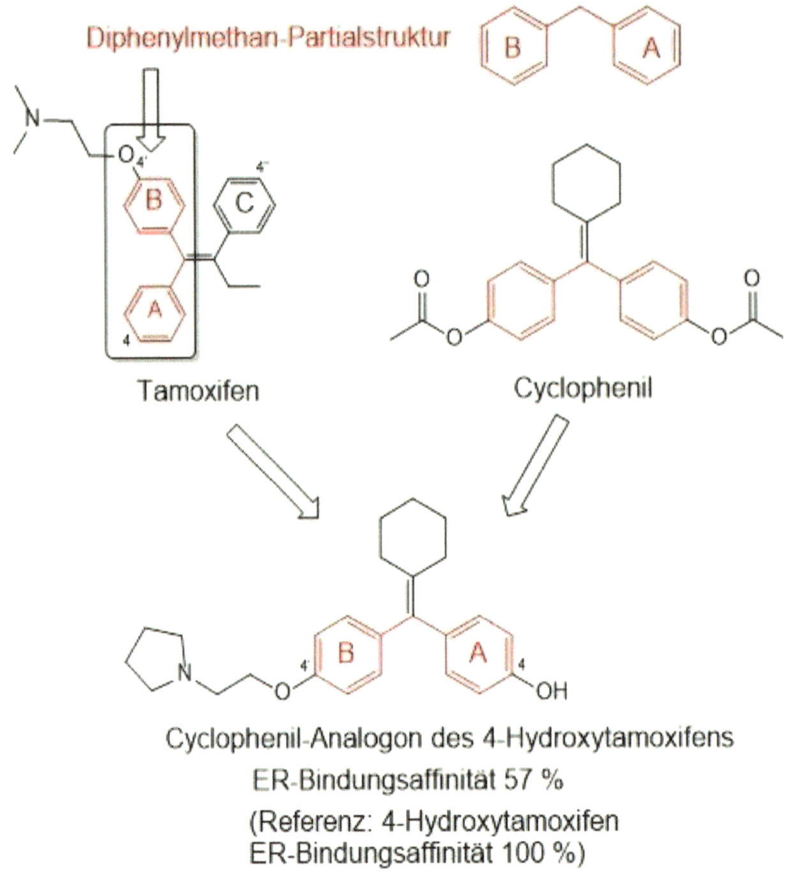

Abbildung 8.27: Struktur-Wirkungs-Beziehungen für die Diphenylmethan-Partialstruktur des Tamoxifens (3)

[a]Garg et al. 1983.

Die Diphenylmethan-Partialstruktur der Ringe A und B des Tamoxifens ist essenziell, um hohe Bindungsaffinitäten zu erreichen. Der Ring C der Triphenylethylen-Struktur des Tamoxifens wird dafür nicht benötigt. Bindungsaffinitäten im Bereich des aktiven Tamoxifen-Metaboliten 4-Hydroxytamoxifen lassen sich ebenso durch das Cyclofenil-Grundgerüst erzielen.

Der Austausch des C-Ringes durch eine lange hydrophobe Alkylkette führt zu einem deutlichen Verlust an Bindungsaffinität. Für die in Abbildung 8.28 dargestellten Diphenylmethan-Derivate bedeutet eine Kettenverlängerung gleichzeitig einen Verlust an Bindungsaffinität. Der Austausch einer Pentyl-Kette durch eine um drei C-Atome verlängerte Octyl-Kette hat eine 10-fache Abnahme der Bindungsaffinität zur Folge. Ab einer Kettenlänge von 14 C-Atomen besteht keine Affinität mehr für den Estrogen-Rezeptor (Abbildung 8.28) (Gilbert et al. 1997).

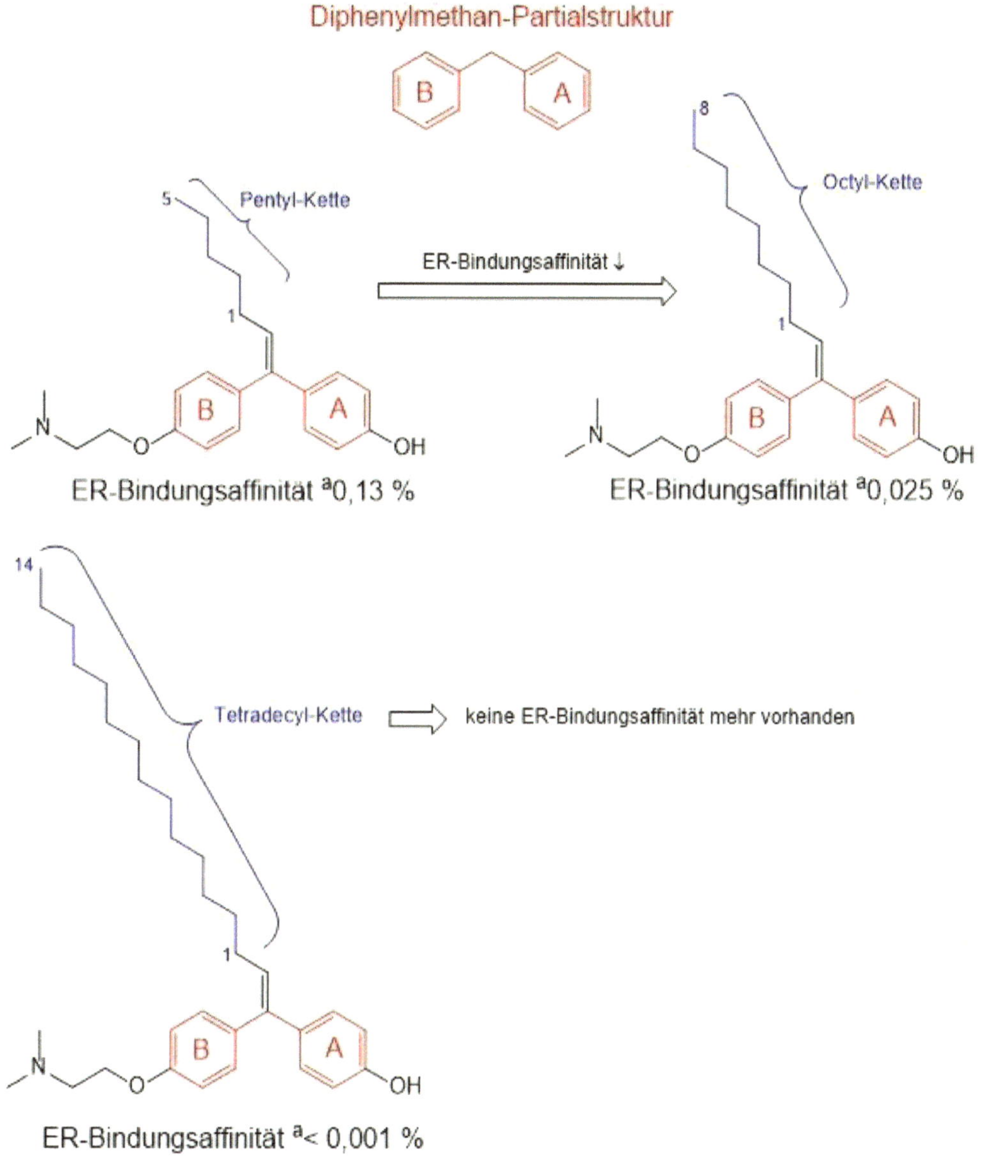

Abbildung 8.28: Struktur-Wirkungs-Beziehungen für die Diphenylmethan-Partialstruktur des Tamoxifens (2)

Die Diphenylmethan-Estrogene, z. B. der Weichmacher Bisphenol A oder das Insektizid Dichlordiphenyltrichlorethan (DDT), sind auch als endokrine Disruptoren bekannt, die aufgrund ihres unnatürlichen Vorkommens in der Umwelt und ihrer hormonellen Wirkungen zur gesundheitlichen Gefahr für den Mensch geworden sind. Bisphenol-Derivate werden als Weichmachersubstanzen eingesetzt, die sich aus dem Plastik herauslösen und in die Umwelt gelangen. Im Zellkulturtest finden sich herausgelöste Bisphenole in Konzentrationen, die ausreichen, um die transkriptionelle Aktivität des Estrogen-Rezeptors zu stimulieren (Krishnan et al. 1993, Ishikawa et al. 2001). Strukturell ist das Estrogen-Rezeptor-Bindevermögen bei den Diphenylmethan-Derivaten auf phenolische Substanzen begrenzt (Abbildung 8.29). Eine zweite phenolische Gruppe erhöht in der „Cumyl-Serie" leicht die Affinität zum Rezeptor (Abbildung 8.29). Die Abwesenheit einer phenolischen OH-Gruppe bei den Diphenylmethan-Derivaten führt zum Verlust der Affinität, auch wenn eine basische Seitenkette, wie z. B. der Dimethylaminoethoxy-Rest, vorhanden ist.

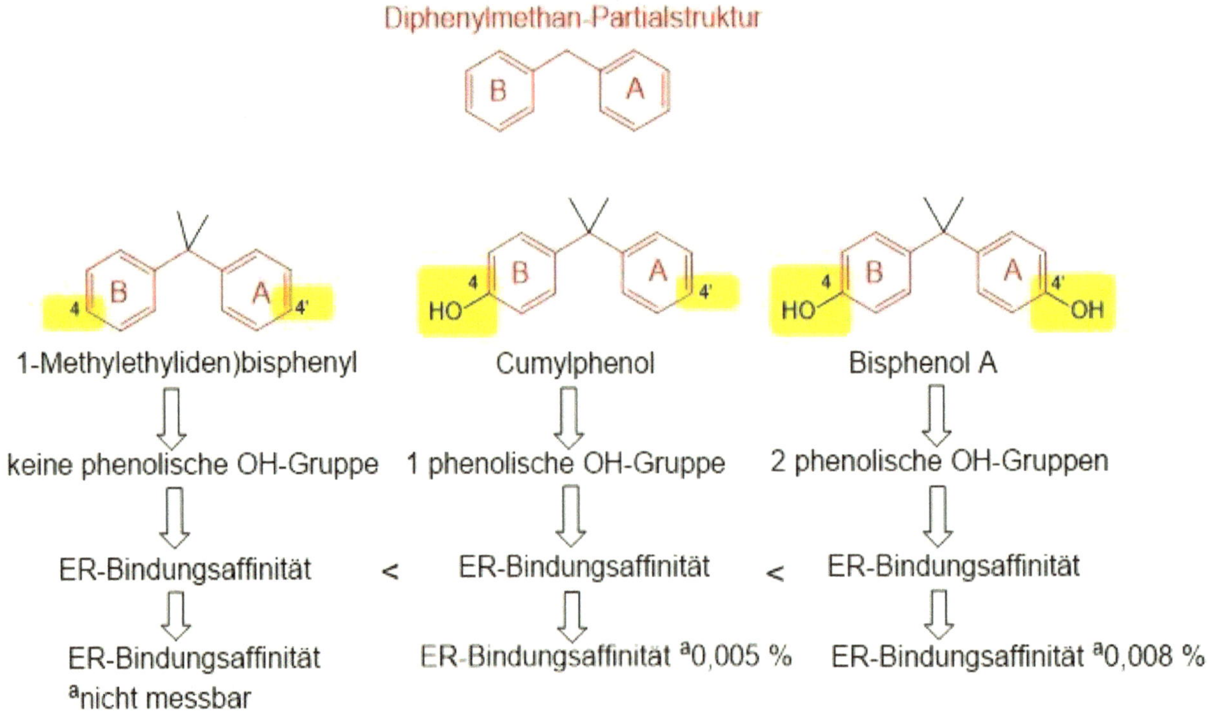

Abbildung 8.29: Abhängigkeit der Bindungsaffinität der Diphenylmethane zum Estrogen-Rezeptor vom Vorhandensein phenolischer Hydroxyl-Gruppen in p-Position

[a] Fang et al. (2001).

Eine erhebliche Steigerung der Bindungsaffinität lässt sich durch den Einbau hydrophober Gruppen am benzylischen C-Atom der Diphenylmethane erreichen (Gao et al. 1999). Der Effekt ist umso größer, je sperriger die hydrophobe Gruppe ist (HPTE > Bisphenol B > Bisphenol A > Bisphenol F) (Perez et al. 1998).

Der Vergleich der dreidimensionalen Strukturen des Tamoxifens und des DPPE (1,2-Bis[diphenylphosphino)ethan), einem in der Organischen Chemie als zweizähnigen Chelator verwendeten Katalysator für Übergangsmetalle, zeigt eine nahezu perfekte Superimposition bei den Diphenylmethan-Partialstrukturen. Dass DPPE dennoch keine Affinität für den Estrogen-Rezeptor aufweist, kann mit dem fehlenden Phenylpropen-Part aus dem Triphenethylen-Gerüst begründet werden (Poirot et al. 2000). Schlussfolgernd kann festgestellt werden, dass für Tamoxifen das Triphenylethylen-Gerüst mit der Seitenkette für eine Bindung an den Estrogen-Rezeptor notwendig ist. Für seinen aktiven Metaboliten 4-Hydroxytamoxifen sind die basische Seitenkette und die Phenylpropen-Partialstruktur keine absolut notwendigen Strukturelemente, um Affinität zum Estrogen-Rezeptor aufzuweisen (de Médina et al. 2004).

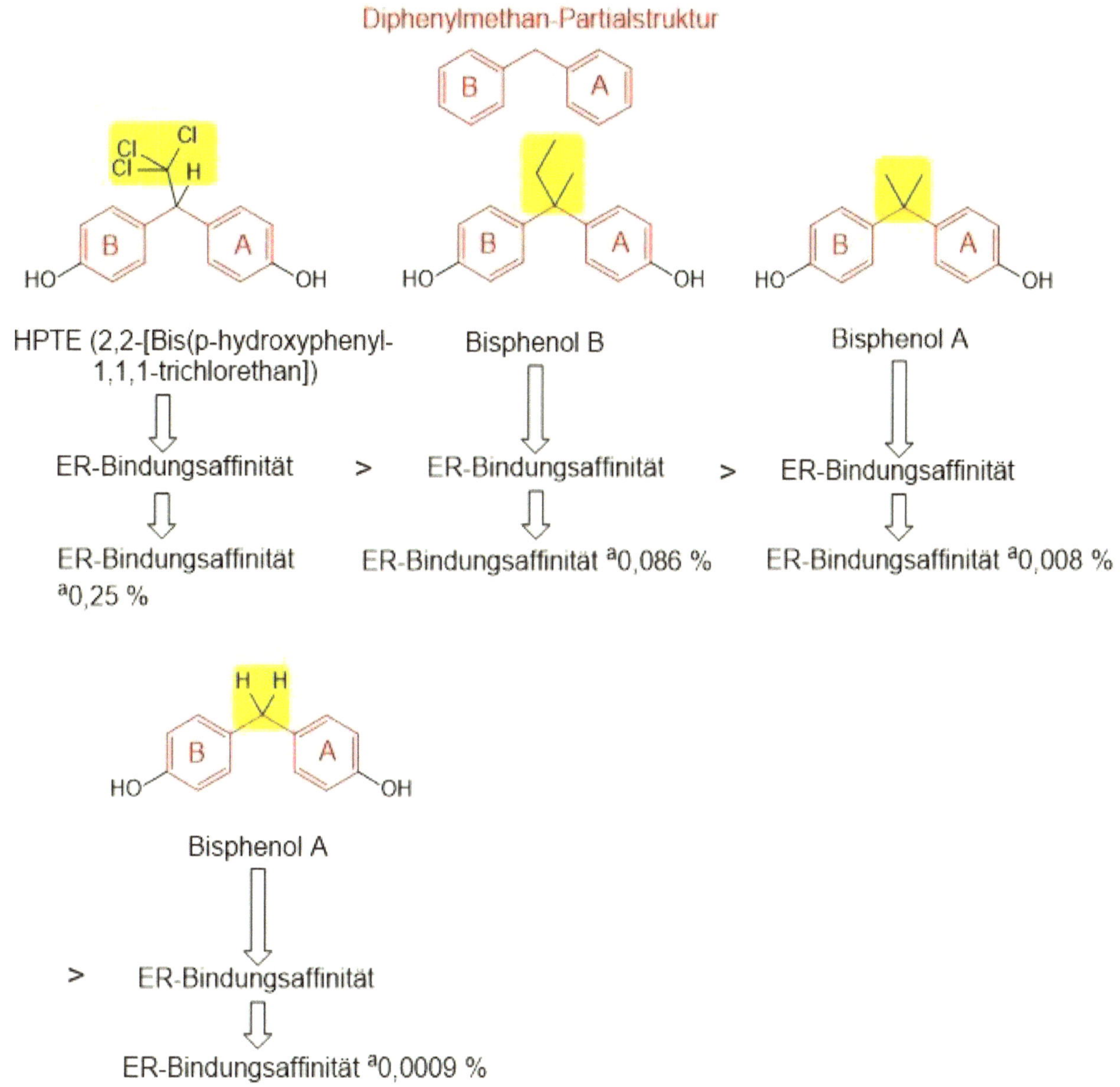

Abbildung 8.30: Abhängigkeit der Bindungsaffinität der Diphenylmethane zum Estrogen-Rezeptor von Größe, Volumen und Sperrigkeit der hydrophoben Reste am benzylischen C-Atom
[a] Perez et al. (1982).

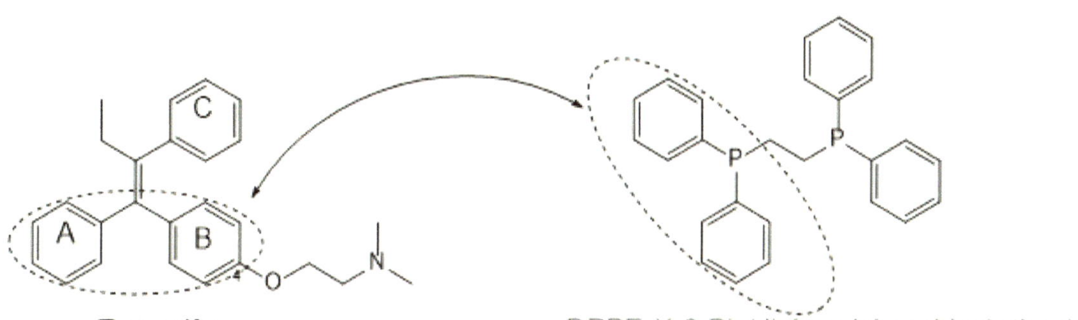

Tamoxifen DPPE (1,2-Bis(diphenylphosphino)ethan)

Abbildung 8.31: DPPE lässt sich in seiner energieminimierten Konformation exakt über die Diphenylmethan-Struktur des Tamoxifens lagern, weist aber dennoch keine Affinität für den Estrogen-Rezeptor auf (Poirot et al. 2000, de Médina et al. 2004).

Der Ethyl-Substituent

Eine Serie von 4-Hydroxytamoxifen-Analoga ist synthetisiert worden. Bei diesen Tamoxifen-Analoga ist die Bedeutung des Ethyl-Substituenten am C2 des Triphenylethylen-Gerüsts für die Affinität für den Estrogen-Rezeptor untersucht worden. Die Ethyl-Gruppe ist ersetzt worden durch verschiedenste Reste und funktionelle Gruppen, darunter ein H-Atom, Halogen-Atome, eine Nitro- und eine Cyano-Gruppe (Ruenitz et al. 1986). Innerhalb dieser Serie zeigt die Verbindung, die ein Chlor-Atom anstelle der Ethyl-Gruppe trägt, die höchste ER-Bindungsaffinität. Die Reihenfolge in abnehmender Affinität zum Estrogen-Rezeptor lautet: Cl > Ethyl > Br > NO_2 > CN = H. Diese strukturellen Modifikationen haben alle keine allzu großen Auswirkungen auf die Bindungsaffinität zum Estrogen-Rezeptor. So zeigt das Tamoxifen-Analogon mit der höchsten Bindungsaffinität 4-Hydroxyclomifen nur etwa eine 10-fach höhere Affinität als die Analoga mit den schwächeren Affinitäten (H, CN) (Abbildung 8.32) (Ruenitz et al. 1986, Lashley et al. 2002, de Médina et al. 2004).

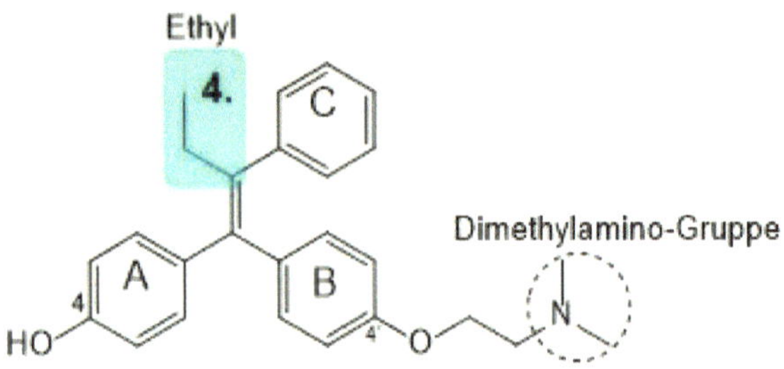

4-Hydroxytamoxifen
Referenz ER-Bindungsaffinität 100 %

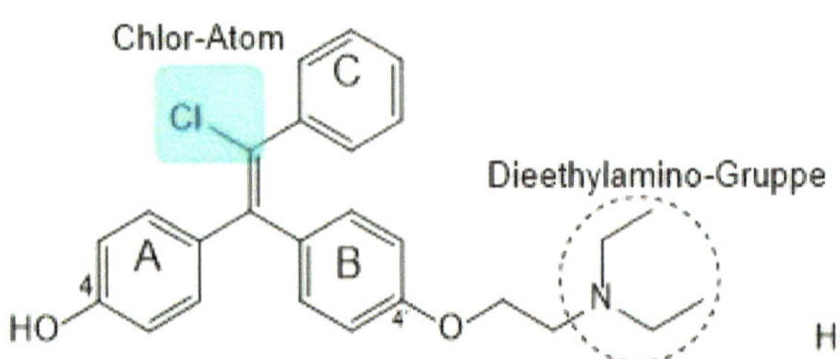

4-Hydroxytamoxifen-Analogon
(4-Hydroxyclomifen)
ER-Bindungsaffinität 95 %

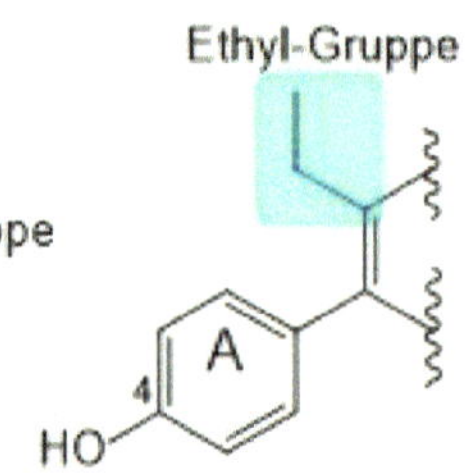

4-Hydroxytamoxifen-Analogon
ER-Bindungsaffinität 90 %

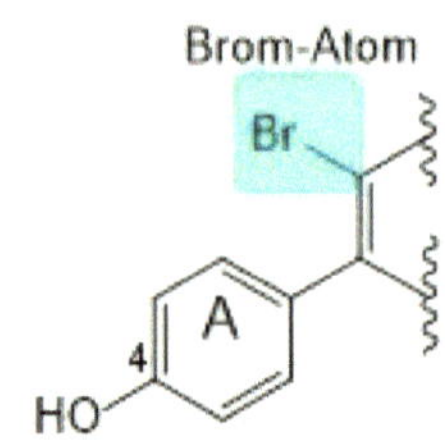

4-Hydroxytamoxifen-Analogon
ER-Bindungsaffinität 32 %

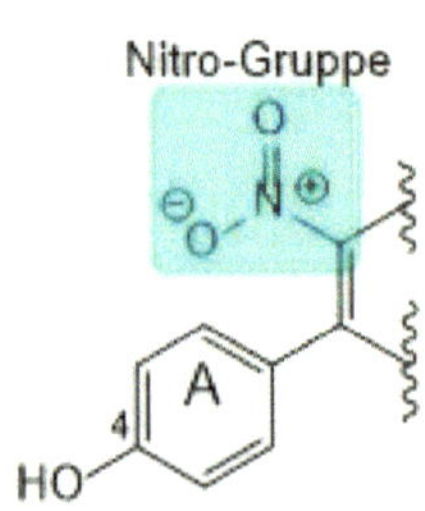

4-Hydroxytamoxifen-Analogon
ER-Bindungsaffinität 20 %

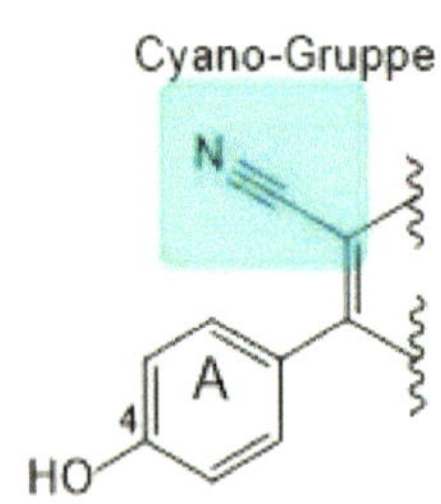

4-Hydroxytamoxifen-Analogon
ER-Bindungsaffinität 10 %

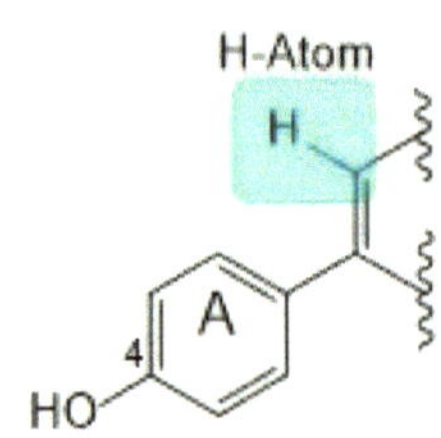

4-Hydroxytamoxifen-Analogon
ER-Bindungsaffinität 10 %

Abbildung 8.32: Die Bedeutung des C2-Ethyl-Substituenten für die Bindungsaffinität zum Estrogen-Rezeptor

Die C-C-Seitenkette des 4-Hydroxytamoxifens ragt aus der Liganden-Bindungstasche des Estrogen-Rezeptors heraus (Delpassand et al. 1996, Lashley et al. 2002). Diese Beobachtung veranlasste einige Arbeitsgruppen, 4-Hydroxytamoxifen-Derivate zu synthetisieren, in denen der Ethyl-Substituent durch einen großen sperrigen Substituenten ersetzt ist (de Médina et al. 2004). Das in Abbildung 8.33 dargestellte 4-Hydroxytamoxifen-Analogon ist eine solche Verbindung, wobei der voluminöse Rest auch zahlreiche funktionelle Gruppen enthält, wie z. B. tertiäre Amine, ein Carbonsäureamid und einige Carbonsäure-Gruppen (Lashley et al. 2002).

Im Vergleich zu Tamoxifen weist diese Verbindung eine 10-fach schwächere Affinität zum Estrogen-Rezeptor auf. Diese Werte zeigen, dass eine Modifikation der C2-Ethyl-Gruppe des Tamoxifens nicht zu einem vollkommenen Verlust der ER-Bindungsaffinität führt, unabhängig davon, wie der C2-Substituent aufgebaut ist. Der Rest des Tamoxifen-Moleküls enthält genügend strukturelle Partialstrukturen, die immer noch für eine Affinität zum Estrogen-Rezeptor sorgen. Die Modifikation des Ethyl-Substituenten führt nicht zu einem dramatischen Verlust an Bindungsaffinität. Genauso scheint die Ethyl-Gruppe für die Tamoxifen-Affinität nicht essenziell zu sein (de Médeina et al. 2004).

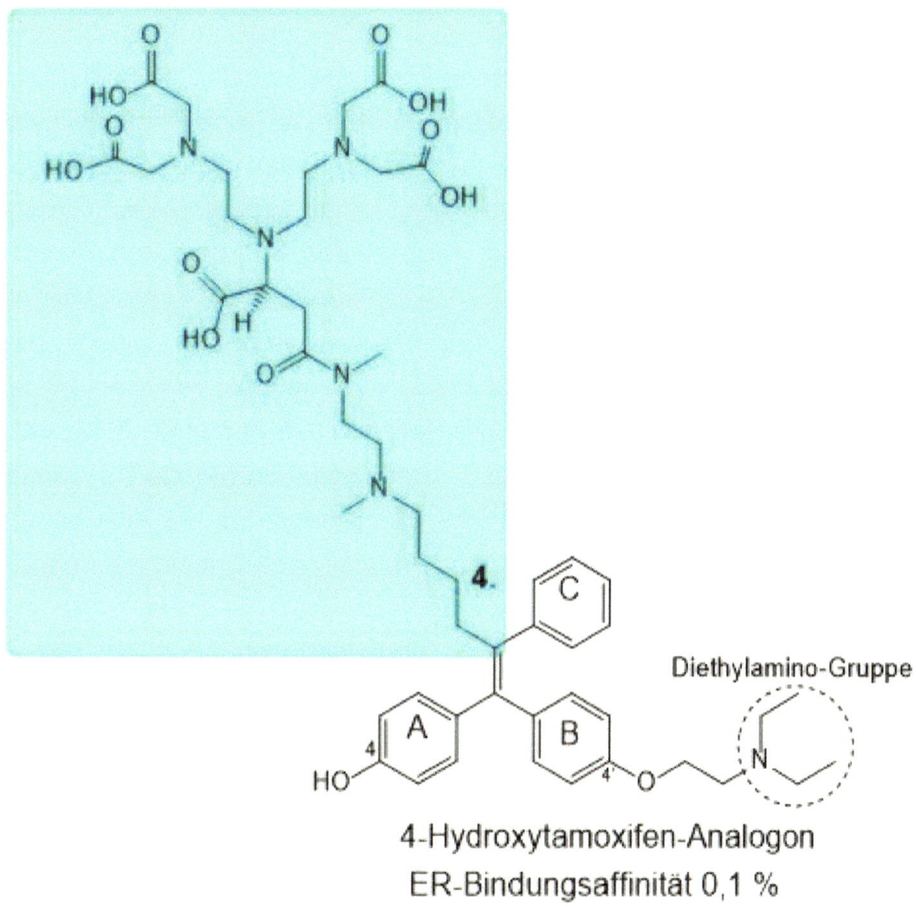

Abbildung 8.33: 4-Hydroxytamoxifen-Analogon mit einem sperrigen voluminösen Substituenten am C2 der Ethylen-Gruppe anstelle des Ethyl-Substituenten

8.2 Die Proteinkinase C

Die mehr als 60 Mitglieder der AGC-Familie (Proteinkinasen A, G und C) sind Serin/Threonin-spezifische Proteinkinasen, die die Übertragung einer Phosphat-Gruppe auf ein Serin oder Threonin eines Proteins katalysieren. Sie sind zentrale Signalproteine, die in zahlreichen zellulären Signalübertragungswege involviert sind. Die Enzyme der AGC-Familie sind von besonderer Bedeutung bei der Regulation von Zellwachstum und Zelldifferenzierung sowie Zellüberleben und Zelltod. Proteinkinase C (PKC) nimmt innerhalb dieser Enzymfamilie eine Sonderstellung ein, da sie nachgewiesenermaßen an der Karzinogenese und der malignen Zelltransformation direkt beteiligt ist (Hellwig 1994, do Cormo et al. 2013, Isakov 2018). Außerdem stellt die Proteinkinase C den intrazellulären Rezeptor für Phorbolester wie das Phorbol-12-myristat-13-acetat (PMA) (Strukturformel Abbildung 8.34) dar, die tumorfördernde Eigenschaften besitzen (Driedger und Blumberg 1980, Castagna et al. 1982, Blumberg et al. 1984).

In Abhängigkeit von verschiedenen Kriterien wie Aminosäuresequenz, Regulation, Aktivierbarkeit und die Art des benötigten Cofaktors werden bei den PKCs drei Hauptgruppen unterschieden (Isakov 2018):

1) die klassischen PKC-Isoformen (cPKCs) α, β1, β2, γ, die durch Phosphatidylserin Ca^{2+}-abhängig aktiviert werden. Die klassischen Isoformen binden auch Diacylglycerol, das die Affinität und Spezifität der Enzym-Isoformen für Ca^{2+} und Phosphatidylserin erhöht. Der Tumorpromoter PMA (Phorbol-12-myristat-13-acetat) aktiviert die klassischen Proteinkinase-C-Isoformen, indem er Diacylglycerol entfernt und die Konzentration des Ca^{2+}, das für die Aktivierung benötigt wird, in den erforderlichen Bereich verringert (Newton et al. 2016);
2) die neuen PKC-Isoformen (nPKCs) δ, ε, η, θ, μ werden ebenso wie klassischen Isoformen durch Phospatidylserin oder Phorbolester in Gegenwart von Diacylglycerol aktiviert, benötigen aber zur Aktivierung keine Ca^{2+}-Kationen (Newton et al. 2016, Isakov 2018);
3) die atypischen PKC-Isoformen (aPKC) ζ, λ/I sind wie die nPKCs Ca^{2+}-unabhängig, benötigen aber auch kein Diacylglycerol oder Phorbolester für ihre Aktivierung (Newton et al. 2016, Isakov 2018). Die Einteilung der Proteinkinase-C-Isoformen ist in Tabelle 8.2 noch einmal übersichtlich dargestellt.

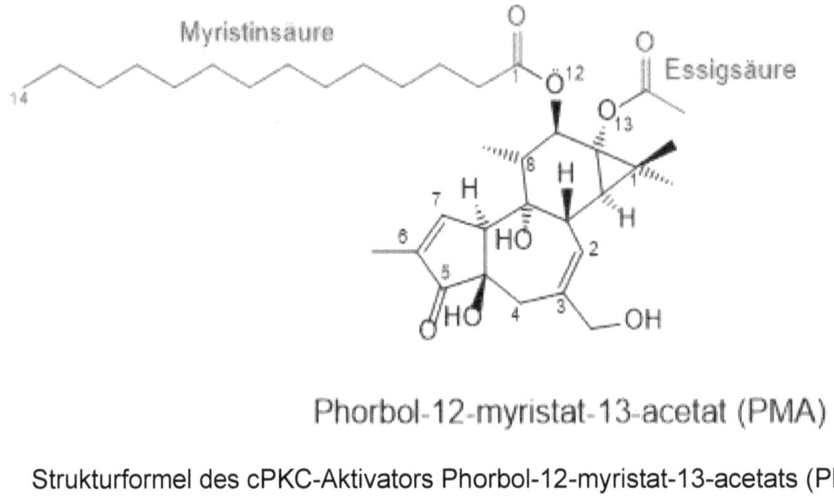

Abbildung 8.34: Strukturformel des cPKC-Aktivators Phorbol-12-myristat-13-acetats (PMA), Synonym: 12-O-tetradecanoylphorbol-13-acetat (TPA)

Tabelle 8.2: Einteilung der Proteinkinase-C-Isoformen (nach Isakov 2018)

Isoform-Hauptgruppe	bislang identifizierte Isoformen	Aktivität
klassische Isoformen (cPKC)	α, $\beta 1$, $\beta 2$, γ	Aktivität ist abhängig von Diacylglycerol, Phosphatidylserin und Ca^{2+}
neue Isoformen (nPKC)	δ, ε, θ, η, μ	Aktivierung ebenfalls durch Phosphatidylserin und Diacylglycerol, aber unabhängig von Ca^{2+}
atypische Isoformen (aPKC)	ζ, λ/i	Binden PIP3 oder Ceramid, sind aber Ca^{2+}-unabhängig und benötigen auch kein Diacylglycerol

Die Proteinkinase-C-Isoformen bestehen aus einer Aminosäurekette mit einem Molekulargewicht von 63–83 kDa. PKC weisen eine N-terminale regulatorische und eine C-terminale katalytische Domäne auf (Abbildung 8.35). Alle PKC verfügen über eine N-terminale autoinhibitorische Pseudosubstratregion, die die Kennzeichen einer Phosphorylierungsstelle aufweist, an der entsprechenden Serin/Threonin-Phosphorylierungsstelle aber ein Alanin besitzt. Beide Domänen, die regulatorische und die katalytische, verfügen über konstante konservierte Regionen (C_1–C_4) sowie variable Regionen (V_1–V_5). Die regulatorische und die katalytische Domäne sind über eine sogenannte Gelenkregion (engl. hinge region) verbunden (Abbildung 8.35) (Isakov 2018, Newton 2018).

Die klassischen cPKC und die neuen nPKC verfügen über eine C1-Region, bestehend aus zwei sich wiederholenden Zink-Finger-Motiven mit einem konservierten Muster an Cystein- und Histidin-Resten, die für die Koordination zweier Zn^{2+}-Kationen verantwortlich sind. Wegen den beiden Zink-Finger-Motiven spricht man bei den klassischen und neuen PKC auch von den Regionen C1A und C1B. Die C1B-Region der nPKC besitzt eine um zwei Zehnerpotenzen höhere Affinität für Diacylglycerol als die der cPKC. Der Grund ist ein Tryptophan (Trp) an einer entscheidenden Stelle der C1B-Region der nPKC. Die cPKC haben an dieser Stelle einen weniger günstigen Tyrosin-Rest (Tyr) (Abbildung 8.35). Die C1B-Region ist die Bindungsstelle für die Phorbolester. Bindungsstudien haben gezeigt, dass Diacylglycerole und die Phorbolester kompetitiv um dieselbe Bindungsstelle innerhalb der C1-Region konkurrieren. Da Phorbolester im Gegensatz zu Diacylglycerolen aber nicht schnell verstoffwechselt werden, führen sie zu einer konstitutiven Aktivierung der PKC. Für die atypischen PKC, denen die C1-Region fehlt – sie enthalten nur ein einzelnes Zink-Finger-Motiv – weisen die Phorbolester keine Affinität auf (Abbildung 8.35) (Isakov 2018, Newton 2018).

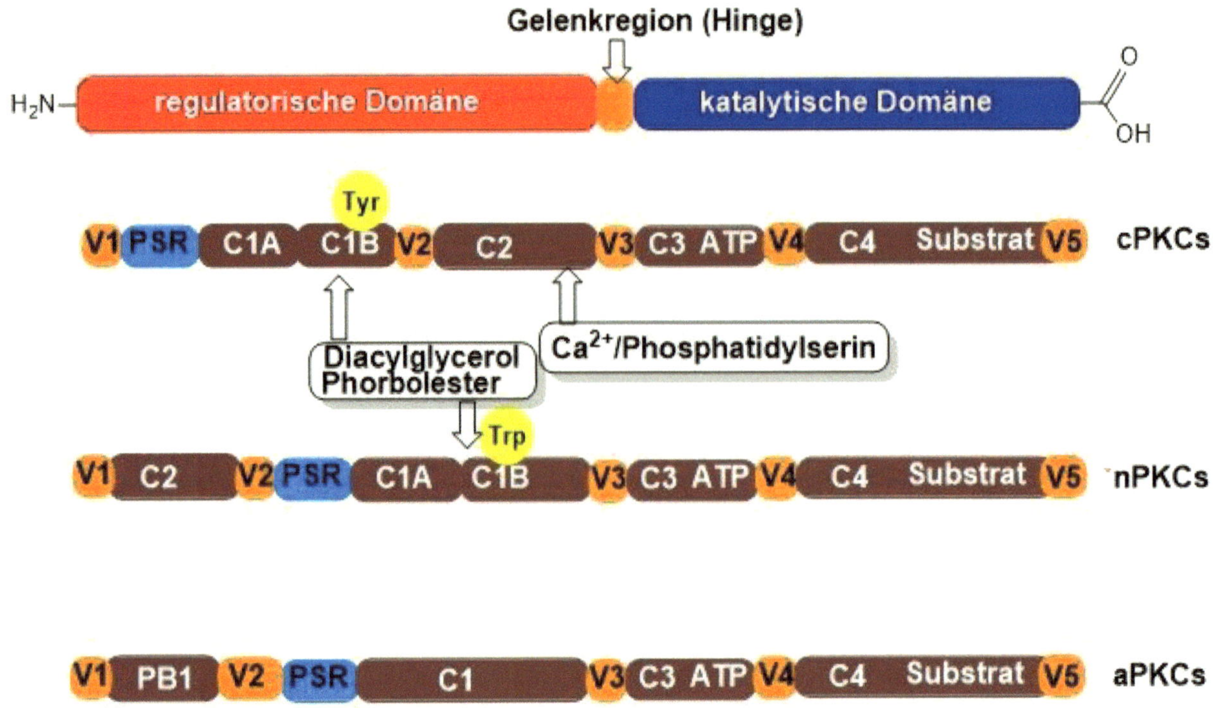

Affinitäten für Second-Messenger-Moleküle/Kationen

	Diacylglycerol	Ca^{2+}	Phorbolester
cPKCs	+	+	+ + +
nPKCs	+ +	-	+ + +
aPKCs	-	-	-

Abbildung 8.35: Domänenanordnung der PKC-Isoenzyme geordnet nach Unterfamilie (nach Newton 2018)

cPKC: klassische Proteinkinasen C; nPKC: neue Proteinkinasen C; aPKCs: atypische Proteinkinasen C. Orangefarben: V1–V5, variable Regionen der regulatorischen/katalytischen Domänen; braun: C1–C4, konservierte Regionen der regulatorischen/katalytischen Domänen; blau: PSR, Pseudosubstratbindungsstelle.

Die Ca^{2+}-bindende C2-Region liegt bei den klassischen cPKC C-terminal zur C1-Region. Diese C2-Region weist eine basische Oberfläche auf und fungiert als eine Art Plasmamembran-Sensor für die Erkennung von Phosphatidylserin oder Phosphatidylinositol-4,5-diphosphat (PIP_2). Bei den neuen nPKC liegt die C2-Region N-terminal zur C1-Region und kann weder Ca^{2+} noch Lipide binden. Die atypischen aPKC verfügen anstelle der C2-Region über eine N-terminale PB1-Region, die die Bindung zu Proteinstrukturen vermittelt (Abbildung 8.35) (Isakov 2018, Newton 2018). Die C-terminal gelegene Kinase-Aktivität wird durch die konservierten Regionen C3 und C4 gebildet und verfügt über eine konservierte ATP-Bindungsregion und eine Substratbindungsstelle, die unter den Proteinkinasen weniger konserviert ist (Abbildung 8.35) (Isakov 2018, Newton 2018).

Zahlreiche Studien belegen, dass PKC zu einem großen Teil in der Karzinogenese einer Zelle und deren maligner Transformation involviert sind (Blumberg et al. 1994, Ma et al. 2001). Ebenso sind sie an der Entstehung einer Insulinresistenz, viralen Infektionen und immunologischen und das ZNS betreffende Fehlregulationen beteiligt (Hellwig 1994, Isakov 2018). Insbesondere die Beteiligung bei der Transformation einer normalen Zelle in eine maligne Zelle und somit bei der Krebsentstehung hat zur Entwicklung von PKC-Modulatoren mit Antitumoraktivitäten sowohl *in vitro* als auch *in vivo* geführt (de Médina et al. 2004). Unter den PKC-Inhibitoren sind einige Staurosporin-Derivate, wie z. B. das zellpermeable K252a, das Lestaurtinib (CEP-701) und das K252b oder UCN-01, ein relativ selektiver PKC-Inhibitor (Abbildung 8.36) (Asche 2018).

Bislang ist Midostaurin, das semisynthetische N′-Benzoyl-Derivat des natürlich vorkommenden Indolocarbazol-Alkaloids Staurosporin, das einzige Staurosporin-Derivat, das eine Zulassung hat (Abbildung 8.36). Wie fast alle Staurosporin-Derivate ist Midostaurin ein Multikinase-Inhibitor, der neben den Proteinkinasen auch die FLT3-Rezeptor-Tyrosinkinase (FMS-related tyrosine kinase 3) und die KIT-Rezeptor-Tyrosinkinase (KIT: Stammzellfaktor-Rezeptor) hemmt. Midostaurin ist in Form des Fertigarzneimittels Rydapt® zugelassen zur Therapie der akuten myeloischen Leukämie (AML) mit nachgewiesener Mutation in der FLT3-Rezeptor-Tyrosinkinase. Zusätzlich ist Midostaurin auch noch indiziert bei drei speziellen Subtypen der seltenen Mastozytose, einer hämatologischen Erkrankung, bei der es zu einer unkontrollierten Vermehrung von Mastzellen in verschiedenen Geweben kommt (Fachinformation Rydapt® 2017, Asche 2018). Neben den oben erwähnten Rezeptor-Tyrosinkinasen hemmt Midostaurin Proteinkinasen. Midostaurin ist dabei ein relativ selektiver Inhibitor der klassischen PKC-Isoformen. Die neuen und die atypischen PKC-Isoformen werden erst bei deutlich höheren Konzentrationen gehemmt (Tabelle 8.3).

Tabelle 8.3: Midostaurin als PKC-Inhibitor (Fabbro et al. 1999)

PKC-Isoform	PKC-α	PKC-β1	PKC-β1	PKC-γ	PKC-δ	PKC-ε	PKC-η
IC_{50} [nM]	22	30	31	24	330	1250	160

Staurosporin ist ein natürliches Alkaloid, das erstmals 1977 aus Streptomyces-Arten isoliert werden konnte (Omura et al. 1977). Es wird zu den Indolo[2,3-a]carbazol-Alkaloiden gezählt. Alternativ werden Staurosporine auch als Bisindole bezeichnet, da der Ausgangspunkt für die Biosynthese zwei Tryptophan-Moleküle mit zwei Indol-Partialstrukturen sind (Abbildung 8.34) (Fabbro et al. 2009, Ryan und Drennan 2009).

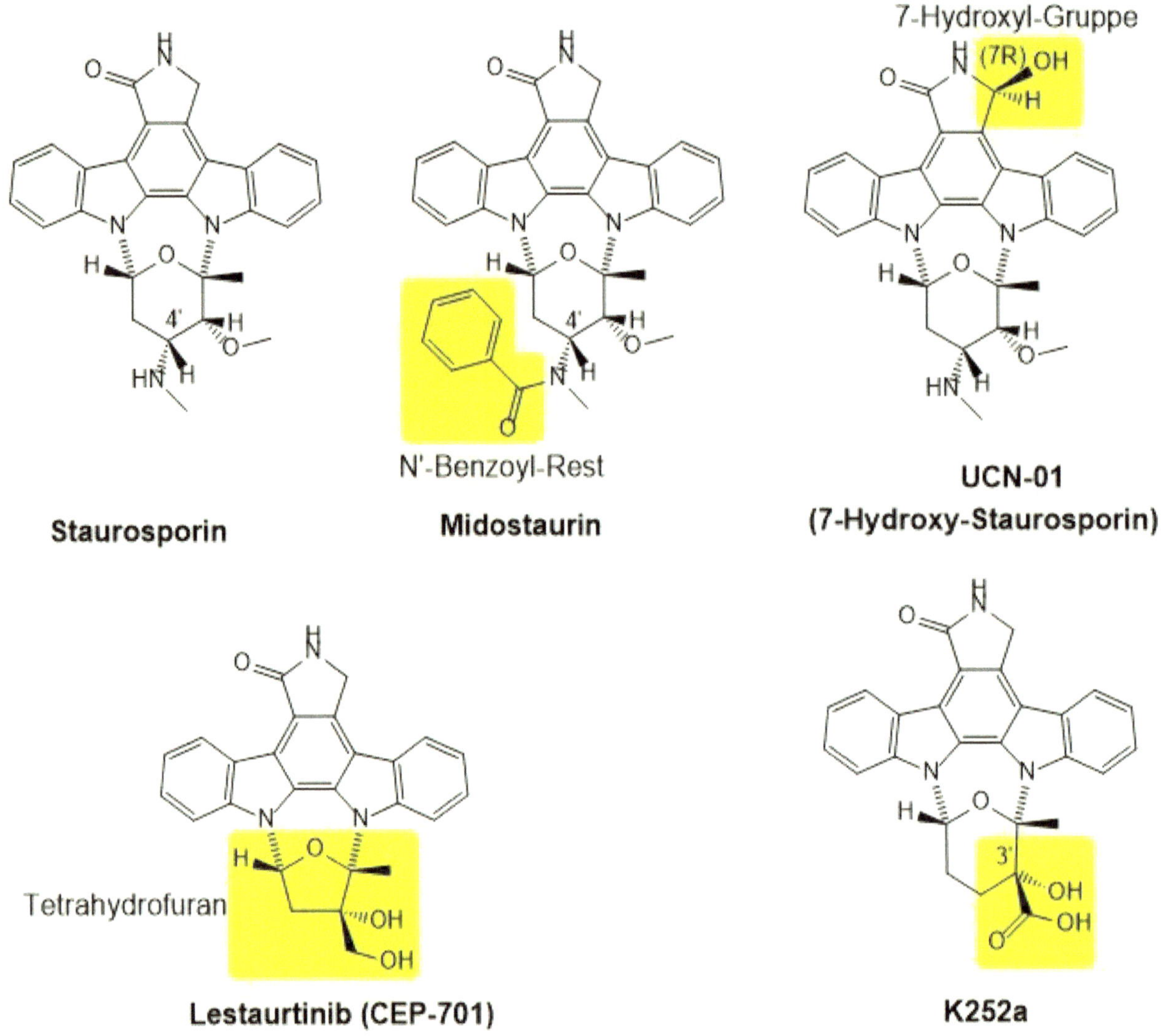

Abbildung 8.36: Staurosporin-Analoga als potente, aber nichtselektive Proteinkinase-C-Inhibitoren

Da es sich bei den Bisindolen aber in der Regel um 6-Ring-Systeme mit einem zusätzlichen Pyrrol-Heterozyklus und nicht wie der Name Indolocarbazole suggeriert um 5-Ring-Systeme handelt, lautet die exakteste Bezeichnung der gemeinsamen Ringstruktur der Staurosporine Indolo[2,3-a]pyrrolo[3,4-c]carbazol. Für weitere Ausführungen zur Nummerierung, zur Struktur und zur Konformation des Tetrahydropyran-Ringes vgl. Asche (2018). Mitte der 1980er Jahre wurde die große, aber wenig selektive inhibitorische Aktivität des Staurosporins gegenüber der Proteinkinase C entdeckt (Asche 2018). Zu den Staurosporin-Derivaten, die am weitesten klinisch entwickelt wurden, zählen Lestaurtinib (CEP-701), bei dem anstelle des Tetrahydropyran-Ringes ein Tetrahydrofuran-Ring mit den beiden Indol-Stickstoffen verbunden ist, sowie UCB-01, das semisynthetische 7-Hydroxy-Staurosporin. Beide, sowohl Lestaurtinib als auch UCB-01, sind wie Midostaurin starke, aber wenig selektive PKC-Inhibitoren (Asche 2018).

Die meisten PKC-Inhibitoren, die es bis in die klinische Prüfung geschafft haben, sind für eine Krebstherapie in Kombination mit einem weiteren zytotoxischen Agens vorgesehen gewesen. Die Proteinkinase C stellt ein Target für die Antitumortherapie dar, obwohl der genaue Mechanismus, über den einzelne der PKC-Isoformen eine Wachstumskontrolle des Tumors erreichen, nicht vollständig aufgeklärt ist (de Médina et al. 2004).

Tamoxifen hemmt die klassischen Isoformen der PKC in einem teilweise aufgereinigten System mit einem IC_{50}-Wert von 25 µM (O'Brian et al. 1986). In Brustkrebszellen erzeugt Tamoxifen eine vorübergehende Aktivierung der PKC-Isoformen, was zu deren Translokation zur Plasmamembran und einer sich daran anschließenden irreversiblen Hemmung des Enzyms führt (Gundimeda et al. 1996, Lavie et al. 1998). Diese Hemmung tritt bei pharmakologisch relevanten intratumoralen Konzentrationen des Tamoxifens auf. Allerdings folgerten die Autoren aus den Ergebnissen, dass diese nicht das Resultat einer direkten Interaktion des Tamoxifens mit den PKC-Isoformen sei, sondern eine indirekte Wirkung des Tamoxifens beispielsweise durch die Bildung reaktiver Sauerstoffspezies (de Médina et al. 2004).

Struktur-Wirkungs-Beziehungen für Tamoxifen-Derivate

Die Kristallstrukturen der Phorbolester und der regulatorischen Domäne der Proteinkinase C sind veröffentlicht (Szallasi et al. 1996, Wang et al. 1996, Ochoa et al. 2001). Damit ist die Interaktion der Phorbolester mit der PKC auf molekularer Ebene bekannt. Anders sieht es bei Tamoxifen-Derivaten aus, worüber noch keine kristallografischen Daten vorliegen. Einige Arbeitsgruppen haben auf der Basis von Tamoxifen als Leitstruktur versucht, potentere Verbindungen zu entwickeln. Triphenethylen- und Diphenylethylen-Derivate des Tamoxifens sind an aufgereinigten Isoformen der klassischen cPKC (α, β, γ) getestet worden (de Médina et al. 2004).

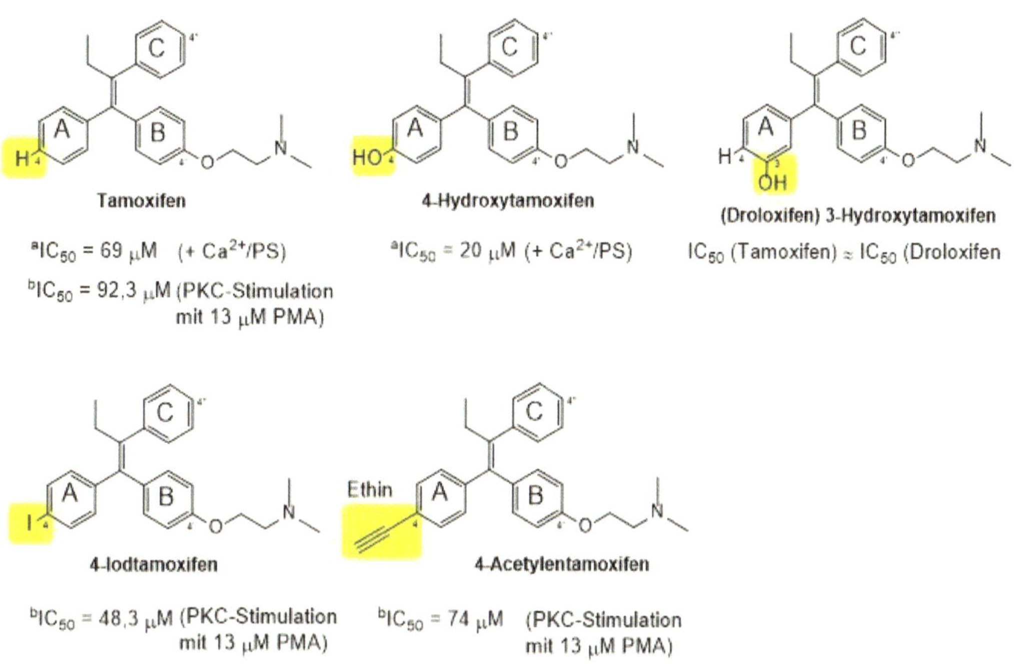

Abbildung 8.37: Die Substitution an der para-Position des Ringes A führt zu einer Zunahme der cPKC-inhibitorischen Aktivität (de Médina et al. 2004).

[a] Gemessen in Gegenwart von 0,1 mM Ca^{2+} und 2 µg/ml Phosphatidylserin (Bignon et al. 1991).

[b] PKC-Inhibition wird an MCF-7-cytosolischen Extrakten bestimmt. Die PKC wird stimuliert durch 13 µM PMA, [a] gemessen in Gegenwart von 0,1 mM Ca^{2+} und 2 µg/ml Phosphatidylserin (Rowlands et al. 1995).

IC_{50}: Konzentration, die 50 % der PKC-Aktivität inhibiert.

Der Einbau eines C4-Substituenten am Ring A führt zu einer leichten Zunahme der PKC-inhibitorischen Aktivität. 4-Hydroxytamoxifen ist im Testsystem wirksamer als Tamoxifen. Auch 4-Iod- und 4-Acetylentamoxifen sind potentere PKC-Inhibitoren als Tamoxifen. Droloxifen, das 3-Positionsisomere des 4-Hydroxytamoxifens, ist etwa gleichwirksam wie Tamoxifen.

Tamoxifen und seine Derivate und Analoga unterscheiden nicht signifikant zwischen den klassischen cPKC-Isoformen α, β1 und β2 sowie γ. Zwischen Tamoxifen-Derivaten und den cPKC-Isoformen kommt es zu direkten Interaktionen: Die Tamoxifen-Derivate binden direkt an die PKC. Indirekte Effekte, wie z. B. die Bildung reaktiver Sauerstoffspezies, spielen hingegen keine Rolle (O'Brian et al. 1988). Dass das E- und das Z-Isomer des Tamoxifens einen äquivalenten inhibitorischen Effekt auf die PKC ausüben, mag daran liegen, dass die Inhibitor-Bindungsstellen auf der PKC nicht stereoselektiv sind (O'Brian et al. 1988). Der Einbau eines Substituenten am A-Ring des Tamoxifens verstärkt die PKC-inhibitorische Wirkung. Beispielsweise erhöhen ein Acetylen-Substituent oder ein Iod-Atom die PKC-inhibitorische Aktivität im Vergleich zum Tamoxifen. Daraus folgerte man, dass die Erhöhung der Lipophilie der Tamoxifen-Derivate ein probates Mittel zur allgemeinen Erhöhung der PKC-inhibitorischen Aktivität sei (Rowlands et al. 1995). Tatsächlich hemmt 4-Hydroxytamoxifen PKC genauso wie den Estrogen-Rezeptor wirksamer als Tamoxifen, während Droloxifen als positionsisomeres 3-Hydroxy-Derivat von 4-Hydroxytamoxifen immerhin eine Aktivität aufweist, die vergleichbar mit der des Tamoxifens ist (Abbildung 8.38) (de Médina et al. 2004). Für Triphenylacrylonitril-Derivate bedeutet der Einbau einer zweiten Aminoethoxy-Seitenkette am C4 des Ringes A einen immensen Gewinn an Aktivität. Im Vergleich zum Tamoxifen ist die inhibitorische Aktivität etwa 25-fach erhöht (Abbildung 8.38).

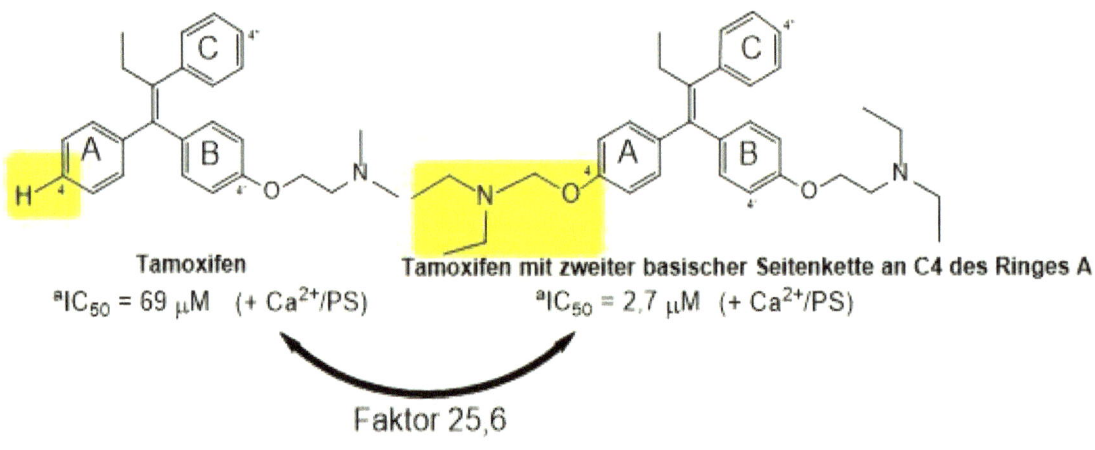

Abbildung 8.38: Eine zweite basische Seitenkette am C4 des Ringes A führt zu einer 25-fachen Zunahme der PKC-inhibitorischen Aktivität (de Médina et al. 2004).

Zugleich geht der Ersatz des Ethyl-Substituenten an der Doppelbindung durch eine Cyano-Gruppe mit einem deutlichen Aktivitätsgewinn einher (Abbildung 8.39) (de Médina et al. 2004).

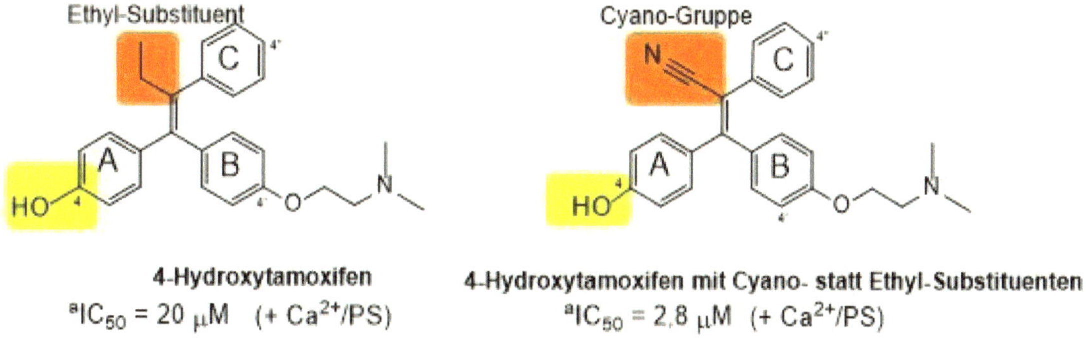

Abbildung 8.39: Eine Cyano-Gruppe anstelle eines Ethyl-Substituenten bewirkt eine deutlich Steigerung der PKC-inhibitorischen Aktivität (hier am Beispiel des 4-Hydroxytamoxifens) (de Médina et al. 2004).

Die PKC-Inhibition durch Triphenylethylene erfordert eine ausreichend lange basische Seitenkette. Der Austausch eines Dimethylaminoethoxy-substituierten Derivats durch ein Diethylaminoethoxy-substituiertes führt zu einer Verstärkung der PKC-Inhibition. Zusätzlich bedingt der Einbau von Methylen-Gruppen eine verstärkte PKC-Inhibition. Zwei Methylen-Gruppen sind weniger wirksam als 4–8 Methylen-Gruppen, wobei die Aktivitätsunterschiede zwischen 4 und 8 Methylen-Gruppen nicht allzu drastisch sind.

Im Gegensatz zu den bisher aufgeführten Verbindungen, allesamt Triphenethylen-Derivate, Tamoxifen-Analoga und ihrer pharmakologischen Wirkung nach PKC-Inhibitoren, sind dihydrolxylierte Diphenylethylen-Derivate und Cyclofenil-Derivate (Abbildung 8.40) keine Inhibitoren der PKC, sondern Aktivatoren (de Médina et al. 2004).

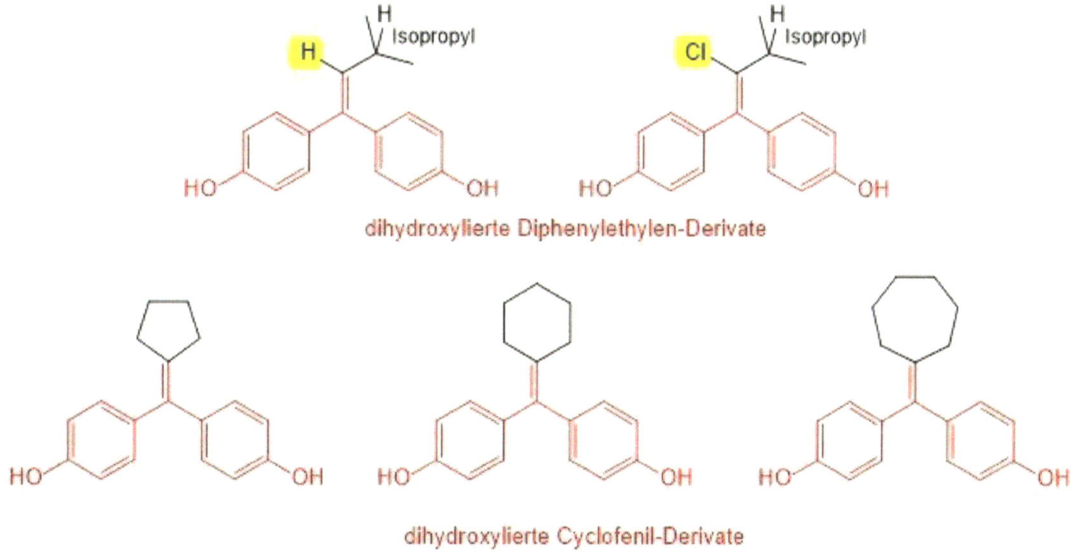

Abbildung 8.40: Dihydroxylierte Diphenylethylen-Derivate und dihydroxylierte Cylofenil-Derivate als PKC-Aktivatoren

Strukturell benötigen Tamoxifen-Derivate für die PKC-Hemmung folglich: 1) mindestens eine basische Seitenkette, 2) die Phenylpropen-Partialstruktur des Triphenylethylen-Gerüstes von Tamoxifen sowie 3) die Fähigkeit des terminalen Amins, bei physiologischem pH-Wert protoniert zu werden und als Protonendonor bei der H-Brückenbildung zu fungieren (de Médina et al. 2005).

Tamoxifen-Derivate werden als attraktive Leitstrukturen für die Entwicklung zentralgängiger Zytostatika auf der Basis des Triphenylethylen-Grundgerüstes angesehen, weil die meisten von ihnen die Blut-Hirn-Schranke überwinden können und moderate Inhibitoren der cPKC sind, einem Target, das bei einigen schwer therapierbaren Gehirntumoren eine Rolle spielt (Baltuch et al. 1993, Carpenter et al. 2016). Carpenter und seine Mitarbeiter setzten auf das bekannte Tamoxifen-Derivat mit Cyano-Substituent anstelle des Ethyl-Restes und zwei identischen basischen Seitenketten bestehend aus dem Diethylaminoethoxy-Rest und entwickelten unter Berücksichtigung wichtiger physikochemischer Parameter für ein ZNS-gängiges Molekül eine neue Serie ZNS-gängiger Triarylacrylonitril-Analoga (Abbildung 8.40). Diese Verbindungen zeigen eine gesteigerte inhibitorische Aktivität und eine verbesserte Selektivität für die PKC in Relation zum Haupttarget der Tamoxifen-Analoga, dem Estrogen-Rezeptor. Eine Verbindung zeigt eine besonders hohe inhibitorische Potenz gegenüber der PKC mit einem IC_{50}-Wert von 160 nM. Die Affinität für den Estrogen-Rezeptor α ist dagegen drastisch reduziert und liegt bei > 10 nM (Tamoxifen: IC_{50} (PKC) = 20 µM vs. IC_{50} (ERα) = 222 nM). Die Verhältnisse bezüglich der PKC-Hemmung und der Affinität für den ERα sind bei der neuen Verbindung also quasi umgedreht (Abbildung 8.41) (Carpenter et al. 2016).

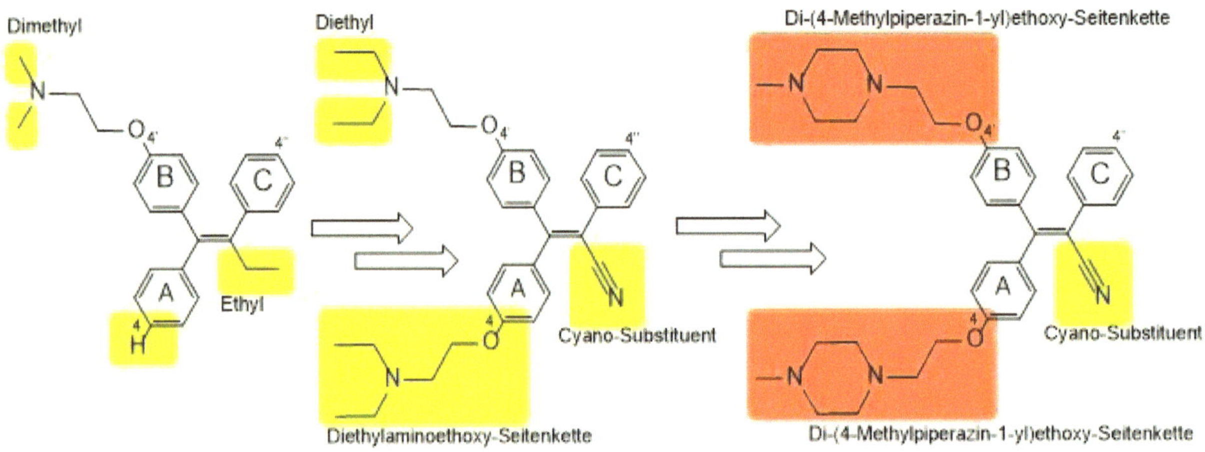

Tamoxifen	Triphenylacrylonitril-Derivat als Leitstruktur	optimiertes Triphenylacrylonitril
IC_{50} (ERα) = 222 nM	IC_{50} (ERα) > 10000 nM	IC_{50} (ERα) > 10000 nM
IC_{50} (PKCβ) = 20 µM	IC_{50} (PKCβ) = 3 µM	IC_{50} (PKCβ) = 160 nM
clogP = 6,74	clogP = 7,01	clogP = 5,46
tPSA = 12,47	tPSA = 48,73	tPSA = 48,73

Abbildung 8.41: Leitstruktur-optimiertes Triphenylacrylonitril-Derivat für eine zentrale Anwendung und selektive Hemmung der PKCβ (nach Carpenter et al. 2016)
tPSA: topological polar surface area.

Carpenter und Mitarbeiter haben ihr Triphenylacrylonitril für die Indikation Amphetamin-Missbrauch entwickelt. Aber durch die Überwindung der Blut-Hirn-Schranke sind Tamoxifen und viele seiner Derivate und Analoga interessant für die Behandlung von Gehirntumoren. Es konnte gezeigt werden, dass die Hochdosis-Therapie mit Tamoxifen nicht nur aufgrund der PKC-Hemmung eine zytotoxische Wirkung auf Gliomzellen hat, sondern dass der Metabolit 4-Hydroxytamoxifen Estrogen-Rezeptor-unabhängig und Apoptose-unabhängig eine Autophagozytose des KRAS-Proteins (Kirsten rat sarcoma) in Gliomzellen induzieren kann (Vertosick et al. 1994, Graham et al. 2016). Dementsprechend könnte Tamoxifen möglicherweise insbesondere durch seine ZNS-Gängigkeit und aufgrund seines neuartigen Wirkmechanismus beim Glioblastom im Vergleich zum Standard Temozolomid und eventuell auch bei Temozolomid-Resistenz eine Therapie-Alternative darstellen (He et al. 2015).

8.3 Calmodulin (CaM)

Calmodulin (CaM) ist ein hochkonserviertes eukaryotisches Protein, das bei einem Molekulargewicht von ca. 16,7 kDa 148 Aminosäuren umfasst (Fok et al. 2008). Durch seine hohe Plastizität ist es nach Bindung von vier Ca^{2+}-Kationen in der Lage, seine Konformation derart zu ändern, dass es an mehr als 100 Target-Proteinen spezifisch binden kann. Durch die Bindung des Ca^{2+} und die Bindung an ein anderes Protein spielt CaM eine entscheidende Rolle bei vielen physiologischen und pathophysiologischen Prozessen. CaM ist u. a. beteiligt am Entzündungsgeschehen und an der Immunantwort, am Metabolismus, an der Zellproliferation und am Nervenwachstum, an der Apoptose, der Kontraktion der glatten Muskelzellen sowie der intrazellulären Translokation von Proteinen (Kumar et al. 2013). Die Funktionalität des Calmodulins wird beeinflusst durch posttranslationale Modifikationen, wie z. B. Phosphorylierungen, Acetylierungen, Methylierungen oder hydrolytische Spaltungen innerhalb der Aminosäuresequenz (Murtaugh et al. 1983). CaM besteht aus einer Aminosäurekette, die zwei homologe, globuläre Lappen mit 46 % Identität formt (Abbildungen 8.42, 8.43). Jeder Lappen besitzt zwei der insgesamt vier Ca^{2+}-Bindungsstellen (EF-hand motifs). Verbunden sind diese beiden Lappen über einen flexiblen Linker (Geiser et al. 1991). Jeder der vier EF-Hand-Aminosäuremotive ist ein sogenanntes Helix-Schleife-Helix-Motiv mit zwei α-Helices, die über eine 12 Aminosäuren zählende Schleife miteinander verbunden sind. Diese Motive bieten eine ausreichende elektronegative Umgebung, um Ca^{2+}-Ionen zu koordinieren (Kumar et al. 2013). Die Helices zweier EF-Hand-Motive bilden eine Phenylalanin- und Methionin-reiche hydrophobe Tasche, die zum Solvent hin ausgerichtet ist und an der Bindung des Target-Proteins beteiligt ist (Kumar et al. 2013). Ca^{2+}-freies CaM (Apo-CaM) nimmt eine Konformation an, bei der die α-Helices der EF-Hand nahezu parallel zueinander angeordnet sind (Abbildung 8.42). Man spricht von der geschlossenen Konformation (Babu et al. 1985, Babu et al. 1988). Unter Bindung von Ca^{2+}-Kationen richten sich die EF-Hand-Motive fast senkrecht zueinander aus (Abbildung 8.43) (Yap et al. 1999). Durch die Ca^{2+}-induzierte Konformationsänderung wird die hydrophobe Tasche exponiert, was die Bindung zwischen Ca^{2+}/CaM und einer Vielzahl basischer amphiphiler Helices auf Target-Proteinen erleichtert (Kumar et al. 20013). Die zentrale Helix des CaM ist hochflexibel und der Grund für die Fähigkeit des Ca^{2+}/CaM-Komplexes, eine große Anzahl von Proteinen zu binden (Dash et al. 1997, Chou et al. 2001).

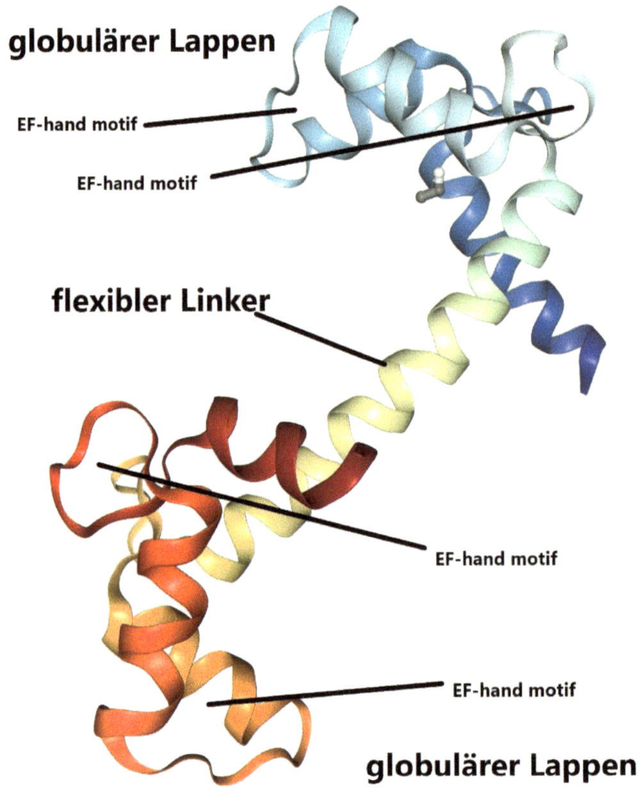

Abbildung 8.42: Calmodulin-Kristallstruktur in der geschlossenen Konformation ohne koordinierte Ca^{2+}-Ionen (nach Chattopadhyaya et al. 1992; PDB-ID: 1CELL)

„EF-hand motifs“ sind nahezu parallel zueinander angeordnet.

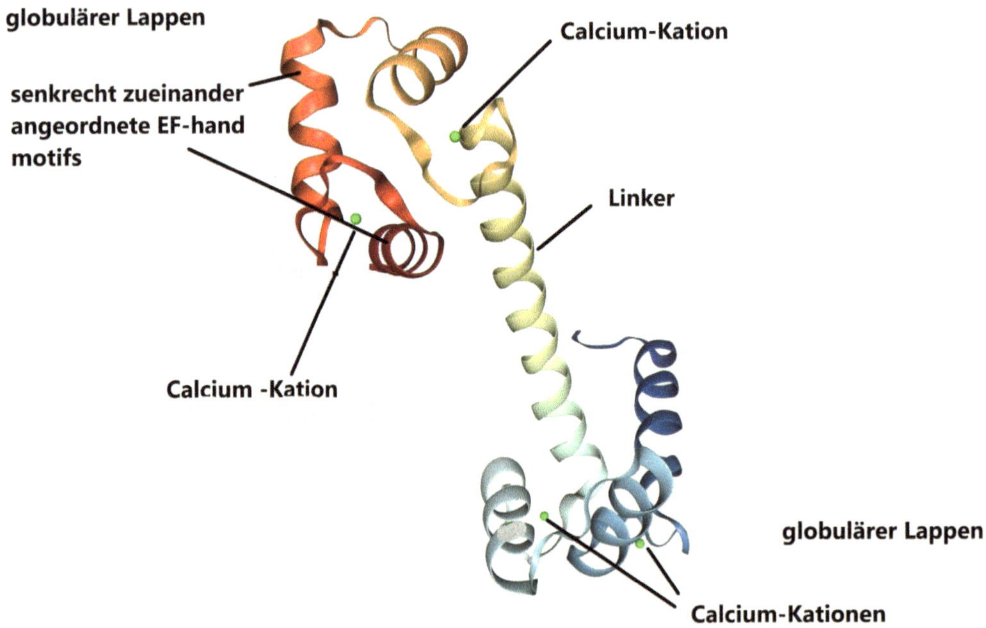

Abbildung 8.43: Calmodulin-Kristallstruktur in der offenen Konformation mit vier koordinierten Ca^{2+}-Kationen (nach Wilson und Brunger 2000, PDB-ID: IEXR)

„EF-hand motifs“ sind nahezu senkrecht zueinander angeordnet.

Calmodulin transformiert die intrazelluläre Ca^{2+}-Konzentration durch Bindung des Ca^{2+}/CaM-Komplexes an das jeweilige Target-Protein in eine biologische Antwort. Das Calmodulin-Protein aktiviert CaM-abhängige Enzyme, z. B. die zyklische Nukleotid-Phosphodiesterase. CaM ist beteiligt am komplexen Mechanismus der Kontrolle des Zellwachstums (Rasmussen und Means 1987, Reddy et al. 1992, Kahl und Means 2003). Tatsächlich sind die Konzentrationen des Calmodulins in Tumorzellen höher als in normalen nichtentarteten Zellen (Wei et al. 1982, Liu et al. 1996). Calmodulin-Inhibitoren wirken in verschiedenen Tumoren antiproliferativ (Chafouleas et al. 1982, Rainteau et al. 1987).

Tamoxifen ist ein Inhibitor der Calmodulin-abhängigen enzymatischen Aktivität im mikromolaren Bereich. Die Hemmung erfolgt durch direkte Interaktion zwischen Tamoxifen und Calmodulin (Lam et al. 1984). Einige Studien gehen sogar davon aus, dass die CaM-Hemmung durch Tamoxifen für die Estrogen-Rezeptor-unabhängige Zytotoxizität des Tamoxifens verantwortlich ist (Borras et al. 1994, Li et al. 2001, Li et al. 2003). Zusätzlich könnte die antiestrogene Aktivität von Tamoxifen durch Calmodulin beeinflusst werden (Musgrove et al. 1989).

Struktur-Wirkungs-Beziehungen

Die zahlreichen Kristallstrukturen des Calmodulins haben in Kombination mit Molecular-Modeling-Ansätzen Struktur-Aktivitäts-Studien mit Tamoxifen-Analoga ermöglicht (Babu et al. 1985, Babu et al. 1988, Edwards et al. 1992, Hardcastle et al. 1995). Dieser Ansatz hat zur Identifizierung struktureller Gruppierungen und funktioneller Gruppen geführt, die für die Interaktion des Tamoxifens und Calmodulin notwendig sind. Die C-terminale Domäne des Calmodulins beinhaltet eine hydrophobe Kavität mit einer Region saurer Aminosäure-Reste sowie eine zweite kleinere hydrophobe Kavität, die durch Methionin-Reste und deren Seitenketten charakterisiert ist (de Médina et al. 2004). Die Molecular-Modeling-Studien zeigen, dass die Phenyl-Ringe des Tamoxifens und seiner Derivate in der großen hydrophoben Kavität lokalisiert sind. Die Ethyl-Gruppe ragt in die benachbarte kleine Kavität hinein, während das protonierte Amin der basischen Seitenkette bis in die Region der sauren Aminosäuren hineinragt (de Médina et al. 2004).

Der Austausch des Ethyl-Substituenten am C2 der Doppelbindung durch einen verkürzten Methyl-Substituenten führt zu einem signifikanten Aktivitätsverlust (Abbildung 8.44). Die Methyl-Gruppe kann höchstwahrscheinlich weniger hydrophobe Wechselwirkungen mit den Aminosäuren eingehen, die die kleine Kavität auskleiden. Ein nichtisomerisierbares zyklisches 4-Hydroxytamoxifen-Analogon – die Doppelbindung ist in das zyklische System integriert – büßt die inhibitorische Aktivität gegenüber Calmodulin komplett ein, was bedeuten könnte, dass die zyklische Struktur zu rigide ist, um Interaktionen mit der kleinen Kavität zu erlauben. Ethyl- oder Methyl-Reste sind flexibler und können sich besser den Aminosäure-Resten innerhalb der kleinen Kavität anpassen (Rowlands et al. 1995, Rowlands et al. 1997). Diese Ergebnisse bestätigen zudem eine Interaktion der kleinen Kavität mit der Ethyl-Gruppe, die für die Aktivität von Bedeutung ist.

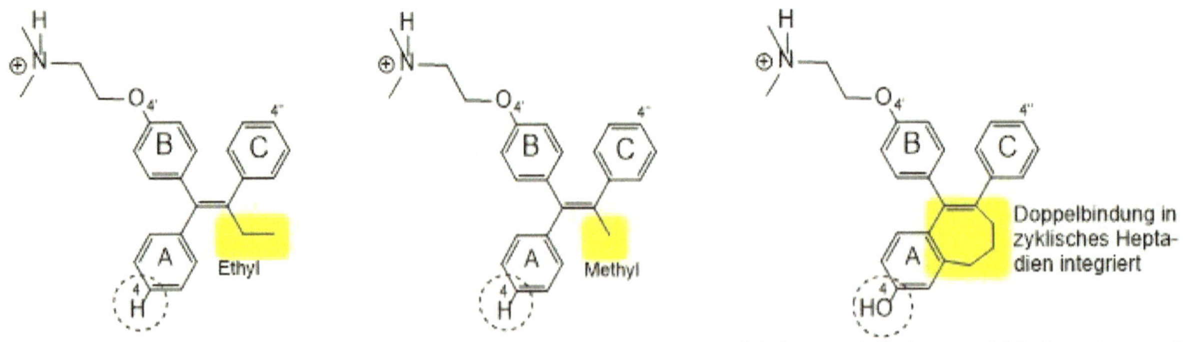

Tamoxifen — ${}^{a}IC_{50}$ = 6,75 µM

Tamoxifen mit Methyl-Substituent — ${}^{b}IC_{50}$ = 20 µM

nichtisomerisierbares 4-Hydroxytamoxifen — IC_{50} nicht bestimmbar

Abbildung 8.44: Bedeutung des Ethyl-Substituenten am C2 der Doppelbindung des Tamoxifens für die Bindung an das Calmodulin (nach de Médina et al. 2004)
[a] Hardcastle et al. 1995; [b] Edwards et al. 1992.

Um die Interaktion der basischen Amino-Gruppe mit den sauren Aminosäure-Resten innerhalb der großen Hauptkavität zu untersuchen, sind Tamoxifen-Derivate mit verschiedenen Seitenketten synthetisiert worden (Hardcastle et al. 1995). Tamoxifen-Analoga mit voluminöseren und sperrigeren terminalen Aminen als der Dimethylamino-Rest des Tamoxifens wie das Idoxifen mit einem Diethylamino-Rest (IC_{50} (Tamoxifen) = 6,75 µM vs. IC_{50} (Idoxifen) = 20 µM) (Abbildung 8.45) führen zur Abnahme der antiproliferativen Potenz. Wird das terminale Amin noch größer und vor allem konformativ eingeschränkter wie beim Tamoxifen-Derivat, das anstelle des Dimethylamins am Ende der Seitenkette einen starren Piperazin-Rest trägt, kommt es zu einer weiteren signifikanten Abnahme der Calmodulin-inhibitorischen Potenz (IC_{50} (Tamoxifen mit terminalem Piperazin) > 50 µM) (Abbildung 8.45). Die sterisch anspruchsvollen und vor allem wenig flexiblen Reste bedingen wohl den Verlust von wichtigen elektrostatischen Interaktionen mit den sauren Aminosäureresten (Edwards et al. 1992, Hardcastle et al. 1995).

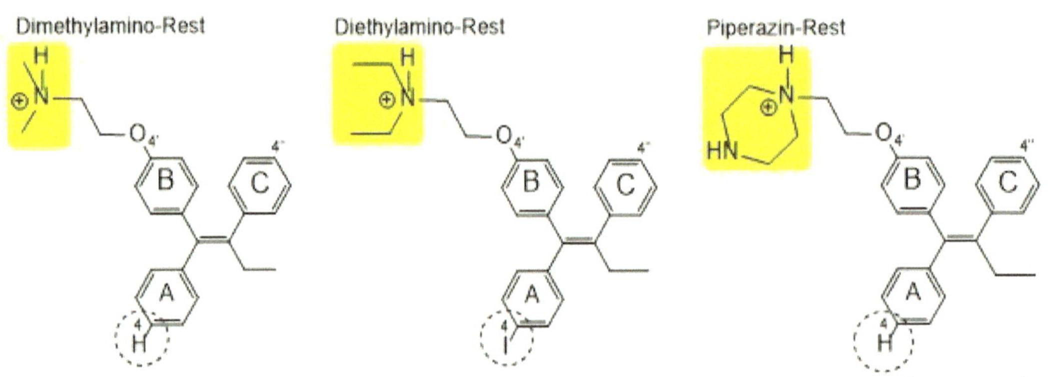

Tamoxifen — ${}^{a}IC_{50}$ = 6,75 µM

Idoxifen mit Diethylaminoethoxy-Rest — ${}^{b}IC_{50}$ = 10 µM

Tamoxifen mit Piperazin-1-yl-ethoxy-Rest — ${}^{b}IC_{50}$ > 50 µM

Abbildung 8.45: Bedeutung der Größe und Rigidität des terminalen Amins der Seitenkette des Ringes B (de Médina et al. 2004)
[a] Hardcastle et al. 1995; [b] Edwards et al. 1992.

Wird die Länge der Seitenkette von Idoxifen durch eine oder zwei Methylen-Gruppen verlängert, resultiert eine starke H-Brücke zwischen dem protonierten Amin der Seitenkette am Ring B der Idoxifen-Derivate und der terminalen Carboxylat-Gruppe der Seitenkette von Glu84. Das führt zu einem leichten Anstieg der Calmodulin-inhibitorischen Aktivität (Hardcastle et al. 1995). Eine weitere Verlängerung der Seitenkette verursacht ebenfalls einen Anstieg der Calmodulin-inhibitorischen Eigenschaften (Abbildung 8.46) (Rowlands et al. 1995).

Der Einbau eines hydrophoben Substituenten in para-Position des Ringes A von Tamoxifen verbessert die Fähigkeit, die Calmodulin-abhängige Enzymaktivität zu hemmen (Rowlands et al. 1990, Hardcastle et al. 1996, Rowlands et al. 1997). Ein hydrophiler Substituent wie die 4-Hydroxyl-Gruppe beim 4-Hydroxtamoxifen bedingt eine Abnahme der inhibitorischen Aktivität im Vergleich zum Tamoxifen, das an dieser Stelle nur ein H-Atom trägt (IC_{50} (Tamoxifen) = 6,75 μM vs. IC_{50} (4-Hydroxytamoxifen) = 19 μM) (Abbildung 8.46) (Borras et al. 1994). Hydrophobe Substituenten können über Van-der-Waals-Kontakte mit hydrophoben Aminosäuren der Hauptkavität wechselwirken (Edwards et al. 1992, Hardcastle et al. 1995).

Diphenylmethan-Derivate des Tamoxifens sind ebenfalls synthetisiert und getestet worden, zeigen aber keine Calmodulin-inhibitorische Aktivität, was die Bedeutung des Ethyl-Substituenten am C2 der Doppelbindung unterstreicht.

Schlussfolgernd kann festgehalten werden, dass aufgrund der Molecular-Modeling-Studien drei Partialstrukturen des Tamoxifens von besonderer Bedeutung sind, um eine Calmodulin-inhibitorische Potenz zu erzielen:

1) eine basische Seitenkette, die im physiologischen Milieu bei pH = 7,4 protoniert vorliegt. Diese terminale basische Seitenkette kann mit der endständigen Seitenketten-Carboxylat-Gruppe von Glu84 des Calmodulins interagieren;
2) die hydrophoben Interaktionen des Ethyl-Substituenten am C2 der Doppelbindung des Tamoxifens mit der kleinen hydrophoben Kavität des Calmodulins;
3) das Triphenylethylen-Grundgerüst des Tamoxifens, das mit hydrophoben Aminosäure-Resten der großen Kavität des Calmodulins hydrophobe Wechselwirkungen eingeht.

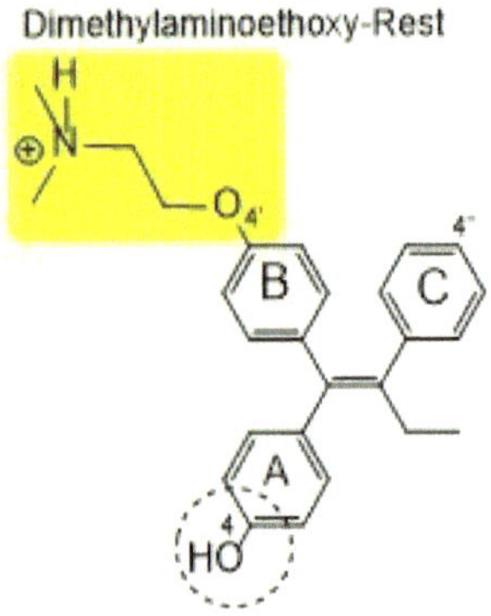

4-Hydroxytamoxifen

$^{a}IC_{50}$ = 19 µM

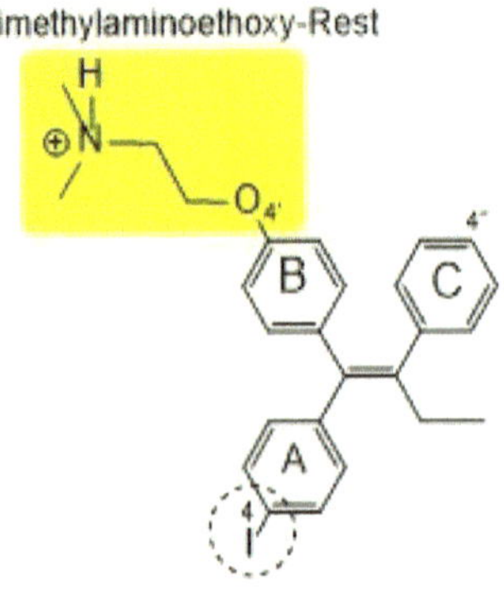

Idoxifen mit Dimethylaminoethoxy-Rest

$^{b}IC_{50}$ = 2,3 µM

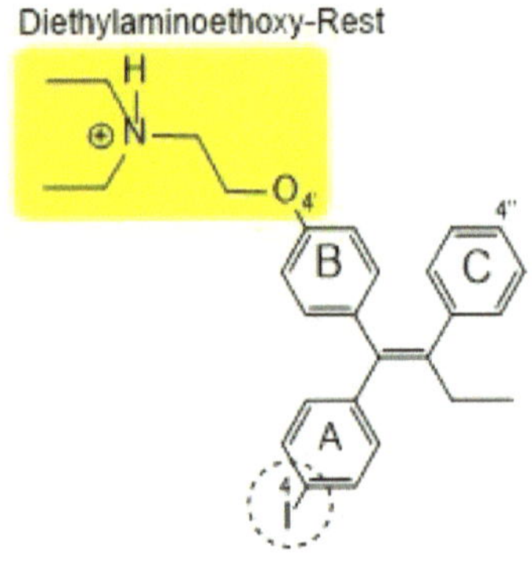

Idoxifen mit Diethylaminoethoxy-Rest

$^{b}IC_{50}$ = 10 µM

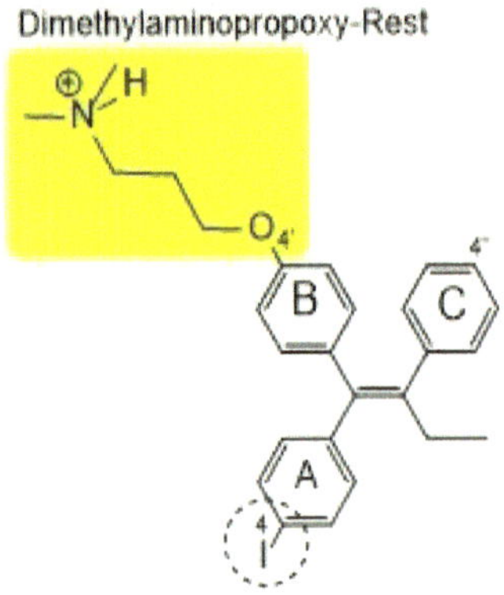

Idoxifen mit Dimethylaminopropoxy-Rest

$^{a}IC_{50}$ = 1,3 µM

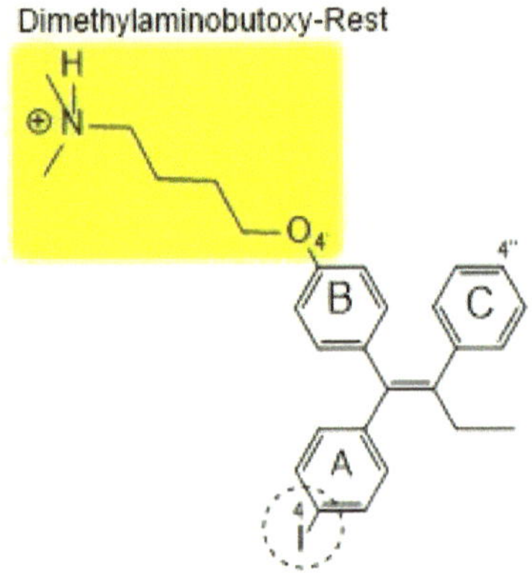

Idoxifen mit Diethylaminobutoxy-Rest

$^{a}IC_{50}$ = 1,3 µM

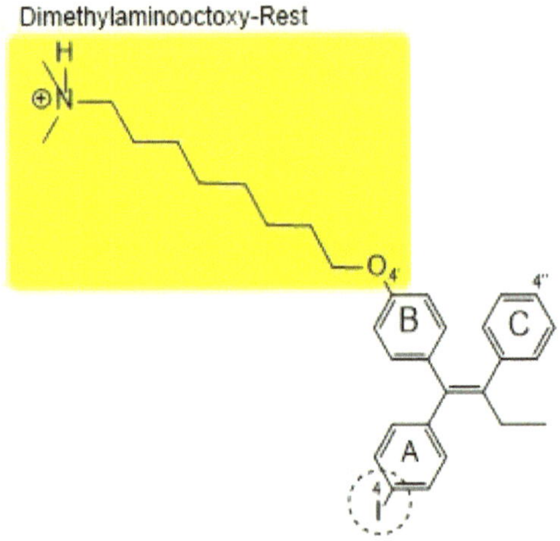

Idoxifen mit Diethylaminobutoxy-Rest

$^{c}IC_{50}$ = 1,3 µM

Abbildung 8.46: Bedeutung der Länge der basischen Seitenkette sowie die Bedeutung eines hydrophoben Substituenten in para-Position des Ringes A des Tamoxifens für dessen antiproliferative Wirkung (nach de Médina et al. 2004)

a) Hardcastle et al. 1995; b) Edwards et al. 1992; c) Rowlands et al. 1995.

4-Hydroxytamoxifen hat eine geringere inhibitorische Potenz als das entsprechende Derivat, das an der para-Position ein Iod-Atom trägt (Idoxifen mit Dimethylaminoethoxy-Rest).

8.4 Acyl-Coenzym-A-Cholesterol-Acyltransferase (ACAT)

Das Enzym Acyl-CoA-Cholesterol-Acyltransferase (ACAT) katalysiert die intrazelluläre Bildung von langkettigen Cholesterolestern aus Cholesterol und langkettigen Fettsäuren, die mittels Coenzym A aktiviert sind (Abbildung 8.47) (Rogers et al. 2015).

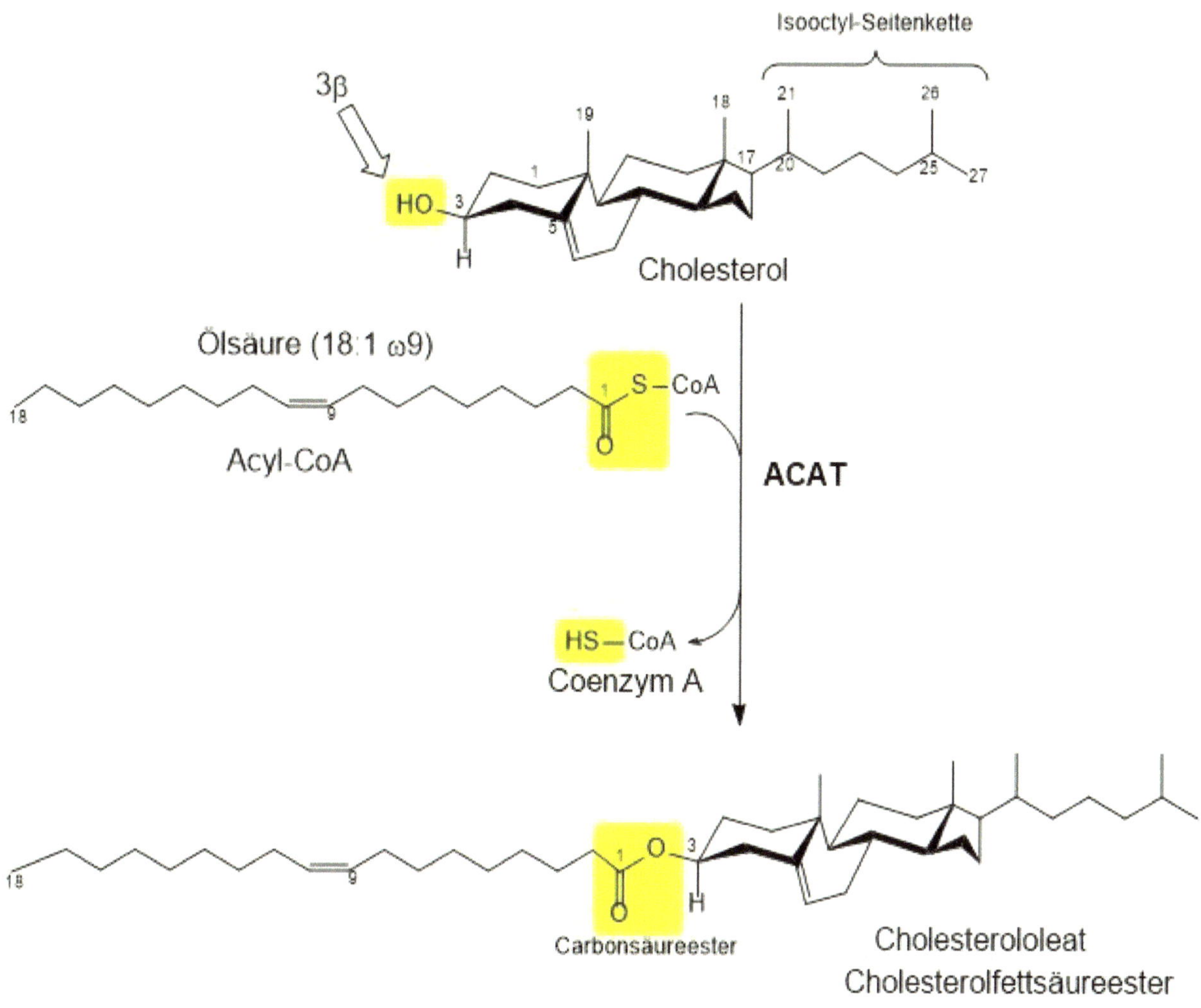

Abbildung 8.47: Die ACAT-Reaktion

Als Fettsäure dient die einfach ungesättigte C_{18}-Fettsäure Ölsäure. Die Doppelbindung liegt bei ω9. Die Ölsäure ist durch Coenzym A (HS-CoA) aktiviert. Die alkoholische Komponente ist das Cholesterol. Die 3-Hydroxyl-Gruppe liegt in β-Stellung vor. ACAT (Acyl-Coenzym-A-Cholesterol-Acyltransferase) katalysiert die Bildung des Cholesterol-Fettsäureesters (hier: Cholesterololeat) unter Abspaltung von Coenzym A.

ACAT katalysiert nicht nur die Veresterung von Cholesterol, sondern auch von weiteren Sterolen und Steroiden. In Säugetieren gibt es zwei *ACAT*-Gene, die für zwei Isoformen codieren: ACAT1 und ACAT2. ACAT1 ist in hoher Konzentration in Makrophagen anzutreffen, ACAT2 v. a. im Bürstensaum. Beide Isoformen sind allosterische Enzyme, die von Sterolen mit der Isooctyl-Seitenkette aktiviert werden können, darunter u. a. von Oxysterolen wie 24(S)-Hydroxycholesterol und 27-Hydroxycholesterol sowie von verschiedenen pflanzlichen Sterolen. Pregnenolon ist lediglich ein ACAT-Substrat, da die Isooctyl-Seitenkette fehlt, um ein Aktivator zu sein. Unnatürliche Cholesterol-Analoga wie epi-Cholesterol, dem 3α-OH-Epimer des natürlichen Cholesterols mit 3β-Hydroxyl-Gruppe, oder ent-Cholesterol, dem Enantiomer des natürlichen Cholesterols, besitzen zwar die Isooctyl-Seitenkette, aber ihnen fehlt die Hydroxyl-Gruppe am C3 in β-Stellung (Abbildung 8.48). Damit können diese Cholesterol-Stereoisomere nur als ACAT-Aktivatoren, nicht aber als ACAT-Substrate dienen. Innerhalb des ACAT-Holoenzyms gibt es eine Bindungsstelle für Sterole, die als ACAT-Substrate dienen, und eine andere Bindungsstelle für Sterole, die als ACAT-Aktivatoren fungieren (Chang et al. 2009, Rogers et al. 2015).

Die Veresterung des Cholesterols ist für die Cholesterol-Homöostase von besonderer Bedeutung. In steroidogenen Zellen, wie z. B. in Zellen der Nebennieren, dienen Cholesterolester als Reservoir für die Biosynthese von Steroidhormonen. In den meisten Zellen liegen allerdings nur niedrige Konzentrationen an Cholesterolestern vor – meistens in Form von zytoplasmatischen Lipidtröpfchen. Im Plasma finden sich Cholesterolester in den Chylomikronen sowie in den hepatischen VLDL (very low-density lipoproteins).

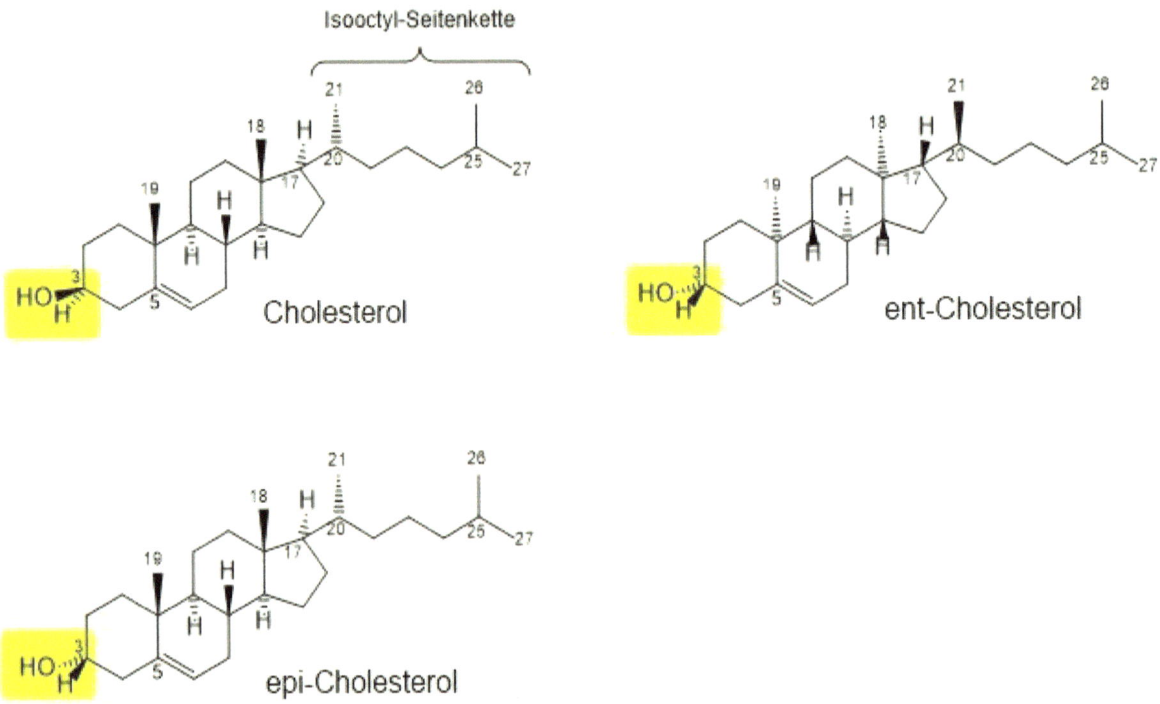

Abbildung 8.48: Strukturvergleich zwischen dem natürlichen Cholesterol, seinem Enantiomer ent-Cholesterol und seinem 3α-Epimer epi-Cholesterol

Nur beim natürlich vorkommenden Cholesterol befindet sich die alkoholische Hydroxyl-Gruppe in β-Stellung. Sowohl beim Enantiomer ent-Cholesterol als auch beim 3-Epimer nimmt die alkoholische OH-Gruppe die α-Stellung ein. Somit wird nur das natürlich vorkommende Cholesterol als Substrat durch die ACAT verestert. Da alle drei stereoisomeren Cholesterole die Isooctyl-Gruppe besitzen, fungieren sie alle als Aktivatoren der ACAT.

Das native Isoenzym ACAT1 ist ein integrales Membranprotein des endoplasmatischen Retikulums. Als Aktivator besitzt das natürlich vorkommende Cholesterol eine höhere Wirksamkeit als alle anderen Oxysterole und Sterole. Durch Bindung des Cholesterols an die Aktivator-Bindungsstelle wird die katalytische Aktivität von ACAT1 deutlich erhöht und das Enzym in die Lage versetzt, eine Reihe von Sterolen mit 3β-OH-Gruppe als Substrate zu verestern. Cholesterol ist demnach ein allosterischer Aktivator von ACAT1 (Zhang et al. 2003, Liu et al. 2005).

ACAT1 liegt in den Zellen und *in vitro* als homotetrameres Enzym vor (Yu et al. 1999). Bezüglich der Topografie haben Lin und Mitarbeiter mittels Epitop-Tagging und indirekter Immunofluoreszenz an fixierten intakten Zellen mindestens sieben membrandurchspannende Domänen identifiziert (Lin et al. 1999). Später ist von Guo und Mitarbeitern überarbeitetes topografisches Modell mit neun transmembranären Domänen vorgeschlagen worden ([1]Guo et al. 2005). Das im katalytischen Zentrum entscheidende His460 ist demnach eingebettet in eine hydrophobe Umgebung zwischen Arg443 und Tyr462 der transmembranären Domäne 7. Im Gegensatz zum 9-TMD-Modell haben Joyce und Mitarbeiter ein 5-TMD-Modell für ACAT1 vorgeschlagen (Joyce et al. 2000). Dieses Modell der ACAT1 mit fünf Transmembrandomänen sieht vor, dass die ersten vier TMD innerhalb der N-terminalen Hälfte des Enzyms liegen und die fünfte TMD in der C-terminalen Hälfte. Die Diskrepanz bezüglich der topografischen Determinierung mag bei Joyce und Mitarbeitern dadurch entstanden sein, dass die Methode der sukzessiven Verkürzung vom C-Terminus größere strukturelle Veränderungen innerhalb der ACAT1-Aminosäurekette hervorgerufen hat. Dazu passt, dass sogar die moderaten Verkürzungen am C-Terminus zu einer totalen Inaktivierung des Enzyms führten ([2]Guo et al 2005).

TMD7 mit der Sequenz 443–461 und TMD8 mit der Sequenz 463–483 von ACAT1 beinhalten zwei verschiedene funktionelle Bereiche. Einer dieser Bereiche ist in die Wechselwirkungen zwischen den Untereinheiten involviert, um ein ACAT1-Dimer zu bilden. Der andere funktionelle Bereich, der die konservierten Aminosäurereste Phe453, Ala457, His460 und Phe479 enthält, ist an der Substrat-Bindung und der Katalyse beteiligt. Dabei sind Phe453, Ala457 und Phe479 Teil eines Lipid-bindenden Tunnels, der mit dem hydrophoben Part des Cholesterols interagiert, wohingegen His460 mit der 3β-OH-Gruppe des Cholesterol-Substrats interagiert und damit als Base bei der Katalyse fungiert (Guo et al. 2007). Cholesterolester, die in der Lipid-Doppelschicht generiert worden sind, können als kleine Lipidtröpfchen ins Zytoplasma abgegeben werden, oder aber sie werden zum Lumen der Membran transloziert, um an der VLDL-Bildung mitzuwirken (Chang et al. 2001). Die hochkonservierte Aminosäuresequenz Phe403-Tyr404-X405-Asp406-Trp407-Trp408-Asn409 ist an der Bindung der aktivierten Fettsäure beteiligt. Das und Mitarbeiter konnten zudem zeigen, dass neben His 460 auch Ser456 und Asp400 für die ACAT1-Aktivität von Bedeutung sind (Das et al. 2008). Die Autoren folgerten, dass ACAT1 eine Thioesterase-Aktivität besitzt und dass diese Aktivität die klassische katalytische Triade Ser/Asp/His – ähnlich zu den Serin-abhängigen Hydrolasen – beinhaltet. Die beschriebenen Resultate basieren allesamt auf Mutagenese-Studien. Momentan ist die Kristallstruktur der ACAT1 oder eines verwandten Enzyms noch nicht verfügbar (Chang et al. 2009).

Das zweite Isoenzym, ACAT2, hat ähnliche, aber nicht identische Enzym-Eigenschaften wie die ACAT1-Isoform (Chang et al. 2000). ACAT2 ist ebenfalls ein integrales Membranprotein, allerdings unterscheidet sich seine Topografie von der des ACAT1. Das ACAT2-Isoenzym enthält nur zwei detektierbare Transmembrandomänen, enthält aber auch einige zusätzliche membranständige Domänen, die nur partiell in die Lipid-Doppelschicht eingebettet sind (Lin et al. 2003). Das konservierte His434, äquivalent zu H460 bei ACAT1, liegt verborgen auf der zytoplasmatischen Seite der Membran des endoplasmatischen Retikulums (Chang et al. 2009).

ACAT1 macht mehr als 80 % der Gesamt-ACAT-Enzymaktivität aus – gemessen *in vitro* (Lee et al. 1998, Chang et al. 2000). Zudem machte man die Entdeckung, dass ACAT2-Konzentrationen in den verschiedenen Zellen hochvariabel, ACAT1-Konzentrationen dagegen relativ konstant sind (Parini et al. 2004). Diese Ergebnisse lassen den Schluss zu, dass ACAT2 unter verschiedenen Bedingungen induzierbar ist, wohingegen die Isoform ACAT1 konstitutiv synthetisiert wird (Chang et al. 2009). ACAT wird in vielen verschiedenen Geweben und Zellen exprimiert, darunter Hepatozyten und Kupffer-Zellen der Leber, in den Nebennieren, in Neuronen sowie in Makrophagen. Im Darm ist ACAT2 die vorherrschende Isoform, wo sie vornehmlich in den intestinalen Villi zu finden ist (Lee et al. 1998).

Zellen bekommen ihr benötigtes Cholesterol hauptsächlich über zwei Quellen: einmal aus den LDL-Partikeln (low-density lipoproteins) sowie durch *de-novo*-Synthese. Cholesterol-Moleküle beider Quellen gelangen in das endoplasmatische Retikulum der Zellen, wo sie wieder zu Cholesterolestern verknüpft werden. In den meisten Zellen, die bislang untersucht worden sind, spielt die ACAT1-Isoform die Hauptrolle bei der Veresterung. Der ACAT2 kommt hier nur eine Nebenrolle zu (Chang et al. 2006).

Das Potenzial von ACAT-Inhibitoren bei der Bekämpfung einiger Erkrankungen wurde früh erkannt. So hat man ACAT-Inhibitoren als Lipid-senkende und damit als antiatherosklerotische Arzneistoffe entwickelt (Sliskovic und White 1991, Matsuda 1994, Miyazaki und Horiuchi 1999). Das erste typische Anzeichen und ein Charakteristikum einer frühen Atherosklerose sind Makrophagen, in denen eine chronische Ansammlung von Cholesterolestern stattfindet. Die Makrophagen erscheinen aufgebläht schaumig („Schaumzellen"). ACAT wird als ein geeignetes Target für eine frühe therapeutische Intervention betrachtet. Cholesterol soll nicht in Form des Esters in den Makrophagen unwiderruflich abgelagert werden, sondern als freier Alkohol HDL-vermittelt (high-density lipoproteins) dem reversiblen Cholesterol-Kreislauf zugeführt werden (Matsuda 1994), Chang et al. 2009).

Morbus Alzheimer ist eine progressive neurodegenerative Erkrankung, die zu kognitiven Defiziten führt und insbesondere das Gedächtnis und die Sprachfähigkeit beeinträchtigt. Derzeitige Arzneimitteltherapien beinhalten zentralgängige Acetylcholinesterase-Hemmer, die die lokale Verfügbarkeit des Neurotransmitters Acetylcholin im synaptischen Spalt durch Hemmung seines Abbaus durch die Acetylcholinesterase zu Acetat und Cholin steigern. Die einzigen zugelassenen Wirkstoffe sind Donepezil und Rivastigmin für frühe Stadien mit leichter bis mittelschwerer Erkrankung sowie Memantin, ein Derivat des Amantadins und ein NMDA-Rezeptor-Antagonist (NMDA: N-Methyl-D-Aspartat), in späteren Stadien bei schweren Formen der Erkrankung. Allerdings können diese Wirkstoffe den Krankheitsverlauf nur verzögern. Die Progredienz halten sie letztlich nicht auf (Förstl 2004). Nun haben Studien im Mausmodell und in Zellkulturen gezeigt, dass die Blockade der ACAT-Enzymaktivität, insbesondere der ACAT1-Aktivität, einige vorteilhafte Effekte auf den Verlauf der Alzheimer-Demenz hat. Pathologische Charakteristika der Alzheimer-Demenz im Gehirn sind die extrazellulären Amyloid-Plaques, hauptsächlich zusammengesetzt aus Amyloid-β-Peptiden, sowie intrazelluläre Neurofibrillen (NFT, neurofibrillary tangles), die hauptsächlich aus hyperphosphorylierten Formen des Tau-Proteins bestehen. Tau-Proteine sind lösliche Mikrotubuli-assoziierte Proteine, die in hoher Konzentration in den Axonen von Neuronen synthetisiert werden. Amyloid-Peptide und Tau-Proteine können miteinander wechselwirken und synergistisch neurotoxisch wirken (Rapoport et al. 2002, Ittner et al. 2010). Erfolgsversprechende Therapien für die Alzheimer-Demenz wären daher eine Reduktion der Konzentrationen an Amyloid-β-Peptiden im Gehirn und/oder Senkung von fehlgefaltetem, aggregiertem Tau-Protein und/oder hyperphosphoryliertem Tau-Protein (Citron 2010).

Immer mehr evidente Forschungsergebnisse deuten an, dass der Cholesterol-Metabolismus an einigen Stellen eng mit der Alzheimer-Demenz assoziiert ist (Hartmann et al. 2007, Paolo et al. 2011). Epidemiologische Studien haben eine Hypercholesterinämie im mittleren Lebensalter als einen Risikofaktor für eine spätere Alzheimer-Erkrankung ausgemacht (Pappolla et al. 2003, Goldstein et al. 2008). Im Maus-Modell für die Alzheimer-Demenz beschleunigt eine fettreiche, Cholesterol-reiche Nahrung den Verlauf der Erkrankung (Refolo et al. 2000). Diese Ergebnisse implizieren, dass hohe Cholesterol-Plasmaspiegel die Demenz sowohl initiieren als auch deren Progression befördern können. Zusätzlich hat Cholesterol eine modulierende Wirkung auf Amyloid-ß-peptid-Produktion: Mit zunehmender membranärer Cholesterol-Konzentration kommt es zu einer Induktion der Aktivität von ß- und γ-Secretase, was zur vermehrten Amyloid-ß-peptid-Synthese führt (Wahrle et al. 2000). Sinkende membranäre Cholesterol-Konzentrationen hemmen dagegen die Amyloid-ß-peptid-Produktion in neuronalen Zellen (Simons et al. 1998, Fassbender et al. 2001).

Es wurde angenommen, dass im ZNS von Alzheimer-Patienten fast das gesamte Cholesterol nichtverestert vorliegt (Dietschy et al. 2004). Heute weiß man, dass im menschlichen sowie im Maus-Gehirn ein signifikanter Anteil des Cholesterols als Fettsäureester vorliegt. Interessanterweise ist die Menge an Cholesterolestern in den Gehirnen von Alzheimer-Patienten in den vulnerablen, bereits betroffenen Regionen drastisch erhöht. Die Befunde in einigen Maus-Modellen für die Alzheimer-Demenz stimmen damit überein (Chan et al. 2012, Tajima et al. 2013). In den meisten ZNS-Regionen wird die Veresterung des Cholesterols von ACAT1 gesteuert. Folglich kann ACAT1 den Beginn und die Progression einer Alzheimer-Demenz beeinflussen. Der erste experimentelle Beweis, der einen Zusammenhang zwischen ACAT-Aktivität und Alzheimer-Demenz zeigte, gelang Anfang der 2000er Jahre in einem Zellkulturtest (Puglielli et al. 2001). In dieser Studie konnte gezeigt werden, dass in einem CHO-Zellmodell und in einem neuronalen Zellmodell die Konzentrationen an Cholesterolestern mit der Amyloid-ß-peptid-Produktion korrelierten. Reduzierte man in diesem Modell die Cholesterolester-Konzentration durch Blockade der ACAT, reduzierte sich ebenfalls die Amyloid-ß-peptid-Produktion (Puglielli et al. 2001). Diese Studie führte erstmals zur Hypothese, dass eine ACAT-Inhibition vorteilhaft für den Alzheimer-Erkrankten ist.

ACAT1-Gen-Knock-out in einem Maus-Modell für die Alzheimer-Erkrankung reduziert die Amyloid-ß-peptid-Spiegel im Gehirn. Genauso führt die Behandlung in diesem Maus-Modell mit den Isotyp-unspezifischen ACAT-Inhibitoren, CP-113,818 und CI-1001, zu einer Abnahme des ß-Amyloids. Blockiert man ACAT1 durch *ACAT1*-Gen-Knock-out oder einen ACAT1-spezifischen Inhibitor wie K604 in den Mikroglia, fördert das die Autophagozytose und die lysosomale Biogenese in den Mikroglia (u. a. Ohmolo et al. 2015). In neuronalen Zellen der Maus wird der Abbau des Tau-Proteins stimuliert. Zusätzlich wird der lysosomale Abbau des oligomeren Amyloids Aß1-42 angekurbelt. Allerdings inhibieren viele der derzeit verfügbaren ACAT1-Hemmer auch andere Off-Target-Enzyme, v. a. membrangebundene O-Acyltransferasen, sodass zahlreiche Nebenwirkungen zu befürchten sind.

Zusätzlich gibt es eine steigende Anzahl von Studien, deren Ergebnisse darauf hinweisen, dass ACAT1 eine Tumorentwicklung und eine Metastasierung triggern kann (Bi et al. 2019). ACAT1 wird in diversen Tumoren überexprimiert, beispielsweise im Lewis-Lungenkarzinom (LLC), im Prostatakarzinom, in Gliomen, im Mammakarzinom, im Kolonkarzinom und bei verschiedenen

Leukämie-Arten (Ohmoto et al. 2015, Li et al. 2016, Allott et al. 2018, Bi et al. 2019). Selektive ACAT1-Inhibitoren zeigen Antitumoraktivität in zahlreichen experimentellen Modellen *in vivo* und *in vitro* (Bi et al. 2019). Damit ist das Isoenzym ACAT1 ein sehr interessantes neues Target nicht nur zur Behandlung einer Atherosklerose, sondern auch zur Behandlung von Morbus Alzheimer und zahlreicher maligner Tumore (Bi et al. 2019).

ACAT-Inhibitoren

Schon seit den 1990er Jahren ist man auf der Suche nach ACAT-Inhibitoren, die zunächst eine antiatherosklerotische Wirkung zeigen sollten, bevor später antidementive und Antitumorwirkungen hinzukamen. Vor der Jahrtausendwende konnten moderat wirksame ACAT-Inhibitoren natürlichen Ursprungs isoliert, gereinigt und strukturaufgeklärt werden.

Die Terpendole waren mit die ersten Verbindungen natürlichen Ursprungs, bei denen eine ACAT-inhibitorische Wirkung nachgewiesen werden konnte (Tomoda et al. 1995). Sie werden neben anderen Indoloditerpenen im Pilz *Albophoma yamanashiensis* produziert ([1]Huang et al. 1995). Die Strukturen konnten alsbald aufgeklärt werden ([2]Huang et bal. 1995). Es handelt sich um polyzyklische, d. h. penta- bis heptazyklische, anellierte Ringsysteme. Der einzige Stickstoff im Molekül ist der des Indol-Ringes, der in der Regel mit einem tetrazyklischen angulären Diterpen verbunden ist. Die zyklische Diterpen-Einheit stammt vom Geranylgeranyldiphosphat ab (Kozák et al. 2019). Das polyzyklische Ringsystem der Terpendole ist planar, wie durch diverse NMR-Experimente belegt werden konnte. Die absolute Konfiguration konnte durch Röntgenstrukturanalyse ermittelt werden. Auf Basis des Kohlenstoff-Grundgerüstes werden Terpendole in vier Klassen eingeteilt (Tomoda et al. 1995) (Abbildung 8.49):

1) die elementare Indoloditerpen-Gruppe, darunter die Terpendole E, F und G sowie Emindol SB und Paspalin;
2) die an C12 demethylierten Terpendole B, H und I;
3) die an C12 demethylierten und an O27 prenylierten Terpendole A, C, D sowie J und K;
4) die an C12 demethylierten sowie an C20 und O27 prenylierten Indoloditerpene wie Terpendol L.

Terpendole, Paspalin und Emindol SB besitzen eine nichtselektive ACAT-inhibitorische Aktivität. Das synthetische SaH 57-118 und das aus Pilzen stammende Gypsetin sind zwei ACAT-Inhibitoren, die ebenfalls ein bzw. zwei Indol-Partialstrukturen enthalten. Es wurde berichtet, dass die ACAT-inhibitorische Wirkung dieser beiden Inhibitoren nicht etwa durch kompetitive Verdrängung des Cholesterols aus seiner Bindung, sondern durch kompetitive Verdrängung des zweiten Substrates von Acyl-Coenzym A, der durch Coenzym A aktivierten Fettsäure, zustande kommt (Schnitzer-Polokoff et al. 1991, Marzetta et al. 1994). Aragane und Mitarbeiter vermuteten, dass der Wirkmechanismus der Terpendole aufgrund ihrer Sterol-ähnlichen Struktur auf eine kompetitive Verdrängung des Cholesterols zurückzuführen ist (Aragane et al. 1998). Die ACAT-inhibitorischen Eigenschaften der Terpendole sind in einem Zell-Assay mit J774-Makrophagen untersucht worden ([1]Huang et al. 1995). Die Ergebnisse sind in Tabelle 8.4 zusammengefasst.

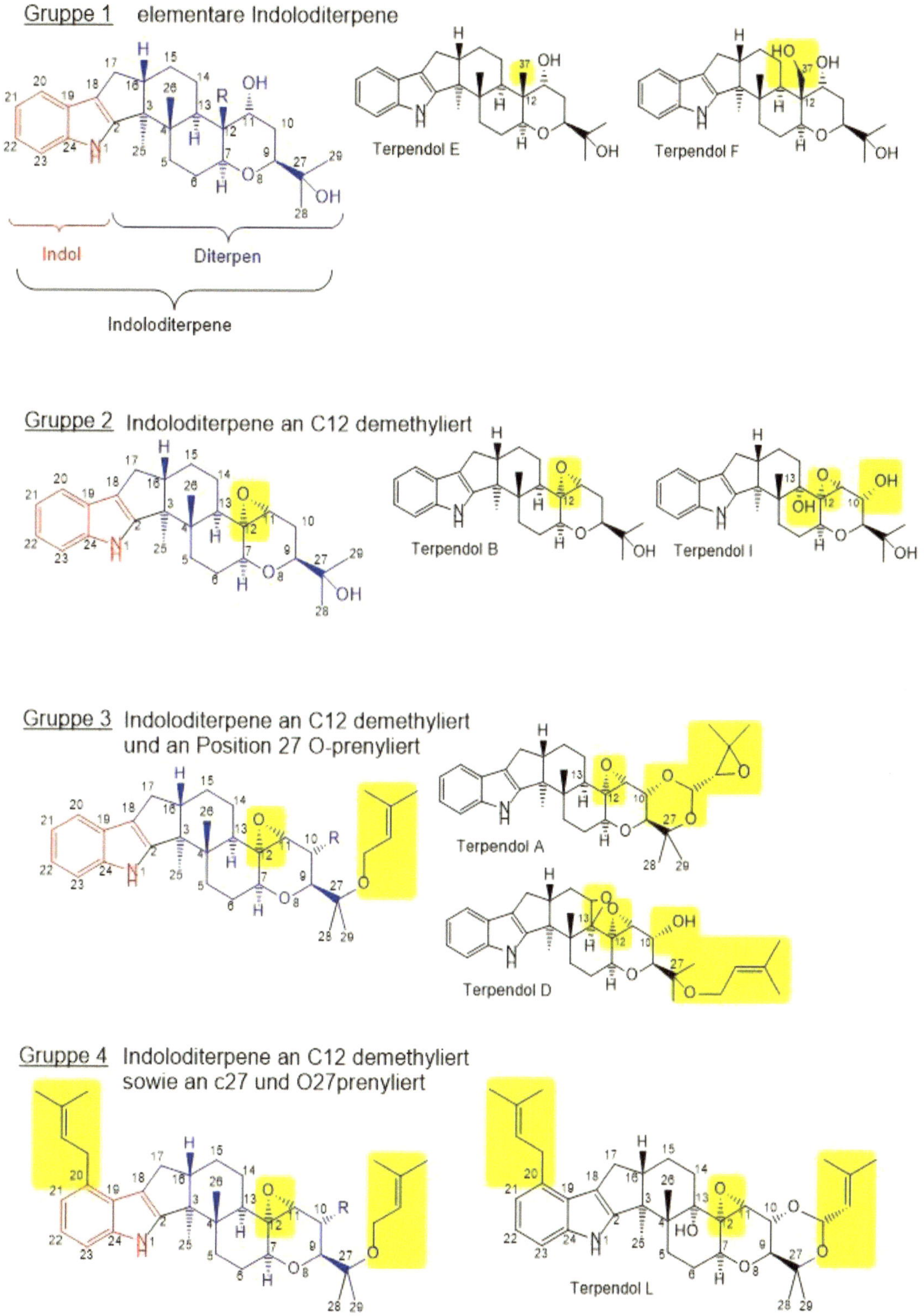

Abbildung 8.49 Einteilung der Terpendole (nach Tomoda et al. 1995), die als natürliche Indoloditerpene aus dem Heterozyklus und einem Molekül Geranylgeranyldiphosphat biosynthetisiert werden

Tabelle 8.4: ACAT-inhibitorische Aktivität und Zytotoxizität ausgewählter Terpendole (nach [1]Huang et al. 1995)

Indolodíterpen	IC_{50}	CD_{50}
Terpendol A	0,29 µM	>23,4 µM
Terpendol B	1,80 µM	>29,7 µM
Terpendol C	0,46 µM	>24,1 µM
Terpendol D	0,048 µM	>24,8 µM
Paspalin	2,85 µM	29,0 µM
Emindol SB	6,48 µM	16,0 µM

Mit IC_{50}-Werten von 48 nM und 290 nM sind die Terpendole D und A die am stärksten ACAT-inhibitorischen Terpendole. Dann folgen Terpendole C und B mit 460 nM bzw. 1800 nM. Paspalin und Emindole SB sind mit IC_{50}-Werten von 2850 nM bzw. 6480 nM schwache ACAT-Inhibitoren. Terpendol C und D gehören beide zur Gruppe 3 der Terpendole. Eine nichtepoxidierte Prenyl-Einheit, die an die Diterpen-Einheit über das 27-O-Atom gebunden ist, verstärkt die Hemmwirkung auf das ACAT-Enzym signifikant. Auch andere Terpendole mit dieser Prenyl-Einheit zeigen stärkere ACAT-inhibitorische Aktivität als diejenigen, denen diese funktionelle Gruppe fehlt. Die Terpendole J, K und L haben zwar eine solche 27-O-Prenyl-Gruppe, sind aber in einem anderen zellbasierten Assay immer noch eine Zehnerpotenz schwächer inhibitorisch wirksam als die Terpendole C und D (IC_{50} (Terpendole J, K und L) = 32,4–38,8 µM vs. IC_{50} (Terpendol C) = 2,1 µM und IC_{50} (Terpendol D) = 3,2 µM). Die anderen Terpendole haben in dem Zell-Assay IC_{50}-Werte von 145–388 µM (Tomoda et al. 1995).

Terpendole werden mit schwerwiegenden unerwünschten Nebenwirkungen in Verbindung gebracht, weshalb sie auch niemals am Menschen angewendet werden. Als Mykotoxine wirken sie Tremor-auslösend und neurotoxisch. Insbesondere bei Terpendolen, die eine 13α-Hydroxyl-Gruppe besitzen, wie z. B. die Terpendole A, C, I, J, K und L (Abbildung 8.49), ist diese toxische Wirkung schon in geringen Konzentrationen vorhanden (Tomada et al. 1991).

Auch synthetische ACAT-Inhibitoren sind entwickelt worden. Zahlreiche potenzielle ACAT-Inhibitoren sind in der Fachliteratur veröffentlicht worden, die als hypolipidemische Arzneistoffe sowohl intestinal als auch hepatisch die Veresterung von Cholesterol und als antiatherosklerotische Arzneistoffe die Cholesterolester-Bildung in den Makrophagen und somit die Plaque-Bildung verhindern (Roth 1998). Takahashi und Mitarbeiter haben Dihydroindol-basierte ACAT-Inhibitoren entwickelt, darunter Pactimibe (Abbildung 8.50), der im Gegensatz zu vielen anderen vorher entwickelten ACAT-Inhibitoren weniger lipophil ist, eine gute Wasserlöslichkeit besitzt und eine gute orale Bioverfügbarkeit aufweist (Takahashi et al. 2008). Zusätzlich zeigt dieses Dihydroindol im Experiment hervorragende antiatherosklerotische Wirkungen (Kitayama et al. 2006, Terasaka et al. 2007, Takahashi et al. 2008). Allerdings konnte in einer großen Phase-III-Studie (ACTIVATE) unter Patienten mit koronarer Herzkrankheit (KHK) bei einer 100-mg-Dosis Pactimibe keine Retardierung der Plaques festgestellt werden (Nissen et al. 2006). Das Versagen des Pactimibes könnte auf seine hohe Plasmaeiweißbindung zurückzuführen sein, sodass wenig Arzneistoff letztlich an die Plaques gelangt. Deshalb versuchte man es mit weniger lipophilen Nachfolgesubstanzen, die eine geringere Plasmaeiweißbindung zeigen und somit in höherer Konzentration ihr Target erreichen (Takahashi et al. 2010). Als Weiterentwicklung der eigentlichen Leitstruktur KY-455 ist am Indolin-Ringsystem des Pactimibe eine Carboxymethyl-Gruppe eingebaut worden, die unter Beibehaltung der ACAT-inhibitorischen Effekte Pactimibes noch einmal zu einer Erhöhung der Wasserlöslichkeit und der oralen Bioverfügbarkeit führt. Nach dem Scheitern der ACTIVATE-Studie ist die Carboxymethyl-Gruppe ausgetauscht worden gegen einen Sulfamoylamino-Substituenten, was bei reduzierter Plasmaproteinbindung und einer signifikanten Reduktion der Schaumzell-Bildung zu einer leichten Erhöhung der Lipophilie führt (Abbildung 8.50) (Takahashi et al. 2010).

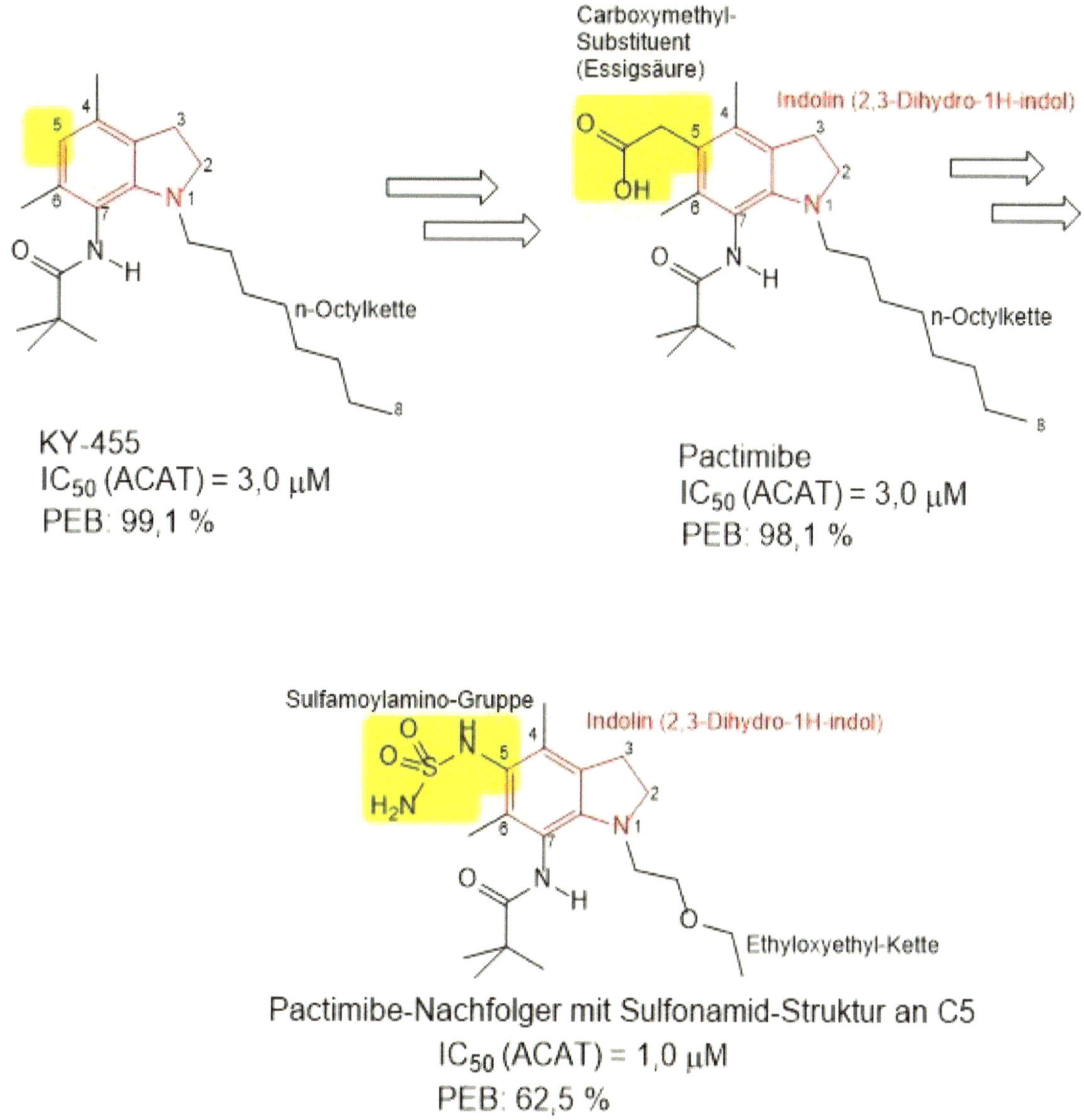

Abbildung 8.50: Entwicklung des ersten unspezifischen ACAT-Inhibitors Pactimibe, der es in eine Phase-III-Studie schaffte, aus der Vorläufersubstanz KY-455 und anschließende Weiterentwicklung des Pactimibs zu den Indolin-Derivaten mit Sulfonamid-Struktur (nach Takahashi et al. 2010)

Ein weiterer oral bioverfügbarer ACAT-Inhibitor ist Avasimibe (CI-1011) mit einer Acylsulfamidsäure-Partialstruktur, der ACAT1 mit einer IC_{50} von 24 µM und ACAT2 mit einer IC_{50} von 9,2 µM hemmt (Abbildung 8.51) (Ohshiro et al. 2011). Auch Avasimibe verhindert die Schaumzell-Bildung aus Makrophagen durch Hemmung der ACAT und Erhöhung des Effluxes unveresterten Cholesterols. Es reduziert die Plasma-Triglycerid-Spiegel und das VLDL-Cholesterol. Aber auch hier verliefen die klinischen Studien enttäuschend, sodass die Entwicklung als antiatherosklerotischer Arzneistoff eingestellt wurde. Zusätzlich wurde Avasimibe als mögliches Therapeutikum bei der Alzheimer-Demenz untersucht – und seit kurzer Zeit wird Albumin-verkapseltes Avasimibe für eine selektive Krebstherapie durch Blockade der Cholesterol-Veresterung untersucht (Lee et al. 2015).

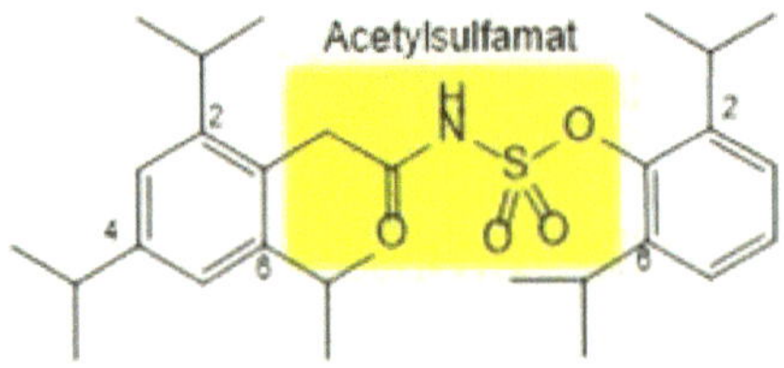

Avasimide (CI-1011)
(2,6-Diisopropyl-2-(2,4,6-triisopropylphenyl)acetylsulfamat)
IC_{50} = 24 μM (ACAT1)
IC_{50} = 9,2 μM (ACAT2)

Abbildung 8.51: Strukturformel von Avasimide, einem moderat ACAT2-selektiven Inhibitor der Cholesterol-Veresterung (nach Ohshiro et al. 2011)

Wie man seit ca. 15 Jahren weiß, ist auch Tamoxifen ein ACAT-Inhibitor und verhindert die Schaumzell-Bildung aus Makrophagen. Diese Wirkungen können zumindest zur atheroprotektiven Wirkung des Tamoxifens beitragen, sofern sie nicht den Hauptteil ausmachen. Zusätzlich hemmt Tamoxifen das ACAT-Enzym in der Brustkrebszelllinie MCF-7 und kann auch hier Estrogen-Rezeptor-unabhängig zum wachstumshemmenden Effekt beitragen ([2]de Médina et al. 2004).

Durch Molecular-Modeling-Studien konnten strukturelle Gemeinsamkeiten zwischen den dreidimensionalen Strukturen von Tamoxifen und anderen Estrogen-Rezeptor-Liganden zum prototypischen ACAT-Inhibitor Sah 58-035 festgestellt werden (Abbildung 8.52) ([2]de Medina et al. 2004). Sah 58-035 hat einen langen Alkyl-Rest, der an ein Silicium-Atom gebunden ist. Das Silicium ist am C3 eines Propanamids gebunden. Der Stickstoff ist mit C1 der Diphenylethan-Struktur verknüpft (Abbildung 8.52). Die Stilben-Partialstruktur des Tamoxifens und die Aminoethoxy-Seitenkette lassen sich mit der Diphenylethan-Struktur und der hydrophoben Alkylkette des Sah 58-035 überlagern. Darüber hinaus weist das Diphenylethyn-Gerüst von Sah 58-035 große Homologien (> 80 %) mit dem hydrophoben Kern anderer Estrogen-Rezeptor-Liganden auf, z. B. Steroide, Benzothiophene und der Stilben-Struktur. Enzymatische Tests zeigen, dass Estrogen-Rezeptor-Liganden, die eine zum Diphenylethan bioisostere Partialstruktur enthalten, die Cholesterol-Veresterung hemmen. Fehlt die Phenylbuten-Struktur, führt dies zu einem Verlust der ACAT-inhibitorischen Aktivität. Diphenylmethan-Derivate weisen keinerlei Hemmung der ACAT auf ([2]de Médina et al. 2004).

Tamoxifen weist eine größere ACAT-inhibitorische Aktivität als Diethylstilbestrol auf (IC_{50} (Tamoxifen) = 6,75 μM vs. IC_{50} (Diethylstilbestrol) = 11,99 μM). Das zeigt, dass eine protonierbare Aminoethoxy-Seitenkette bei Substanzen, die eine bioisostere Struktur zum Diphenylethan enthalten, die Aktivität verstärkt. Interessanterweise ist 4-Hydroxytamoxifen, der eigentlich „bioaktive“ Metabolit des Tamoxifens, viermal schwächer inhibitorisch wirksam (IC_{50} (4-Hydroxytamoxifen) = 23,1 µM). Somit führt eine para-Hydroxyl-Gruppe am Ring A zum Aktivitätsverlust. Daneben spielen auch die Amino-Gruppe, deren Basizität und Substituenten eine Rolle. Der Morpholin-Ring wird als Pharmakophor für die Entwicklung neuer ACAT-Inhibitoren genutzt (Dugar et al. 1995). Beispielsweise ist er verantwortlich für die Hemmung der Cholesterol-Veresterung beim Diphenylmethan-Derivat MBPE. Bei MBPE kompensiert der Morpholin-Ring quasi das Fehlen einer Diphenylethan-Struktur (de Médina et al. 2004). Der Morpholin-Ring als Amin-Komponente ist für eine große inhibitorische Aktivität wesentlich besser als ein Pyrrolidin oder ein Dimethylamin (Abbildung 8.52).

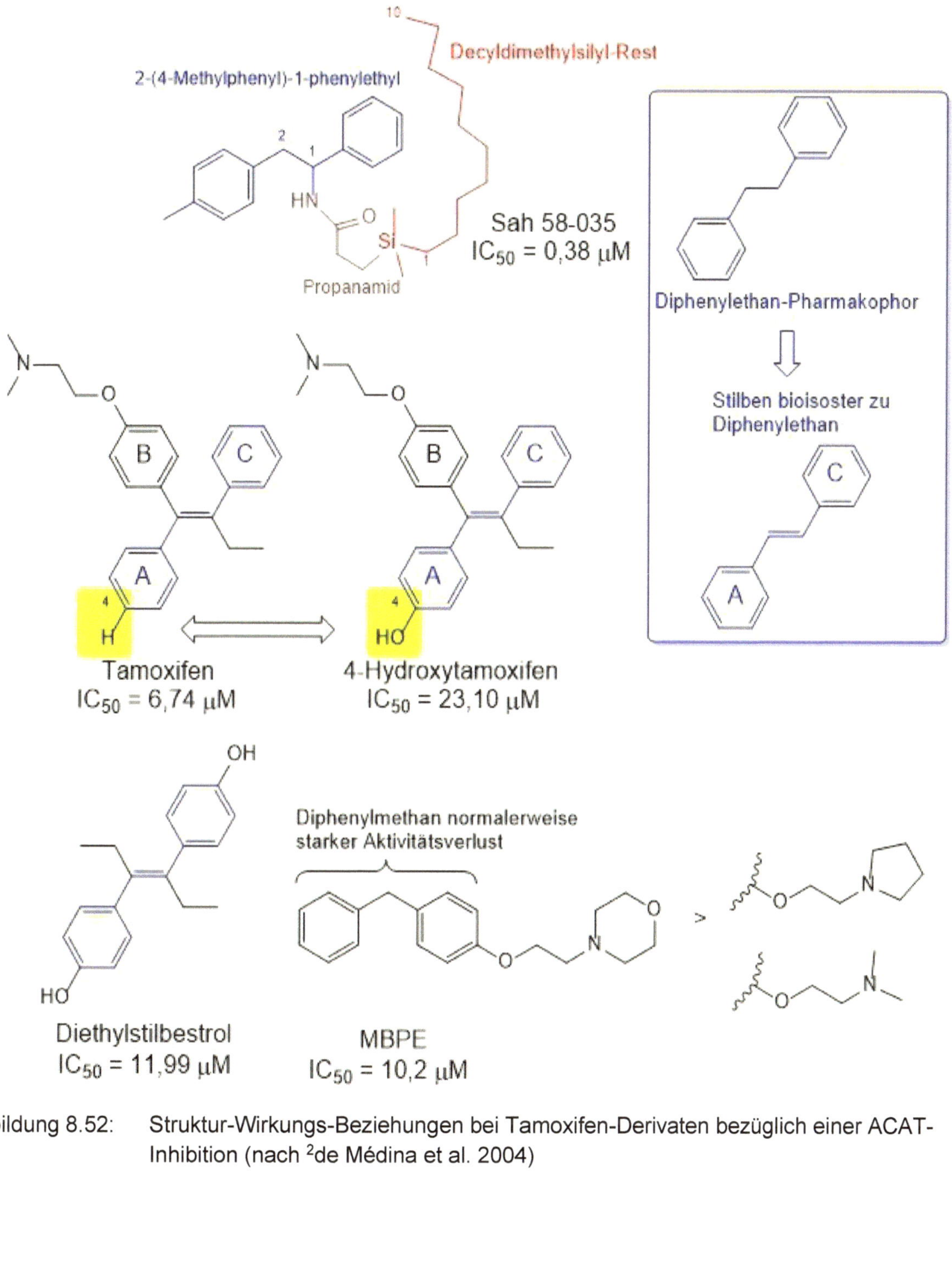

Abbildung 8.52: Struktur-Wirkungs-Beziehungen bei Tamoxifen-Derivaten bezüglich einer ACAT-Inhibition (nach [2]de Médina et al. 2004)

8.5 Weitere Targets des Tamoxifens – Cannabinoid-Rezeptoren

Die G-Protein-gekoppelten Cannabinoid-Rezeptoren (CBR) haben sieben Transmembrandomänen. Die beiden Isoformen, der Cannabinoid-1-Rezeptor (CB1R) und der Cannabinoid-2-Rezeptor (CB2R), haben eine nur geringe Homologie (Galiegue et al. 1995). CBR-Subtyp 1 wird im gesamten ZNS exprimiert, Subtyp 2 in Immunzellen wie T-Zellen und Makrophagen. Die Aktivierung bewirkt antiinflammatorische und antinozizeptive Wirkungen (Caliegue et al. 1995, Schatz et al. 1997). CBR1 und CBR2 sind Targets für die endogen produzierten Cannabinoide, die Endocannabinoide 2-Arachidonoyl-glycrol (2-AG) und Anandamid (AEA) (Fong 2014). Beiden CBR-Subtypen ist gemein, dass sie $G_{i/o}$-Proteine modulieren, um mittels Inhibition der Adenylatcyclase-Aktivität nachgeschaltete intrazelluläre Effekte anzustoßen, beispielsweise die Öffnung von einwärts gerichteten K^+-Kanälen und die Schließung spannungsabhängiger Ca^{2+}-Kanäle (Mackie et al. 1995, Dalton et al. 2009).

Obwohl es zahlreiche Anwendungsgebiete für Agonisten oder Antagonisten der CBR gibt und auch wenn die CBR als potenzielles Target für die Entwicklung von Arzneistoffen gegen eine Bandbreite von Erkrankungen, wie z. B. Krebs, Adipositas, chronische Schmerzen, Alkoholabusus, Osteoporose, Übelkeit und Erbrechen sowie periphere Gefäßverletzungen (Velasco et al. 2007, Ramos et al. 2012, Kim et al. 2013, Whiting et al. 2015), dienen können, ist die Arzneistoffentwicklung auf diesem Gebiet durch unerwünschte Wirkungen immer wieder zurückgeworfen worden. Der Missbrauch sowie psychotrope Effekte werden durch Aktivierung der CB1-Rezeptoren im ZNS vermittelt. Für die CB1R-Aktivierung sind Liganden wie das natürlich vorkommende Δ9-THC (Δ9-Tetrahydrocannabinol) oder entsprechende synthetische Cannabinoide verantwortlich, die in mehr und mehr aufkommenden Drogen (K2, Spice) vorhanden sind (Ramos et al. 2012, Fantegrossi et al. 2014).

Die Entwicklung von Arzneistoffen, die als Liganden an den CBR ihre Wirkung entfalten, ist eigentlich sehr vielversprechend, nicht nur wegen den wichtigen physiologischen Rollen der Endocannabinoide, sondern auch aufgrund der strukturellen Diversität von Substanzen, die an CBR binden und deren Aktivität modulieren. Die meisten Zulassungen scheitern an den erwähnten Nebenwirkungen. Tatsächlich aber binden auch SERM wie Tamoxifen, 4-Hydroxytamoxifen oder Raloxifen, an die Cannabinoid-Rezeptoren 1 und 2 und lösen dadurch eine Signalkaskade aus. SERM sind dafür bekannt, dass sie wenig unerwünschte Nebenwirkungen besitzen. Die Charakterisierung ihrer Interaktionen mit den CBR steht aber größtenteils noch aus (Ford et al. 2016).

Tamoxifen ist immer noch der bedeutendste SERM, der hinsichtlich seiner Estrogen-Rezeptor-vermittelten Wirkungen über Cytochrom-P450-Isoenzyme zu 4-Hydroxytamoxifen und N-Desmethyl-4-hydroxytamoxifen (Endoxifen) bioaktiviert wird. Nach Verabreichung von Tamoxifen erreicht man einen potenten Antagonismus an den Estrogen-Rezeptoren des Brustgewebes und in dessen Folge eine Hemmung der Estrogen-vermittelten Genexpression. Es gilt als gesichert, dass die Wirkung des Tamoxifens primär das Resultat seiner Fähigkeit ist, als Estrogen-Rezeptor-Antagonist zu wirken. Über die Wirksamkeit bei ER-positivem Brustkrebs hinaus konnte allerdings gezeigt werden, dass Tamoxifen und dessen 4-hydroxylierten Derivate zytotoxische Effekte in Brustkrebszellen auslösen, die keine Estrogen-Rezeptoren exprimieren. Außerdem zeigt Tamoxifen auch Aktivitäten gegenüber Tumoren, die von Geweben abstammen, die nicht sensitiv gegenüber Estrogene sind. Hier sind das maligne Melanom, das Gliom und das Pankreaskarzinom zu nennen. Tamoxifen scheint darüber hinaus auch bei nichtmalignen Erkrankungen wirksam zu sein, z. B. bei Atherosklerose, Osteoporose oder rheumatoider Arthritis. Diese Beobachtungen lassen den Schluss zu, dass Tamoxifen und 4-Hydroxytamoxifen pharmakologische Wirkungen produzieren, die sowohl über Estrogen-abhängige als auch über Estrogen-unabhängige Mechanismen ablaufen (Prather et al. 2013).

Wie bereits dargelegt, haben Z- Und E-Diastereomere der Tamoxifen-Derivate unterschiedliche Affinitäten für den Estrogen-Rezeptor. Z-Tamoxifen bindet mit einer mehr als 100-mal höheren Affinität als E-Tamoxifen an Estrogen-Rezeptoren. Z-Tamoxifen wirkt als ER-Antagonist, E-Tamoxifen als ER-Agonist. Ähnliche Ergebnisse zur Favorisierung des Z-Isomers bei der Estrogen-Rezeptor-Bindung sind für die aktiven Metaboliten 4- Hydroxytamoxifen und N-Desmethyl-4-hydroxytamoxifen zu beobachten. Diese gegenseitigen Effekte der Z- und E-Isomere in Verbindung mit den unterschiedlichen Affinitäten können sicherlich auch bei den Cannabinoid-Rezeptoren neue, bislang nicht erzielte Wirkungen generieren (Ford et al. 2016).

Ford und Mitarbeiter haben als Erste die Bindungs- und Wirkcharakteristika der Tamoxifen-Derivate an den Cannabinoid-Rezeptoren 1 und 2 untersucht (Ford et al. 2016). Für die kompetitiven Bindungsstudien wählten sie den potenten tritiierten CBR1/CBR2-Agonisten [^{3}H]-CP-55.940 aus (Abbildung 8.53). Alle Tamoxifen-Derivate, Z- und E-Tamoxifen, Z- und E-4-Hydroxytamoxifen sowie Z- und E-N-Desmethyl-4-hydroxytamoxifen, binden an den humanen CBR1 mit Affinitäten im mittleren nanomolaren bis zum niedrigmikromolaren Bereich. Unter den getesteten Tamoxifen-Derivaten hat Z-4-Hydroxytamoxifen mit K_i = 681 nM die höchste Bindungsaffinität, die deutlich höher ist als die von Z- oder E-Tamoxifen (K_i (Z-Tamoxifen) = 1574 nM; K_i (E-Tamoxifen) = 1510 nM). Für den humanen CBR2 liegen die Bindungsaffinitäten im Bereich des CBR1. Hier ist ein auffälliges Merkmal, dass Z- und E-N-Desmethyl-4-hydroxytamoxifen mit signifikant niedrigeren Affinitäten binden als Z- und E-Tamoxifen oder Z- und E-4-Hydroxytamoxifen (Tabelle 8.5). Nur das E-Isomer des 4-Hydroxytamoxifens zeigt für beide Subtypen jeweils eine höhere Bindungsaffinität als das entsprechende Z-Isomer. Dies ist bei den Isomeren von Tamoxifen und N-Desmethl-4-hydroxytamoxifen nicht der Fall. Bezüglich der Subtypselektivität ist der Selektivitätsquotient K_i (CBR1) / K_i (CBR2) aussagekräftig. E- und Z-Tamoxifen binden mit signifikant höherer Affinität an den CBR-Subtyp 2 als an den Subtyp 1. Der Selektivitätsquotient beträgt für E-Tamoxifen 1,78, für Z-Tamoxifen 1,97. Im Gegenteil dazu hat das Z-N-Desmthyl-4-hydroxytamoxifen eine signifikant höhere Affinität für CB1R – mit Selektivitätsquotienten von 0,59 für das E-Isomer und 0,49 für das Z-Isomer (Ford et al. 2016). Die Strukturformeln der verschiedenen Tamoxifen-Derivate und -Diastereomere sowie physiologischen Liganden und des tritiierten CP-55.940 sind in Abbildung 8.53 dargestellt. In Tabelle 8.5 sind die entsprechenden Messwerte gegenübergestellt.

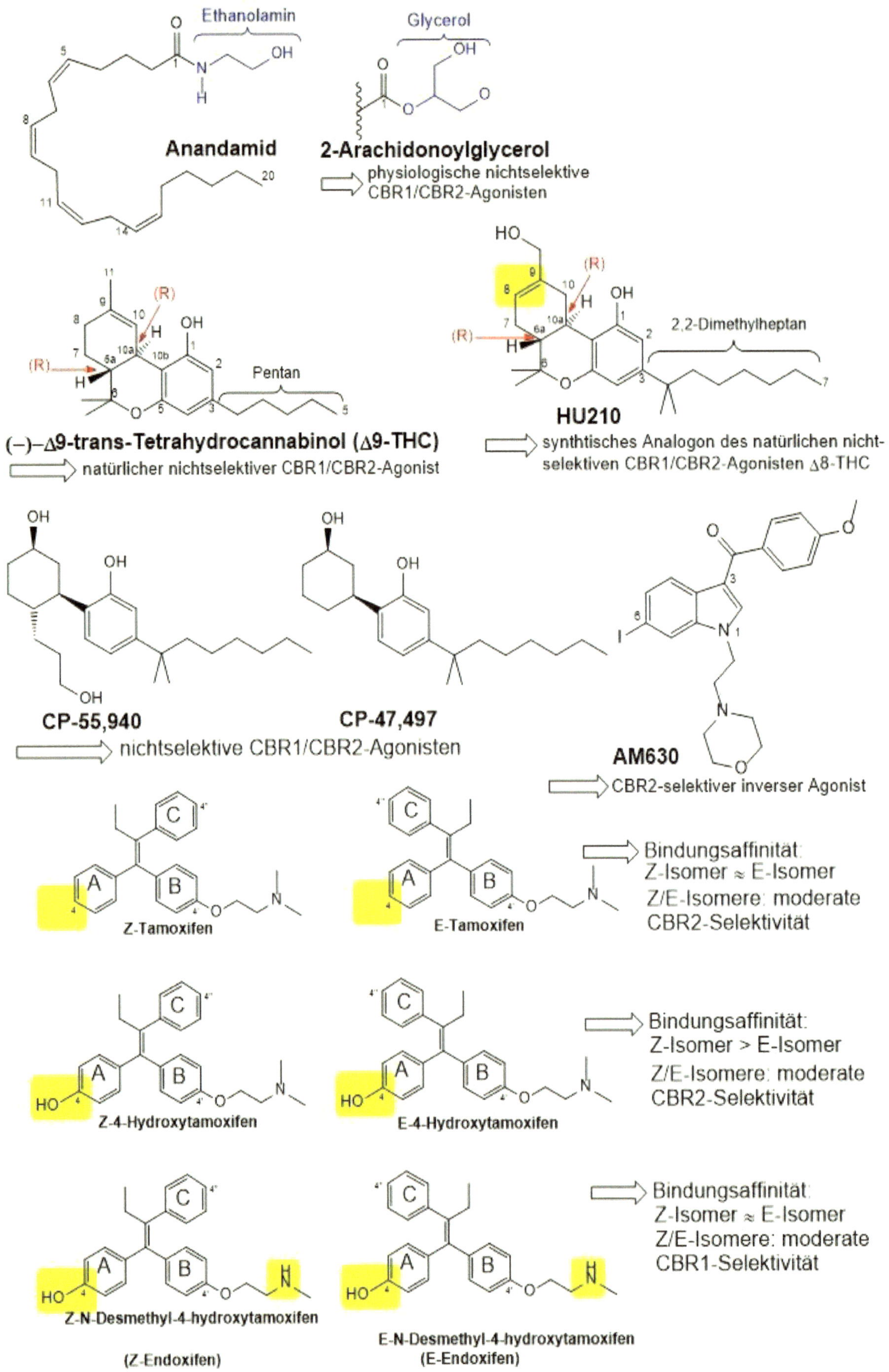

Abbildung 8.53: Liganden von CB1R und CB2R natürlichen und synthetischen Ursprungs sowie die zunächst untersuchten Tamoxifen-Derivate

Anandamid ist ein physiologisches Endocannabinoid, das als Carbonsäureamid aus Arachidonsäure und der Amino-Gruppe des Ethanolamins gebildet wird. Ein weiteres Endocannabinoid ist 2-Arachidonoylglycerol, bei dem die Arachidonsäure mit der sekundären alkoholischen OH-Gruppe eines Glycerols als Carbonsäureester verknüpft ist.

Δ9-Tetrahydrocannabinol ist ein natürlicher CBR1/CBR2-Agonist mit charakteristischer Dibenzopyran-Struktur, der aus der Hanfpflanze (Cannabis sativa) gewonnen wird. Mit zwei chiralen C-Atomen existieren insgesamt vier Stereoisomere: (-)-Δ9-trans-THC, (+)-Δ9-trans-THC, (-)-Δ9-cis-THC und (+)-Δ9-cis-THC. Die cis-Stereoisomere sind unwirksam, nur die trans-Stereoisomere wirken psychoaktiv. (-)-Δ9-trans-THC ist bis zu 100-mal stärker wirksam als das (+)-Δ9-trans-THC.

HU210 ist ein synthetisches Analogon des natürlich vorkommenden Δ8-THC und besitzt für beide Cannabinoid-Rezeptor-Subtypen sehr hohe Affinitäten, was auf seine 2,2-Dimethylheptan-Seitenkette am C3 zurückzuführen ist.

CP-55.940 und CP-47.497 sind synthetische nichtselektive CB1R- und CB2R-Agonisten.

Die Z- und E-Isomere der Tamoxifen-Derivate weisen ungefähr dieselbe Bindungsaffinität auf, bis auf das Z-4-Hydroxytamoxifen, das eine größere Bindungsaffinität als sein E-Isomer besitzt. Tamoxifen und sein 4-Hydroxy-Derivat zeigen eine sehr gering ausgeprägte CB2R-Selektivität, wohingegen das N-Desmethyl-4-Hydroxytamoxifen eine moderate CB2R-Selektivtät zeigt.

Tabelle 8.5: Kompetitive Bindung von E- und Z-Tamoxifen, E- und Z-4-Hydroxytamoxifen und E- und Z-N-Desmethyl-4-hydroxytamoxifen an CB1R- und CB2R (nach Ford et al. 2016)

Tamoxifen-Derivat	K_i (CHO-CB1R)	K_i (CHO-CB2R)	Selektivitätsquotient (pK_i CB1R/pK_i CB2R)
Z-Tamoxifen	1574 nM	798 nM	1,97
E-Tamoxifen	1510 nM	847 nM	1,78
Z-4-Hydroxytamoxifen	681 nM	495 nM	1,38
E-4-Hydroxytamoxifen	1242 nM	957 nM	1,30
Z-N-Desmethyl-4-hydroxytamoxifen	1161 nM	2393 nM	0,49
Z-N-Desmethyl-4-hydroxytamoxifen	1393 nM	2355 nM	0,59

Als voller CBR1/CBR2-Agonist dient das tritiierte nichtklassische Cannabinoid Cyclohexanol-Derivat [3H]-CP-55.940, dem der Pyran-Ring des Δ9-THC fehlt (K_i (CBR1) = 0,5–5,0 nM; K_i (CBR2) = 0,69–2,8 nM) (Thomas et al. 1998). Die Ergebnisse zeigen, dass die Tamoxifen-Derivate mit moderaten Affinitäten kompetitiv an beide Rezeptor-Subtypen binden. Anders als bei der Bindung an die Estrogen-Rezeptoren, zeigen die Z- und E-Isomere nur geringfügige, aber auffällige Unterschiede in Affinität und Aktivität in Bezug auf die CBR-Subtypen 1 und 2. Die hier vorgestellten Tamoxifen-Derivate besitzen Estrogen-Rezeptor-unabhängige Wirkungen, die durch kompetitive Bindung an CB1R und CB2R vermittelt werden. Diese sind wie bei der Estrogen-Rezeptor-abhängigen Wirkung Isomer-spezifisch, wenn auch in weitaus geringerem Ausmaß. In funktionellen Assays, in denen die G-Protein- bzw. Adenylatcyclase-Aktivität bestimmt werden, wirken alle Derivate – ob Z- oder E-Isomer – als inverse CB1R- und CB2R-Agonisten. Damit kann das Tamoxifen-Molekül durchaus als Leitstruktur für die Entwicklung neuer inverser Agonisten am CB1R- bzw. CB2R-Rezeptor dienen.

Literatur

Abdellatif, K. R. A. et al. Bioorg Med Chem Lett 2011, 21, 1195.

Abdellatif, K. R. A. et al. Biooeg Med Chem Lett 2013, 23, 4960.

Agouridas, V. et al. Bioorg Med Chem 2006, 14, 7531.

Allott, E. H. et al. Prostate Cancer Prostatic Dis 2018, 21, 196.

Aragane, K. et al. Jpn J Pharmacol 1998, 76, 309.

Asche, C. In: Medizinische Chemie der Neuen Arzneistoffe der Jahre 2011–2017, 2018, Shaker-Verlag.

Baby, Y. S. et al. Nature 1985, 315, 37.

Babu, Y. S. et al.J Mol Biol 1988, 204, 191.

Baltuch, G. H. et al. Neurosurgery 1993, 33, 495.

Barnes, L. E. und Meyer, R. K. Fertil Steril 1962, 13, 472.

Bates, D. J. et al. Biochem Pharmacol 1982, 31, 2823.

Baumann, R. J. Biochem Pharmacol 1998, 55, 841.

Bazmann, C. K. und Castiglione-Gertsch, M. Drugs 2007, 67, 2335.

Bi, M. et al. Oncology Lett 2019, 18, 1548.

Bignon, E. et al. J Med Chem 1989, 32, 2092.

Bignon, E. et al. Biochem Pharmacol 1991, 42, 1373.

Blumberg, P. M. et al. Biochem Pharmacol 1984, 33, 933.

Blumberg, P. M. et al. Prog Clin Biol Res 1994, 387, 3.

Borras, M. et al. BioChem Pharmacol 1994, 48, 2015.

O'Brian, C. A. et al. J Natl Cancer Inst 1986, 76, 1243.

O'Brian, C. A. et al. Cancer Res 1988, 48, 3626.

Brzozowski, M. et al. Nature 1997, 289, 753.

Burke, P. J. und Koch, T. H. J Med Chem 2004, 47, 1193.

Cabani, S. et al. Trans Faraday Soc 1971, 67, 1933.

[1]McCague, R. et al. J Med Chem 1988, 31, 1285.

[2]McCague, R. et al. J Steroid Biochem 31, 545.

Carpenter, C. et al. Bioorg Med Chem 2016, 24, 5495.

Castagna, M. et al. J Biol Chem 1982, 257, 7847.

Chafouleas, J. G. et al. Cell 1982, 28, 41.

Chan, E. Y. H. Bioorg Med Chem Lett 2006, 16, 821.

Chan, R. B. et al. J Biol Chem 2012, 287, 2678.

Chang, M. C. Endocrinology 1959, 65, 339.

Chang, Z. Z. et al. J Biol Chem 2000.

Chang, T. Y. et al. J Lipid Res 2001, 42, 1933.

Chang, T. Y. et al. Annu Rev Cell Dev Biol 2006, 22, 129.

Chang, T. Y. et al. Am J Physiol Endocrinol Metab 2009, 297, E1.

Chattopadhyaya, R. et al. J Mol Biol 1992, 228, 1177.

Chen, X. Y. et al. Bioorg Med Chem Lett 2012, 22, 4307.

Chou, J. J. et al. Nat Struct Biol 2001, 8, 990.

Christodoulou, M. S. et al. Bioorg Med Chem 2013, 21, 4120.

Christodoulou, M. S. et al. Eur J Med Chem 2016, 128, 79.

Citron, M. Nat Rev Drug Discov 2010, 9, 387.
Connor, J. et al. Cancer Res 2001, 61, 2917.
do Cormo A. et al. Cancer Biol Ther 2013, 14, 287.
Dalton, G. D. et al. CNS Neurol Disord Drug Targets 2009, 8, 422.
Dao, K. L. et al. Bioconj Chem 2012, 23, 785.
Das, A. et al. J Lipid Res 2008, 49, 1770.
Dash, S. et al. Biochemistry 1997, 36, 2025.
Delpassand, E. S. et al. J Pharm Sci 1996, 85, 553.
Dietschy, J. M. et al. J Lipid Res 2004, 45, 1375.
Driedger, P. E. und Blumberg, P. M. Proc Natl Acad Sci USA 1980, 77, 567.
Drgan, J. P. et al. Carcinogenesis 1996, 17, 585.
Dugar, S. et al. Bioorg Med Chem 1995, 3, 1231.
Edwards, K. J. et al. J Med Chem 1992, 35, 2753.
Eicher, T. und Hauptmann, S. In: Chemie der Heterozyklen - Struktur, Reaktionen und Synthesen 1994, Georg Thieme Verlag, Stuttgart.
Emmens, C. W. et al. Steroids 1967, 9, 235.
Erdélyi-Tóth, V. et al. J Chromatogr A 1994, 668, 419
Erdélyi-Tóth, V. et al. Anticancer Drugs 1997, 8, 603
Fabbro, D. et al. Pharmacol Ther 1999, 82, 293.
Fachinformation Rydapt® 2017, Novartis Pharmaceuticals Corporation.
Fang, H. et al. Chem Res Toxicol 2001, 14, 285.
Fantegrossi, W. E. et al. Life Sci 2014, 97, 45.
Fassbender, K. et al. Proc Natl Acad Sci USA 2001, 98, 5856.
Förstl, H. In: Antidementiva 2004, Elsevier GmbH, München.
Fok, A. K. et al. J Eukaryot Microbiol 2008, 55, 481.
Fong, T. M. Adv Pharmacol 2014, 70, 121.
Ford, B.M. PLoS One 2016, 11, e0167240.
Foster, A. B. et al. Anti-Cancer Drug Des 1986, 245.
Galiegue, S. et al. Eur J Biochem 1995, 232, 54.
Gao, H. et al. Chem Rev 1999, 99, 723.
Garg, S. et al. J Steroid Bio Chem 1983, 18, 89.
Geiser, J. R. et al. Cell 1991, 65, 949
Gilbert, J. et al. J Med Chem 1997, 40, 1104.
Gillis, E. P. et al. J Med Chem 2015, 21, 8315.
Goldstein, F. C. et al. Alzheimer Dis Assoc Disord 2008, 22, 336.
Graham, C. D. et al. J Neuropathol Exp Neurol 2016, 75, 946.
Gundimeda, U. et al. J Biol Chem 1996, 271, 13504.
[1]Guo, Z. Y. et al. Biochemistry 2005, 44, 6537.
[2]Guo, Z. Y. et al. Biochemistry 2005, 280, 37814.
Guo, Z. Y. et al. Biochemistry 2007, 46, 10063.
Hardcastle, I. R. et al. J Med Chem 1995, 38, 241.
Hardcastle, I. R. et al. J Med Chem 1996, 39, 999.
Harper, M. J. und Walpole, A. L. Nature 1966, 212, 87.
Hartmann, T. et al. J Neurochem 2007, 103, 159.

Hasegawa, M. et al. Eur J Med Chem 2014, 71, 290.
He, W. et al. Anticancer Drugs 2015, 26, 293.
Hellwig, B. Med Monatsschr Pharm 1994, 17, 326.
Holtkamp. D. E. et al. Proc Soc Exp Biol Med 1960, 105, 197.
Howell, S. J. et al. Best Pract Res Clin Endocrinol Metab 2004, 18, 47.
[1]Huang, X.-H. et al. J Antibiotics 1995, 48, 1.
[2]Huang, X.-H. et al. J Antibiotics 1995, 48, 5.
Isakov, N. Semin Cancer Biol 2018, 48, 36.
Ishikawa, T. et al. Nat Biotechnol 2001, 19, 812.
Ittner, L. M. et al. Cell 2010, 142, 387.
Jarman, M. et al. Anticancer Drug Des 1986, 1, 259.
Johnson, M. D. et al. Breast Cancer Res 2004, 4, 151.
Jordan, V. C. Endocrinology 1981, 108, 1353.
Jordan, V. C. und Gosden, B. Mol Cell Endocrinol 1982, 27, 291.
Jordan, V. C. et al. Cancer Res 1983, 43, 1446.
Joyce, C.W. et al. Mol Biol Cell 2000, 11, 3675.
Kahl, C. R. und Means, A. R. Endocr Rev 2003, 24, 719.
Kalvodola, L. et al. J Biol Chem 2005, 280, 36815.
Kaur, G. et al. Eur J Med Chem 2014, 86, 211.
Kaur, G. et al. Bioorg Med Chem Lett 2016, 26, 1963.
Kelly, P. M. et al. Molecules 2017, 22, 1440.
Kim, D. K. et al. Gut 2013, 62, 1044.
Kistner, R. W. und Smith O. W. Surg Forum 1959, 10, 725.
Kistner, R. W. und Smith, O. W. Fertil Steril 1961, 12, 121.
Kitayama, K. et al. Eur J Pharmacol 2006, 539, 81.
Konno, T. et al. Org Lett 2004, 6, 993.
KozáK, L. et al. Appl Microbiol Biotechnol 2019, 103, 1599.
Krishnan, A. V. et al. Endocrinology 1993, 132, 2279.
Kumar, V. et al. PLoS ONE 2013, 8, ee54834.
Lam, H. Y. BioChem Biophys Res Commun 1984, 118, 27.
Larosche, I. et al. J Pharm Exp Ther 2007, 321, 526.
Lashley, M. R. et al. Bioorg Med Chem 2002, 10, 4075.
Lavie, Y. et al. Int J Cancer 1998, 77, 928.
Lee, O. et al. J Lipid Res 1998, 39, 1722.
Lee, ACS Nano 2015, 9, 2420.
Lerner, L. J. In: Non-Steroidal Antiestrogens 1981, Sutherland, R. L. und Jordan, V. C. Academic, Sydney.
Li, Z. et al. J Biol Chem 2001, 276, 17354.
Li, L. et al. J Biol Chem 2003, 278, 1195.
Li, J. et al. Oncogene 2016, 35, 6378.
Lin, S. et al. J Biol Chem 1999, 274, 23276.
Lin, S. et al. Mol Biol Cell2003, 14, 244.
Liu, G.X. et al. Br J Cancer 1996, 73, 899.
Liu, J. et al. Biochem J 2005, 391, 389.

Llaverias, G. et al. Cardiovascular Drug Rev 2006, 2, 33.
Lloyd, D. G. et al. J Med Chem 2004, 47, 5612.
Lloyd, D. G. Med Chem 2005, 1, 335.
Ma, D. Curr Med Chem 2001, 8, 191.
Mackie, K. et al. J Neurosci 1995, 15, 6552.
Malo-Forest, B. et al. Bioorg Med Chem Lett 2013, 23, 1712.
Mandlekar, S. und Kong, A. N. Apoptosis 2001, 6, 469.
Marzetta, C. A. et al. J Lipid Res 1994, 35, 1829.
Matsuda, K. Med Res Rev 1994, 14, 271.
Maximov, P. Y. et al. In: Tamoxifen Pioneering Medicine in Breast Cancer 2013, Springer, Basel.
de Médina, P. et al. Curr Med Chem – Anti-Cancer Agents 2004, 4.
[2]de Médina, P. et al. J Pharmacol Exp Ther 2004, 308, 1165.
Meegan, M. J. et al. J Med Chem 2001, 44, 1072.
Miyazak, A. und Horiuchi, S. Nihon Rinsho 1999, 57, 2842.
Monostory, K. et al. Drug Metab Dispos 1997, 25, 1370.
Murphy, L. C. et al. Endocrinology 1985, 116, 1071.
Murphy, C. S. et al. Mol Pharmacol 1991, 39, 421.
Murtaugh, T. J. et al. Methods Enzymol 1983, 102, 158.
Musgrove, E. A. Cancer Res 1989, 49, 2398.
Nagahara, Y. et al. Cancer Sci 2008, 99, 608.
Newton, A. C. et al. Clin Sci 2016, 130, 1499.
Nissen, S. E. et al. N Engl J Med 2006, 354, 1253.
Ocgoa, W. F. et al. JMol Biol 2001, 311, 837.
Ohmoto, T. et al. Mol Med Rep 2015, 12, 6037.
Ohshiro, T. et al. Arteriosclerosis, Thrombosis and Vascular Biology 2011, 31, 11108.
Omura, S. et al. J Antibiot 1977, 30, 275.
Palopoli, F. P. et al. J Med Chem 1967, 10, 84.
Paolo, G. D. et al. Nat Rev Neurosci 2011, 12, 284.
Pappolla, M. A. et al. Neurology 2003, 61, 199.
Parini, P. et al. Circulation 2004, 110, 2017.
Park, K. et al. Rev Pharmacol Toxicol 2001, 41, 443.
Perez, P. et al. Environ Health Perspect 1998, 106, 167.
Di Pietro, D. L. et al. Endocrinology 1969, 84, 1404.
Poirot, M. et al. Bioorg Med Chem 2000, 8, 2007.
Prather, P. L. et al. Biochem Biophys Res Commun 2013, 441, doi: 10.1016/j.bbrc.2013.10.057.
Puglielli, L. et al. Nat Cell Biol 2001, 3, 905.
Purser, S. et al. Chem Soc Rev 20008, 37, 320.
Rainteau, D. et al. Exp Cell Res 1987, 168, 546.
Ramos, J. A. et al. Indian J Urol 2012, 28, 9.
Rapoport, M. et al. Proc Natl Acad Sci USA 2002, 99, 6364.
Rasmussen, C. D. und Means, A. R. EMBO J 1987, 6, 3961.
Ray, S. Drugs Future 200, 29, 185.
Reddy, G. P. et al. Blood 1992, 79, 1946.

Refolo, L. M. et al. Neurobiol Dis 2000, 7, 321.
Robertson, D. W. et al. J Med Chem 1982, 25, 167.
Rogers, M. A. et al. J Steroid Biochem Mol Biol 2015, 151, 102.
Roth, B.D. Drug Discov Today 1998, 3,19.
Rowlands, M. G. et al. BioChem Pharmacol 1990, 40, 283.
Rowlands, M. G. et al. BioChem Pharmacol 1995, 50, 723.
Rowlands, M. G. et al. BioChem Pharmacol 1997, 53, 241.
Ruenitz, P. C. et al. Isocyclic Compounds 1984, doi: 10.1002/chin.198418176.
Ruenitz, P. C. und Bagley, J. R. Cancer Res 1986, 46, 6255.
Ryan, S. R. und Drennan, C. L. Chem Biol 2009, 16, 351.
Schatz, A. R. et al. Toxicol Appl Pharmacol 1997, 142, 278.
Schneider, R. M. et al. J Cancer Res Clin 1986, 112, 258.
Schnitzer-Polokoff, R. et al. Comp Biochem Physiol 1991, 99A, 665.
Schulz, K. D. et al. In: Basic Action on Sex Steroids on Target Organs 1971, Eds. Hubinot, P. O. et al., Karger, Basel.
Segal, S. J. und Nelson, W. O. Proc Soc Exp Biol Med 1958, 98, 431.
Self, L. W. et al. Fed Proc Fed Am Soc Exp Biol 1967, 26, 354.
Shagufta und Ahmad, I. Eur J Med Chem 2018, 143, 515.
Shiau, A. K. et al. Cell 1998, 95, 927.
Shiina, I. et al. Bioorg Med Chem Lett 2007, 17, 2421.
Shoda, T. et al. Bioorg Med Chem Lett 2014, 24, 87.
Shoda, T. et al. Bioorg Med Chem 2015, 23, 3091.
Simons, M. et al. Proc Natl Acad Sci USA 1998, 95, 6460.
Sliskovic, D. R. und White A. D. Trends Pharmacol Sci 1991, 12, 194.
Smith, O. W. und Kistner, R. W. JAMA 1963, 184, 878.
Szallasi, Z. et al. J Biol Chem 1996, 271, 18299.
Tajima, Y. et al. Lipids Health Dis 2013, 12, 68.
Takahashi, K. et al. J Med Chem 2008, 51, 4823.
Takahashi, K. et al. Chem Pharm Bull 2010, 58, 1057.
Terasaka, N. et al. Atherosclerosis 2007, 190, 239.
Thomas, B. F. et al. J Pharmacol Exp Ther 1998, 285, 285.
Tomada, H. et al. J Antibiotics 1991, 44, 136.
Tomoda, H. et al. J Antibiotics 1995, 48, 793.
[1]Uddin, M. J. et al. Bioorg Med Chem Lett 2014, 14, 1953.
[2]Uddin, M. J. et al. Bioorg Med Chem 2004, 12, 5929.
Velasco, G. et al. Mol Neurobiol 2007, 36, 60.
Vertosick, F. T. et al. J Neurosurg 1994, 80, 385A.
Wahrle, S. et al. Neurobiol Dis 2002, 7, 321.
Wang, S. et al. J Med Chem 1996, 39, 2541.
Weatherman, R. V. et al. Chem Biol 2001, 8, 427.
Wei, J. W. et al. Cancer Res 1982, 42, 2571.
Wenckens, M. et al. Bioorg Med Chem 2003, 11, 1883.
Whiting, P. F. et al. JAMA 2015, 313, 2456.
Wilson, M. A. und Brunger, A.T. J Mol Biol 2000, 301, 1237.

Wolf, D. et al. J Natl Cancer Inst 1993, 85, 806.
Yap, K. L. et al. Proteins 1999, 37, 499.
Yu, C. et al. J Biol Chem 1999, 274, 36139.
Zhang, Y. et al. J Biol Chem 2003, 278, 11642.
Zhang, L. et al. Anticancer Drugs 2007, 18, 1039.

9. Tamoxifen-Resistenz

Die Entwicklung von Resistenzen gehört häufig zu den größten Herausforderungen bei der endokrinen Therapie des ER+-Brustkrebses. Der Gedanke liegt nahe, dass die Anzahl der Estrogen-Rezeptoren in der Brusttumorzelle ihre Sensitivität gegenüber einer antiestrogenen Therapie bei einer Patientin mit metastasiertem Mammakarzinom bestimmt. Die Realität sieht jedoch anders aus. Etwa 70 % der Brusttumoren sind Estrogen-Rezeptor-positiv. Und nicht alle Mammakarzinome, die Estrogen-Rezeptor-positiv sind, sprechen auf eine Therapie mit Tamoxifen an (Maximov et al. 2013). Eine nicht unerhebliche Anzahl an Patientinnen mit einem lokal begrenzten und nahezu alle mit einem fortgeschrittenen, metastasierten Tumor, die anfangs sensitiv gegenüber einer Tamoxifen-Therapie sind, entwickeln im Laufe der Zeit eine erworbene Resistenz, sofern nicht schon von Anfang an eine *de-novo*-Resistenz, d. h. eine primäre Tamoxifen-Resistenz, vorliegt (Chang 2012). Hinzu kommt, dass interessanterweise viele Patentinnen, deren Tumoren Tamoxifen-resistent sind, sensitiv gegenüber anderen antiestrogenen Therapieformen sind, beispielsweise mit vollen ER-Antogisten – Fulvestrant ist hier zu nennen – oder mit den Aromatase-Hemmern Anastrozol oder Letrozol. Das deutet darauf hin, dass auch bei einer Tamoxifen-Resistenz der Estrogen-Rezeptor weiterhin eine tragende Rolle für das Tumorwachstum spielt (Pike et al. 1993, Forbes et al. 2008, Mouridsen et al. 2009).

Obwohl die exakten molekularen Mechanismen, die einer Tamoxifen-Resistenz zugrunde liegen, noch ungeklärt sind, sind zahlreiche Mechanismen vorgeschlagen worden, beispielsweise eine veränderte metabolische Aktivierung des Tamoxifens, der Verlust der Funktionalität des Estrogen-Rezeptors bzw. die Beeinträchtigung der Estrogen-Rezeptor-Synthese, Veränderungen innerhalb des sogenannten „Crosstalks“ zwischen Estrogen-Rezeptoren, eine Wachstumsfaktor-vermittelte Estrogen-Rezeptor-Aktivierung oder das Vorliegen ER-negativer Krebsstammzellen (Chang 2012). Eine Antiestrogen-Resistenz der Tumorzellen wird im Allgemeinen in zwei Kategorien unterteilt: 1) die *de-novo*-Resistenz und 2) die erworbene sekundäre Resistenz. Eine *de-novo*-Resistenz bezeichnet eine primäre Resistenz, die von Beginn einer Tamoxifen-Therapie an bei ER-positiven Tumoren vorliegt. Diese Art der Resistenz ist in MCF-7-Zellen nachgewiesen worden, einer ER-positiven humanen Brustkrebszelllinie, die transfiziert wird mit dem *HER2*-Gen, was im Maus-Modell zu einem Tumorwachstum während einer Tamoxifen-Therapie führt (Benz et al. 1992). Man vermutet, dass Wachstumsfaktor-Signaltransduktionswege eine wichtige Rolle in Tamoxifen-resistenten Zellen einnehmen. Andererseits entwickelt sich eine erworbene sekundäre Resistenz erst nach einer Tamoxifen-Langzeit-Therapie in ER-positiven Tumorzellen, die initial auf Tamoxifen angesprochen haben (Jordan 2004). ER-positive Brusttumoren mit erworbener Resistenz können ihr Nichtansprechen oder sogar ein Tamoxifen-induziertes Wachstum beibehalten, obwohl der Tumor weiter Estrogen-Rezeptoren synthetisiert. Die Tamoxifen-resistenten Zellen sprechen aber interessanterweise auf andere antiestrogene Therapieformen an. Der volle Antagonist Fulvestrant oder die Aromatase-Inhibitoren Anastrozol und Letrozol sind hier Optionen. Die erworbene Tamoxifen-Resistenz ist gut dokumentiert und konnte an MCF7-Zelllinien demonstriert werden, die in ovarektomierte athymische Mäuse inokuliert wurden. Die meisten Tumorzellen sind anfangs sensitiv gegenüber Tamoxifen und zeigen kein Wachstum, allerdings beginnen nach ungefähr einem Jahr einige

Tumorzellen trotz gleichzeitiger Tamoxifen-Therapie zu wachsen (Gottardis und Jordan 1988, O'Reagan et al. 2006).

Es ist allgemein akzeptiert, dass mehrere voneinander unabhängige Mechanismen existieren, die zu einer Tamoxifen-Resistenz führen können. Dabei kann der jeweilige Resistenzmechanismus innerhalb eines Tumors durchaus variieren. Es liegt oftmals eine Heterogenität innerhalb des malignen Gewebes bezüglich der Resistenzmechanismen vor (Clarke et al. 1990, Ricketts und Coombs 1989, Kurosumi 2003). Zudem weist die Sensitivität des Tumors gegenüber Tamoxifen eine intratumorale Variabilität im zeitlichen Verlauf auf. Das bestätigt, dass nicht nur ein einziger Mechanismus allein dafür verantwortlich ist, sondern einige komplexe Mechanismen in die Resistenzentwicklung involviert sind und die Resistenz das Ergebnis zahlreicher zellulärer Ereignisse darstellt (Chang 2012).

Wichtige zelluläre und nukleäre Mechanismen, die eine primäre *de-novo*- oder eine sekundäre erworbene Resistenz bedingen, sind nach Chang (2012):

- Verlust des Estrogen-Rezeptors bzw. der Estrogen-Rezeptor-Funktion, z. B. durch Mutation
- Veränderte Expression coregulatorischer Proteine (Corepressoren wie NcoR1 ↑, Coaktivatoren wie SRC3 ↓)
- Kompensatorische Wachstumsfaktor-Signaltransduktionswege (z. B. EGF-Rezeptoren) und „Crosstalk“ zwischen dem Estrogen-Rezeptor-Signalweg und anderen Signalwegen
- Estrogen-Rezeptor-negative Brustkrebsstammzellen
- Regulation des Redox-Cyclings (z. B. Peroxiredoxin-5)
- Regulation des Zellschicksals (z. B. Autophagozytose, Apoptose)

Auf diese Resistenzmechanismen wird im Folgenden eingegangen.

9.1 Verlust des Estrogen-Rezeptors oder der Estrogen-Rezeptor-Funktion

Therapeutische Effekte erzielt Tamoxifen durch Bindung seiner aktiven Metabolite an den Estrogen-Rezeptor, um dort den ER-Signalweg als ER-Antagonist zu beeinflussen. Verliert Tamoxifen sein zelluläres/nukleäres Target, den Estrogen-Rezeptor, weil das für den Estrogen-Rezeptor codierende Gen *ESR1* (*ESR1* codiert für ERα; *ESR2* für ERβ) nicht mehr in der Zelle exprimiert wird und somit das ER-Protein nicht synthetisiert werden kann, liegt eine Resistenz gegenüber Tamoxifen vor. Verlust der *ESR1*-Expression und der ER-Synthese stellen den dominierenden Teil einer primären *de-novo*-Resistenz gegenüber Tamoxifen dar (Ingle et al. 1991, Jaiyesimiet al. 1995, De Marchi et al. 2016, Zhang et al. 2017). Weitaus mehr als 90 % der Estrogen-Rezeptor-negativen und Progesteron-Rezeptor-negativen Brusttumoren zeigen kein Ansprechen auf eine antiestrogene Therapie (Chang 2012).

Bei den meisten Patientinnen, die im Therapieverlauf eine Tamoxifen-Resistenz entwickeln, wird im Gegensatz zur *de-novo*-Resistenz aber immer noch der Estrogen-Rezeptor synthetisiert (Encarnacion et al. 1993, Dowsett und Haynes 2003). Den Beweis liefert die im Anschluss an eine fünfjährige Tamoxifen-Therapie bei ER-positiven Patientinnen mit Tamoxifen-Resistenz erfolgreich etablierte Gabe von Aromatase-Hemmern wie Letrozol oder Anastrozol (Goss et al. 2005). Dieses Resultat kann dahingehend gedeutet werden, dass sich während der fünfjährigen Tamoxifen-Gabe langsam eine sekundäre erworbene Resistenz durch Mikrometastasen entwickelt. Dementsprechend sprechen solche Patientinnen auf nicht kreuzresistente Therapien wie die Aromatase-Hemmung an (Howell et al. 2002, Goss et al. 2007).

Der Verlust seiner Estrogen-Rezeptoren bedeutet, dass der Tumor einen Wandel von einem Estrogen-Rezeptor-positiven hin zu einem Estrogen-Rezeptor-negativen Phänotyp vollzieht. Es gibt unterschiedliche Szenarien, wie dies ablaufen kann. Zunächst kann die Transkription des für den Estrogen-Rezeptor codierenden Gens *ESR1* gehemmt werden, was nach und nach zu immer mehr Estrogen-Rezeptor-negativen Tumorzellen führt. Entsprechende Versuche sind vornehmlich in Zellkultur an T47D- oder ZR-75-1-Zellen durchgeführt worden (van den Berg et al. 1989, Graham et al. 1992). Epigenetische Modifikationen wie die Hypermethylierung von CpG-Inseln oder die Histondeacetylierung werden als die wesentlichen molekularen Mechanismen betrachtet, die für eine Inaktivierung der Expression des Estrogen-Rezeptor-Gens verantwortlich scheinen (Sharma et al. 2005, Zhou et al. 2007, De Marchi et al. 2016, Zhang et al. 2017). Inhibitoren der DNS-Methyltransferasen (DNMT) und Histondeacetylasen (HDAC) können in Zellkultur die Genexpression für den ERα in anfangs ER-negativen Brustkrebszellen reaktivieren. Epigenetische Modulatoren scheinen somit zumindest in der Zukunft wichtige Hilfsmittel werden zu können, um ER-negative Tumorzellen für eine antiestrogene Therapie (wieder) zugänglich zu machen (Lyko und Brown 2005, Chang 2012).

Als weitere Mechanismen, die zu einem Verlust der Estrogen-Rezeptoren in einer Tumorzelle führen können, kommen beispielsweise auch Mutationen im codierenden *ESR1*-Gen oder ein verändertes Spleißen mit der Folge funktionsunfähiger Estrogen-Rezeptoren in Betracht (Jiang et al. 1992, Chang 2012, Toy et al. 2013, Jeselsohn et al. 2015, Fribbens et al. 2016, Toy et al. 2017). Im Zellkulturtest können natürlich auftretende oder künstlich erzeugte Mutationen die antagonistische Wirkung des Tamoxifens am Estrogen-Rezeptor aufheben oder sogar dazu führen, dass Tamoxifen plötzlich agonistische Effekte am ER der Tumorzelle entfaltet. Derartige Mutationen treten bei Patientinnen mit Brustkrebs aber selten auf. Tatsächlich beobachtet man eine Tamoxifen-Resistenz bzw. eine antiestrogene Resistenz häufiger, wenn überhaupt keine Mutation im *ESR1*-Gen vorliegt (Brünner et al. 1997, Chang 2012). Es ist nach wie vor nicht gesichert, ob „Loss-of-function"-Mutationen für eine Tamoxifen-Resistenz klinische Bedeutung haben. Jedenfalls scheinen Mutationen im Estrogen-Rezeptor oder transkriptionelle Veränderungen im codierenden Gen für eine Tamoxifen-Resistenz nicht benötigt zu werden und kein dominanter Resistenz-Mechanismus zu sein (Chang 2012). Genauso wie Mutationen können posttranslationale Modifikationen am Estrogen-Rezeptor-Protein eine Tamoxifen-Resistenz auslösen. Aber auch hier scheint die klinische Relevanz solcher Ereignisse für eine Tamoxifen-Resistenz eher gering zu sein (Chang 2012, Zhang et al. 2013).

9.2 Veränderte Expression coregulatorischer Proteine

Die transkriptionelle Aktivität eines Estrogen-Rezeptor-Dimers mit gebundenem Liganden hängt entscheidend von den Coregulatoren ab, die Teil des Transkriptionskomplexes an der Promotorregion des entsprechenden Estrogen-Targetgens sind (Girault et al. 2006). Coregulatoren können die Estrogen-Rezeptor-modulierte Transkription entweder aktivieren (Coaktivatoren) oder hemmen (Corepressoren). Die Art, die Verfügbarkeit und die zellulären Konzentrationen der zahlreichen coregulatorischen Proteine bestimmen die Transkriptionsaktivität des Estrogen-Rezeptors. Die Konformationsänderung seiner Struktur aufgrund der Bindung eines Liganden befähigt den Estrogen-Rezeptor bestimmte Coregulatoren zu binden. Bindet ein Antagonist, werden vornehmlich Corepressoren Bindungsstellen am Estrogen-Rezeptor finden. Bindet dagegen ein Agonist, kann der Estrogen-Rezeptor in der vorliegenden Konformation Coaktivatoren binden (Bocchinfuso und Korach 1997, Zajchowski et al. 2000). Beispielsweise kann Tamoxifen seine agonistischen Aktivitäten ausüben durch Interaktionen mit dem Coaktivator SRC-1 und der AF-1-Domäne des Estrogen-Rezeptors. Das bedeutet, dass die agonistische oder antagonistische Aktivität der SERM wie Tamoxifen stark von der Umgebung in der Zelle und am Promotor beeinflusst wird (Webb et al. 1998). So können hohe Konzentrationen an bestimmten Coaktivatoren die Estrogen-Rezeptor-agonistische Aktivität des Tamoxifens verstärken und damit zu einer Tamoxifen-Resistenz beitragen. Niedrige Konzentrationen an Coregulatoren können beim Tamoxifen am Brustgewebe einen Wandel von einem antiestrogenen in einen estrogenen Wirkstoff induzieren, was zur Tamoxifen-Resistenz, aber gleichzeitig auch zu einem Tamoxifen-abhängigen Zellwachstum des Tumors führt (Chang 2012).

Der am besten untersuchte Coaktivator SRC-3 (steroid receptor coactivator 3 = AIB1) wird in mehr als die Hälfte der Brusttumorzellen überexprimiert und *in vitro* in hoher Anzahl in MCF-7-Zellen exprimiert, was essenziell für ein *In-vitro*-Zellwachstum oder das Wachstum in einem Xenograft-Maus-Modell ist (List et al. 2001, Anzick al. 1997). Zusätzlich hat sich in den Studien das Bild gefestigt, dass eine hohe SRC-3-Konzentration mit einem besseren Resultat des unbehandelten Patientenkollektivs verbunden ist, wohingegen in dem mit Tamoxifen behandelten Kollektiv eine Verschlechterung des rezidivfreien Überlebens resultiert (Osborne et al. 2003). Da SRC-3 auch noch mit HER2/neu (humaner epidermaler Wachstumsfaktor-Rezeptor 2, ERBB2) wechselwirkt, der zur Familie der EGF-Rezeptoren (epidermal growth factor) gehört und die Cyclin-D1-Expression verstärkt, beeinflusst dieser Coaktivator Wachstumsfaktor-Signaltransduktionskaskaden sowie die Zellzyklus-Progression. Hohe SRC-3-Konzentrationen führen zudem zu agonistischen Effekten des Tamoxifens am Estrogen-Rezeptor (Chang 2012).

Ein weiteres coregulatorisches Protein, der Corepressor NcoR1 (nuclear receptor corepressor 1), assoziiert mit dem Estrogen-Rezeptor, wenn dieser 4-Hydroxytamoxifen gebunden hat. Fehlt NcoR1 vollständig, wirkt 4-Hydroxytamoxifen als Agonist und nicht mehr als Antagonist (Lavinsky et al. 1998).

Es sollte jedoch bedacht werden, dass die nukleären Coregulatoren auch mit anderen nukleären Rezeptoren oder Transkriptionsfaktoren, die mit dem Estrogen-Rezeptor nicht verwandt sind, wechselwirken (Klinge et al. 2000, Myers et al. 2005). Daher dürfte eine veränderte Expression von coregulatorischen Proteinen für eine Tamoxifen-Resistenz eher eine untergeordnete Rolle spielen (Chang 2012).

9.3 Wachstumsfaktor-Rezeptorkinase-Signaltransduktionswege und andere kompensatorische Mechanismen

HER2 ist eine Rezeptor-Tyrosinkinase und als EGFR2 (epidermal growth factor receptor 2) Mitglied der EGF-Rezeptoren-Familie. Hohe HER2-Konzentrationen auf der Oberfläche der Tumorzelle bedeuten meist ein aggressives Wachstum des Tumors, einhergehend mit einer schlechten Prognose (Dawson et al. 2009). Die Signaltransduktionskaskade des HER2-Rezeptors ist in der Lage, die nukleären Effekte des Estrogen-Rezeptors zu beeinflussen. Der Estrogen-Rezeptor kann durch zelluläre, hinter den membranständigen HER2-Rezeptor geschaltete Kinasen, MAPK und Akt, phosphoryliert werden. MAPK (mitogen-activated protein kinase) und Akt (Proteinkinase B) sind Serin/Threonin-Proteinkinasen, die Ser118 oder Ser167 der AF-1-Domäne des Estrogen-Rezeptors phosphorylieren können. Dadurch kommt es zu einer Liganden-unabhängigen Aktivierung des Estrogen-Rezeptors. Präklinische Daten deuten darauf hin, dass die Estrogen-Rezeptorfunktion durch die costimulierenden Signale der HER2-Signaltransduktionskaskade erweitert wird. Durch diesen „Crosstalk“ zwischen ER und HER2 wird eine Tamoxifen-Resistenz ausgelöst. Um die HER2-induzierte Tamoxifen-Resistenz zu vermeiden oder zu durchbrechen, wird die Kombination aus Tamoxifen und einem EGFR-Kinase-Inhibitor als therapeutische Option diskutiert (Creighton et al. 2008).

Ein verstärkter „Crosstalk“ zwischen Estrogen-Rezeptor und HER2 in Kombination mit einer erhöhten Expression des Coaktivators SRC-3 wird als einer der wichtigen Mechanismen betrachtet, die zu einer sekundären Resistenz gegenüber Tamoxifen führen. Tamoxifen wird durch diese Kombination in seiner Wirkung am Estrogen-Rezeptor „umgepolt“, da der SERM im Brustgewebe in einer agonistischen Konformation am Rezeptor bindet und nicht mehr in der antagonistischen (Shou et al. 2004). In diesem Fall unter Einwirkung von HER2 führt der Komplex Tamoxifen-ERα dazu, dass nur noch Coaktivatoren wie SRC-3 anstelle der Corepressoren gebunden werden. Das Ausschalten (engl. Silencing) des SRC-3-Coaktivators oder die kompetitive Hemmung des HER2-Rezeptors durch einen Proteinkinase-Inhibitor oder monoklonalen Antikörper wie den Anti-HER2-Antikörper Trastuzumab (Herceptin®) sind probate Mittel, um Tumorzellen mit einer erworbenen Resistenz für Tamoxifen zu resensitivieren (Shou et al. 2004, Mc Ilroy et al. 2006). Zudem lässt sich die Serin/Threonin-Proteinkinase Akt, eine „downstream“ tief im Zytoplasma lokalisierte Kinase, nicht nur schnell durch Estradiol in Tumorzellen der Mamma aktivieren, sondern in Zellen mit einer Überexpression von HER auch durch den bioaktiven Tamoxifen-Metaboliten 4-Hydroxytamoxifen. 4-Hydroxytamoxifen wird somit zu einem Estrogen-Rezeptor-Agonisten konvertiert. Darüber hinaus besteht zwischen einer HER2-Überexpression auf der Zellmembran der Brusttumorzellen und hohen Konzentrationen an SRC-3-Coregulator-Proteinen eine positive Korrelation zu einem schlechten Ergebnis einer Tamoxifen-Therapie. Die evidenten Ergebnisse deuten auf die wichtige Rolle von Wachstumsfaktoren und ihren Signaltransduktionskaskaden für eine sekundäre Tamoxifen-Resistenz und ein Tamoxifen-stimuliertes Wachstum der Tumorzelle (Osborne et al. 2003, Chang 2012).

Eine Überexpression von HER2 bzw. seiner nachgeschalteten MAP-Kinase trägt zum Estrogen-Verlust bei, was sofort zur Tamoxifen-Resistenz führt. Es konnte gezeigt werden, dass Estrogen-Rezeptor-Konzentrationen negativ mit denen von MAPK und HR2 korrelieren (Dawson et al. 2009). Eine gesteigerte Wachstumsfaktor-Signaltransduktion ins Zellinnere, die beispielsweise durch Liganden wie EGF, IGF-1 (insulin-like growth factor 1) oder TGF-β (transforming growth factor β) induziert werden kann, kann eine Reduktion der ER-Protein-Synthese und einen Hormon-unabhängigen Phänotyp herbeiführen (Stoica et al. 2003). Der monoklonale Anti-HER2-Antikörper ist als HER2-Inhibitor in der Lage, die Resensitivierung von Tumorzellen zu induzieren. Aus vormaligen Estrogen-Rezeptor-negativen Zellen werden durch HER2-Blockade wieder Estrogen-Rezeptor-positive. Das lässt den Schluss zu, dass eine endokrine Therapie in diesem Fall wirksam sein wird und eine Option bietet, Tamoxifen nach einer sekundär erworbenen Resistenz wieder einsetzen zu können (Munzone et al. 2006).

Der PI3K/Akt/mTOR-Signaltransduktionsweg ist essenziell für Zellwachstum und -überleben, für die Proteinsynthese und den Glucose-Metabolismus (Mills et al. 2018). Da er in vielen Tumorarten dysreguliert ist, ist seine Hemmung schon frühzeitig in den Fokus der Forschung gerückt. Hierunter fällt auch der dreifach negative Brustkrebs (Politz et al. 2017). Auch zwischen diesem Signaltransduktionsweg und der Estrogen-induzierten Signalweiterleitung gibt es einen „Crosstalk“ (Boulay et al. 2005, Miller et al. 2010). *PIK3CA,* das Gen, das für die Untereinheit der Phosphoinositol-3-kinase codiert, weist in Estrogen-positiven Tumoren häufig Genveränderungen auf (Kang et al. 2005, Banerji et al. 2012, Zardavas et al. 2018). Es wird vermutet, dass die Suppression des PI3K/Akt/mTOR-Signaltransduktionsweges zu einer verstärkten Aktivität des Estrogen-Rezeptors führt, was eine erleichterte Resistenzbildung ermöglicht. Deshalb haben viele Arbeitsgruppen Inhibitoren des PI3K/Akt/mTOR-Signalweges entwickelt, um in präklinischen Versuchen deren Auswirkungen auf die Estrogen-induzierte Transkription zu untersuchen (Choi et al. 2016, Estevez et al. 2016, Lui et al. 2016). Wird der PI3K-Signalweg auf allen Ebenen blockiert, resultiert daraus eine reduzierte Zellproliferation und ein verringertes Überleben der Zellen. Die Komplexität dieser Signalwege und die Verflechtung untereinander stellt aber sicher, dass kompensatorische Mechanismen aktiviert werden, die gegenüber selektiven Inhibitoren einer dieser Kinasen eine Resistenz bedingen (Choi et al. 2016, Lui et al. 2016). Beispielsweise führt die selektive mTOR-Hemmung (mammalian targets of rapamycin) zur Aktivierung von Akt, während die Hemmung der Kinase ERK (extracellular signal-regulated kinase) unter gleichzeitiger mTOR-Hemmung zu einer verstärkten Signaltransduktion über alternative Signalwege führt (Ribas et al. 2015, Bosch et al. 2015). Durch die Aktivierung übergeordneter Tyrosinkinasen können Tumorzellen der Hemmung der PI3K entkommen (Bosch et al. 2015). Die Serin/Threonin-Kinase Akt kann nach PI3K-Aktivierung – wie oben erwähnt – den Estrogen-Rezeptor z. B. an Ser167 phosphorylieren, was zur Liganden-unabhängigen Aktivierung des ER und der durch ihn induzierten Transkription führt (Campbell et al. 2001, Yamnik et al. 2009). Die Arbeitsgruppe um Ribas zeigte, dass die selektive Hemmung der Akt-Kinase mit dem Inhibitor AZD5363 die Zellen gegenüber Tamoxifen resensitiviert, wobei der Inhibitor synergistisch mit dem vollen Antiestrogen Fulvestrant wirkt und völlig Hormon-unabhängige Zellen *in vivo* verhindert. Allerdings führt die Akt-Hemmung in ihrem Modell zur Aktivierung eines positiven Feedbacks, das durch Myk angetrieben wird und die Expression der Gene verstärkt, die für das HER2-Protein, den epidermalen Wachstumsfaktor-Rezeptor 3 (EGFR3) und den IGF1 codieren (Ribas et al. 2015).

Diese Beobachtungen führten zum Einsatz mehrerer Kinase-Inhibitoren gleichzeitig sowie zur Entwicklung von Multikinase-Inhibitoren. Der „Crosstalk“ zwischen dem PI3K/Akt/mTOR-Signaltransduktionsweg und den Estrogen-Rezeptor-vermittelten Signalen hat eine hohe klinische

Relevanz. Daher ist noch weitere intensive Forschung nötig, um die Wechselwirkungen zwischen diesen Signalwegen vollständig zu verstehen. Derzeit laufen Studien, in denen mTOR-Inhibitoren mit PI3K-Inhibitoren kombiniert werden. Studien, die eine Kombination aus mTOR-Inhibitor und Akt-Inhibitor einsetzen, sind derzeit nicht geplant (Mills et al. 2018).

Einige Inhibitoren des PI3K/Akt/mTOR-Signalweges wurden in klinischen Studien mit verschiedenen endokrinen Therapien bei Estrogen-Rezeptor-positiven Tumoren getestet. Der mTOR-Inhibitor Everolimus ist 2012 von der US-amerikanischen Zulassungsbehörde FDA zur Behandlung postmenopausaler Frauen mit fortgeschrittenem ER+/HER2+-Brustkrebs in Kombination mit Exemestan zugelassen worden. Die Zulassung beruht auf der BOLERO-2-Studie, eine randomisierte doppelblinde und multizentrische Studie, in der die Kombination aus Everolimus und Exemestan zu einem signifikanten längeren krankheitsfreien Überleben (DFS; disease free survival) im Vergleich zur Monotherapie mit Exemestan führte (7,8 Monate vs. 3,2 Monate) (Yardley et al. 2013). Erst kürzlich sind die Ergebnisse einer Phase-III-Studie öffentlich geworden, in der der pan-PI3K-Inhibitor Buparlisib, der alle vier Isoformen der PI3K (α, β, γ und δ) hemmt, getestet wurde (Di Leo et al. 2018). Obwohl Daten zur Wirksamkeit den Einsatz eines PI3K-Inhibitors plus endokriner Therapie bei Patientinnen mit *PI3KCA*-Mutationen unterstützen, ist es insbesondere das Sicherheitsprofil des Buparlisibs plus Fulvestrant, das seine weitere Entwicklung als nicht sinnvoll erscheinen lässt. Pan-PI3K-Inhibitoren wie Buparlisib sind aufgrund ihres großes „Off-Target"-Spektrums und der sich daraus ergebenden Nebenwirkungen von vornherein limitiert (Baselga et al. 2017). PI3Kα-selektive Inhibitoren befinden sich derzeit in der klinischen Prüfung als Kombinationsbehandlung zusammen mit einer endokrinen Therapie bei Patientinnen mit Estrogen-Rezeptor-positivem und HER2-negativem Brustkrebs (Mills et al. 2018).

Das Voranschreiten im Zellzyklus ist durch viele Proteine streng reguliert, darunter die Cycline und Cyclin-abhängigen Kinasen (CDK). Cyclin D1 bindet an die CDK 4 und 6. Dieser Komplex aus Cyclin D1 und den CDK 4 und 6 reguliert die Progression durch die G1-Phase des Zellzyklus. Cyclin D ist zudem ein bekanntes „Downstream-Target" des PI3K/Akt/mTOR-Signaltransduktionsweges (Muise-Helmericks et al. 1998). Darüber hinaus besteht ein „Crosstalk" zwischen den Cyclin-abhängigen Kinasen 4 und 6 und dem Estradiol-ER-Signalweg (Vora et al. 2014). Da die Tumorigenese u. a. durch ein unkontrolliertes Durchschreiten des Zellzyklus gekennzeichnet ist, hat der Cyclin-D1-CDK4/6-Signalweg enorm an Bedeutung gewonnen und ist zu einem interessanten Target für viele Krebsarten avanciert, darunter auch für das Mammakarzinom (Kenny et al. 1999, Kilker et al. 2006). Ursprünglich wurde vermutet, dass CDK4/6-Inhibitoren, wie z. B. Palbociclib, am effektivsten beim dreifach negativen Brustkrebs seien. Doch bereits frühe Studien zeigten eine hohe Korrelation zwischen der Estrogen-Rezeptor-Expression und dem Ansprechen auf Palbociclib ([1]Finn et al. 2016). Während der letzten Jahre haben eine Reihe von Studien bewiesen, dass eine Hemmung der CDK 4 und 6 zu einem signifikanten klinischen Benefit beim Estrogen-Rezeptor-positiven und HER2-negativen Brustkrebs führt, wenn diese mit einer endokrinen Standardtherapie kombiniert wird (Finn et al. 2015, Turner et al. 2015, [2]Finn et al. 2016, Hortobagyi et al. 2016, Dinkler et al. 2017, Sledge Jr. et al. 2017). Derzeit werden die CDK4/6-Inhibitoren Palbociclib und Ribociclib in der klinischen Praxis verstärkt in Kombination mit einer endokrinen Therapie eingesetzt. Abemaciclib, der dritte Vertreter aus der Reihe der CDK4/6-Hemmer, ist seit 2018 in Europa als

Monotherapeutikum beim ER-positiven und HER2-negativen metastasierten Brustkrebs zugelassen, sofern eine Progression während oder nach einer endokriner Therapie festzustellen ist (Dickler et al. 2017). Allerdings führen CDK4/6-Inhibitoren normalerweise zu einer Tumorstabilisierung mit nur sehr moderatem Einfluss auf die Tumorgröße. Ihr zytostatischer Effekt wird außerdem durch primäre und sekundäre Resistenzen beeinträchtigt (Herrera-Abreu et al. 2016, Mills et al. 2016).

9.4 Brustkrebsstammzellen

Ungefähr 10–15 % der luminalen Epithelzellen innerhalb des normalen Brustgewebes exprimieren Estrogen- und Progesteron-Rezeptoren. Diese ER- und PR-positiven Zellen in den Brustdrüsen stellen einen differenzierten Zellphänotyp dar, der in unmittelbarer Nähe zu mitotisch aktiven Zellen wenig replikative Kapazität besitzt. Im Gegensatz zum normalen Brustgewebe dominieren in Hyperplasien und Tumoren der Brust sich aktiv teilende ER- und PR-positive Zellen. Tatsächlich besitzt ein ER-positiver Brusttumor aber auch eine geringe Anzahl an ER-negativen Zellen hoher Plastizität. Diese sogenannten Stammzellen der Brust sorgen für eine Erneuerung und Differenzierung des Gewebes einhergehend mit einer zellulären Hierarchie je nach Funktion der jeweiligen ausdifferenzierten Zelle (Stingl 2011, Chang 2012). Stammzellen sind hauptsächlich ER-negativ, und die Differenzierung verändert das Expressionsmuster des Estrogen-Rezeptors. Zellproliferation und Zellteilung der differenzierten ER-negativen Zellen werden über ER-unabhängige Signalwege wie etwa durch Wachstumsfaktoren gesteuert (Sheridan et al. 2006, Ouhtit et al. 2007, Croker et al. 2009). ER-negative Krebsstammzellen stammen von den normalen ER-negativen Stammzellen ab – etwa durch Mutationen. Die Krebsstammzellpopulation hat das Potenzial zu luminalen Krebszellen auszudifferenzieren und somit trotz einer antiestrogen Therapie Rezidive und Metastasen zu verursachen, da diese relativ kleine Anzahl an Krebsstammzellen die durch die antiestrogene Therapie im Wachstum arretierten ER-positiven Zellen quasi überwächst. So wird aus einem vormals ER-positiven Tumor mit der Zeit ein ER-negativer Tumor, der nicht mehr auf eine antiestrogene Therapie anspricht (Jordan 2004, Sheridan et al. 2006, Croker et al. 2009, Chang 2012).

9.5 Regulation des Redox-Cyclings

Tamoxifen unterliegt einem extensiven oxidativen Phase-I-Metabolismus durch verschiedene Cytochrom-P-450-Isoenzyme. Solche Reaktionen produzieren immer während des zyklischen Reduktions-Oxidations-Prozesses einen gewissen Anteil an reaktiven Sauerstoffspezies (ROS) (Fan und Bolton 2001). Die Bildung der ROS, insbesondere des hochreaktiven Hydroxyl-Radikals ($OH^{\bullet}$), führt zu oxidativen DNS-Schäden, indem die elektrophilen ROS nukleophile Partialstrukturen oder funktionelle Gruppen der DNS angreifen. Genauestens untersucht ist hierzu die Bildung des 8-Hydroxy-2′-desoxyguanosin-Addukts (8-OHdG). Zahlreiche Studien *in vitro* und *in vivo* belegen einen Zusammenhang zwischen der 8-OHdG-Bildung und einer Tumorpromotion bzw. Karzinogenese (Kim und Wells 1996, Kryston et al. 2011, Chang 2012). Die metabolische Aktivierung des Tamoxifens zu seinen bioaktiven Metaboliten 4-Hydroxytanmoxifen und Endoxifen ist ursächlich für die Genotoxizität und daraus folgend die Leberkarzinogenität bei der Ratte (Fan und Bolton 2001, Chang 2012).

Zellen sind ständig oxidativem Stress in Form von ROS ausgesetzt, die als Nebenprodukte normaler metabolischer Prozesse insbesondere in den Mitochondrien entstehen (Fridovich 1999, Murphy 2009). Um diese hochreaktiven, zerstörerischen ROS abzufangen, verfügen menschliche Zellen über diverse Abwehrmechanismen. Peroxiredoxine, eine sechs Mitglieder umfassende Enzymfamilie, die in allen Lebewesen vorkommt, gehören zu den antioxidativ wirksamen Proteinen, die als Thiol-Peroxidasen das Redox-Cycling kontrollieren, indem sie im reduziertem Zustand die zu den ROS zählenden Hydroperoxide zu den entsprechenden Alkoholen reduzieren. Bei den Peroxiredoxinen wird im Gegenzug ein Cystein-Rest an seiner Seitenketten-Thiol-Gruppe oxidiert (Chang 2012). Wichtig ist ihre Rolle beim Schutz der Zellen vor oxidativen Schäden (Neumann und Fang 2007, Chang 2012). Insbesondere das Peroxiredoxin-5 scheint protektiv wirksam zu sein, indem es in verschiedenen Geweben apoptotische Prozesse moduliert (Yuan et al. 2004, Chang et al. 2007). Im Brustkrebsgewebe ist die Expression des Peroxiredoxins-5 im Verbund mit den Peroxiredoxinen 1, 3 und 4 höher als im normalen nichtmalignen Gewebe. Wesentlich höher ist die Peroxiredoxin-5-Expression, wenn der Tumor sehr groß ist oder bereits Metastasen in den Lymphknoten vorhanden sind (Karithala et al. 2003). Das lässt die Schlussfolgerung zu, dass die Peroxiredoxin-5-Expression in einem Zusammenhang mit der Karzinogenese in der weiblichen Brust steht.

GATA1 (GATA binding factor 1) ist ein Transkriptionsfaktor, der bei der Zelldifferenzierung im Rahmen der Hämatopoese wichtige Funktionen übernimmt. Außerdem wirkt GATA1 als Transkriptions-Repressor auf die Expression des für Peroxiredoxin-5 codierenden Gens. Seine Funktion als Repressor für das *Peroxiredoxin-5*-Gen kann GATA1 nur dann ausüben, wenn am Estrogen-Rezeptor ein Agonist gebunden ist (Seo et al. 2012). Des Weiteren verhält sich der Tamoxifen-gebundene Estrogen-Rezeptor in Tamoxifen-resistenten Brustkrebszellen wie ein Rezeptor, der durch einen Agonisten aktiviert wird. Das erklärt einen weiteren Resistenzmechanismus gegenüber Tamoxifen. Die GATA1-Estrogen-Rezeptor-Interaktion und die daraus resultierenden Wirkungen auf das für das Peroxiredoxin-5-Enzym codierende Gen und dessen Expression führen zu einer verminderten Estrogen-Rezeptor-Ligand-abhängigen Apoptose (Chang 2012).

Der Transkriptionsfaktor AP-1 des Estrogen-Rezeptors scheint ebenso eine Rolle bei der Resistenz gegenüber Tamoxifen zu spielen. AP-1 ist ein Transkriptionsfaktor, der auf oxidativen Stress reagiert und in MCF-7-Xenograft-Tumormodellen zusammen mit antioxidativen Biomarkern wie antioxidativen Enzymen, Glutathion und der Lipidperoxidasen, aktiviert wird (Schiff et al. 2000). Die Studie von Schiff und Mitarbeitern legt nahe, dass der durch Tamoxifen induzierte Stress zur Produktion intrazellulärer ROS beiträgt, was zur Aktivierung von AP-1 und damit zu einigen mitogenen Signalen führt. Letztlich wird dadurch das Tumorwachstum gefördert (Schiff et al. 2000, Chang 2012).

9.6 Regulation des Zellschicksals bei antiestrogener Resistenz

Antiestrogene Therapien beim Mammakarzinom führen zu einem Wachstumsstopp in zahlreichen Hormon-sensitiven Tumorzellen. Entsprechend zum Wachstumsarrest ist ebenso der eingeleitete Tod der Zelle möglich. Prozesse, die zum Zelltod führen, sind u. a. die Apoptose, die Autophagozytose, nekrotische Prozesse oder die zelluläre Seneszenz (Tan und White 2008,

Chang 2012). Die Autophagozytose ist ein Prozess der Selbstverdauung, bei dem eine Zelle zytoplasmatische Bestandteile wie subzelluläre Organellen oder fehlgefaltete Proteine durch multimembranäre Vakuolen bzw. Autophagosomen digestiert (Jin 2066). Die Zelle kann auf diese Weise beschädigte Proteine und Organellen entsorgen, Energie zurückgewinnen und die metabolische Homöostase aufrechterhalten. Dabei hat die Zelle durch die Autophagozytose zwei Optionen. Die Autophagozytose kann erstens als Überlebensmechanismus der Zelle fungieren. Dies ist beispielsweise der Fall, wenn ein Mangel an Nahrung oder Wachstumsfaktoren besteht. Zweitens stellt die Autophagozytose einen alternativen Weg der Apoptose dar, indem durch die Selbstverdauung der Zelltod eingeleitet wird. Entsprechend zu den physiologischen Funktionen der Autophagozytose gibt es auch innerhalb einer malignen Tumorzelle zwei Möglichkeiten: Entweder wirkt der Prozess der Autophagozytose als Tumorsuppressor oder als Tumorpromotor. Die Unterbrechung der autophagozytotischen Verdauung durch Hemmung oder Verlust entsprechender Genabschnitte vitaler autophagischer Komponenten stellt einen wichtigen Bestandteil der Tumorigenese dar. Zahlreiche präklinische Studien haben die bedeutende Funktion der Autophagozytose für die chemotherapeutische Sensitivierung der Tumorzellen untermauert, indem durch die Verwendung kleiner organischer Moleküle als Autophagozytose-Inhibitoren essenzielle autophagische Komponenten ausgeschaltet wurden. Auch durch siRNS ist die Hemmung einzelner autophagischer Komponenten möglich. Das Schicksal der Zelle, ob es zum Zelltod oder zum Überleben der Zelle kommt, hängt individuell von der Anzahl an Autophagosomen in jeder Zelle ab (Chang 2012).

Antiestrogene üben zytotoxische Effekte durch die Stimulation der Autophagozytose aus (Bursch et al. 1996). Demgegenüber konnte eine Ausschaltung der Einleitung des Zelltodes durch eine antiestrogene Therapie demonstriert werden, indem der Autophagozytose-Inhibitor 3-Methyladenin oder Beclin-1-siRNS zu einem Antiestrogen-induzierten Zelltod führten. Beclin-1 ist ein essenzieller Bestandteil des Autophagozytose-Prozesses (Samaddar et al. 2008). Die Regulation der Autophagozytose und ihr Ergebnis bei einer antiestrogenen Therapie mit Tamoxifen hängen entscheidend von der Anzahl der Autophagosomen in den Zellen ab und können folglich durchaus verwirrend sein (Bursch et al. 1996). In verschiedenen Estrogen-Rezeptor-positiven Tumorzellen verursacht die simultane Gabe von Tamoxifen die Inhibition wichtiger Autophagie-Signalmoleküle wie Beclin-1 oder Atg5. Das bedingt eine signifikante Erhöhung der mitochondrial-induzierten Apoptose (Qadir et al. 2008). Zusätzlich konnte in einer Fulvestrant- und Tamoxifen-resistenten MCF-7-Zelllinie durch Hemmung der Autophagozytose eine Resensitivierung gegenüber Tamoxifen erreicht werden. In dieser Studie ist ebenso gezeigt worden, dass eine duale Autophagozytose-Hemmung mittels chemischem Inhibitor und siRNS-Technologie, um das Autophagozytose-assoziierte Gen auszuschalten, sehr effektiv ist, um die Sensitivität gegenüber Antiestrogenen aufrechtzuerhalten (Crawford et al. 2010). Die Überexpression von Beclin-1 wird häufig mit einem verminderten Estrogen-regulierten Wachstum in Verbindung gebracht. Zusätzlich geht die Beclin-1-Überexpression mit einer Abnahme von Estrogen-responsiven Genen einschließlich *c-myc* und *c-fos* einher (John et al. 2008).

Literatur

Anzick, S. et al. Science 1997, 277, 965.

Banerji, S. et al. Nature 2012, 486, 405.

Baselga, J. et al. Lancet Oncol 2017, 18 904.

Benz, C. C. et al. Breast Cancer Res 1992, 24, 85.

van den Berg, H. W. et al. Br J Cancer 1989, 59, 522.

Bocchinfuso, W. P. und Korach K.S. ol Endocrinol 1997, 11, 587.

Bosch, A. et al. Sci Transl Med 2015, 7, 283ra251d.

Boulay, A. et al. Clin Cancer Res 2005, 11, 5319.

Bursch, W. et al. Carcinogenesis 1996, 7, 595.

Brünner, N. et al. Cancer Res 1997, 57, 3486.

Campbell, R. A. et al. J Biol Chem 2001, 276, 9817.

Chang, X. Z. et al. Breast Cancer Res 2007, 9, R76.

Chang, M. Biomol Ther 2012, 20, 256.

Choi, A. R. et al. Anticancer Res 2016, 36, 5849.

Clarke, R. et al. Ann Oncol 1990, 1, 401.

Crawford, A. C. et al. PLoS One 2010, 5, e8604.

Creighton, C. J. et al. Cancer Res 2008, 68, 7493.

Croker, A. K. et al. J Cell Mol Med 2009, 13, 2236.

Dawson et al. Eur J Cancer 2009, 45(Suppl 1), 27.

Dickler, M. N. et al. Clin Cancer Res 2017, 23, 5218.

Dowsett, M. und Haynes, B. P. J Steroid Biochem Mol Biol 2003, 86, 255.

Encarnacion, C. A. et al. Breast Cancer Res Treat 1993, 26, 237.

Estevez, L. G. et al. Clin Trans Oncol 2016, 18, 541.

Fan, P. W. und Bolton, J. L. Drug Metab Dispos 2001, 29, 891.

Finn, R. S. et al. Lancet Oncol 2015, 16, 25.

[1]Finn, R. S. et al. Breast Cancer Res 2016, 18 17.

[2]Finn, R. S. et al. N Engl J Med 2016, 375, 1925.

Forbes, J. F. et al. Lancet Obcol 2008, 9, 45.

Fribbens, C. et al. J Clin Oncol 2016, 34, 2961.

Fridovich, I. Ann N Y Acad Sci 1999, 893, 13.

Girault, I. et al. Maturitas 2006, 54, 342.

Goss, P. E. et al. J Natl Inst Cancer Inst 2005, 97, 1262.

Goss, P. E. et al. J Clin Oncol 2007, 25, 2006.

Gottardis, M. M. und Jordan, V. C. Cancer Res 198848, 5183.

Graham, M.L. 2nd et al. Cancer Res 1992, 52 593.

Herrera-Abreu, M. T. et al. Cancer Res 2016, 76, 2301.

Hortobagyi, G. N. et al. N Engl J Med 2016, 375, 1738.

Howell, A. et al. J Clin Oncol 2002, 20, 3396.

Mc Ilroy, M. et al. Endocr Relat Cancer 2006, 13, 1135.

Ingle, J. N. et al. Cancer 1991, 58, 34.

Jaiyesimi, I. A. et al. J Clin Oncol 1995, 13, 513.

Jeselsohn, R. et al. Nat Rev Clin Oncol 2015, 12, 573.

Jiang, S. Y. et al. Mol Endocrinol 1992, 6, 2167.
Jin, S. Autophagy 2006, 2, 80.
John, S. et al. Cancer Res 2008, 68, 7855.
Jordan, V. C. Cancer Cell 2004, 5, 207.
Kang, S. et al. Proc Natl Acad Sci USA 2005, 102, 805.
Karithala, P. et al. Clin Cancer Res 2003, 15, 3418.
Kenny, F. S. et al. Clin Cancer Res 1998, 5, 2069.
Kilker, R. L. et al. Cancer Res 2006, 66, 11478.
Kim, P. M. und Wells, P. G. Cancer Res 1996, 56, 1526.
Klinge, C. M. Steroids 2000, 65, 227.
Kryston, T. B. et al. Mutat Res 2011, 711, 193.
Kurosumi, M. Breast Cancer 2003, 10, 97.
Lavinsky, R. M. et al. Proc Natl Acad Sci USA 1998, 95, 2920.
Di Leo, A. et al. Lancet Oncol 2018, 19, 87.
List. H. J. et al. J Biol Chem 2001, 276, 23763.
Lui, A. et al. BMC Cancer 2016, 16, 487.
Lyko, F. und Brown, R. J Natl Cancer Inst 2005, 97, 1498.
De Marchi, T. et al. Mol Oncol 2016, 10, 24.
Maximov P. Y. et al. In: Milestones in Drug Therapy – Tamoxifen Pioneering Medicine in Breast Cancer 2013, Springer, Basel.
Miller, T. W. et al. J Clin Invest 2010, 120, 2406.
Mills, J. N. et al. Curr Opin Pharmacol 2018, 41, 59.
Mouridsen, H. et al. N Engl J Med 2009, 361, 766.
Muise-Hendricks, R. C. et al. J Biol Chem 1998, 273, 29864.
Munzone, E. et al. Breast Cancer Res 2006, 8, R4.
Murphy, M. P. Biochem J 2009, 417, 1.
Myers, E. et al. Clin Cancer Res 2005, 11, 2111.
Neumann, C. A. und Fang, Q. Curr Opin Pharmacol 2007, 7, 375.
Osborne, C. K. et al. J Natl Cancer Inst 2003, 95, 353.
Ouhtit, A. et al. Am J Pathol 2007, 171, 2033.
Pike, M. C. et al. Epidemiol Rev 1993, 15, 17.
Politz, O. et al. Int J Cancer 2017, 140, 449.
Qadir, M. A. et al. Bresat Cancer Res Treat 2008, 112, 389.
O'Reagan, R. M. et al. Clin Cancer Res 2006, 12, 2255.
Ribas, R. et al. Mol Cancer Ther 2015, 14, 2035.
Ricketts, D. und Coombes, R. C. Pathol Res Pract 1989, 185, 935.
Samaddar, J. S. et al. Mol Cancer Ther 2008, 7, 2977.
Schiff, R. et al. J Natl Cancer Inst. 2000, 92, 1926.
Seo, M. J. et al. Int J Oncol 2012, 40, 655.
Sharma, D. et al. Mol Endocrinol 2005, 19, 1740.
Sheridan, C. et al. Cancer Res 2006, 8, R59.
Shou, J. et al. J Natl Cncer Inst 2004, 96, 925.
Sledge, G. W. Jr. et al. J Clin Oncol 2017, 35, 2875.
Stingl, J. Horm Cancer 2011, 2, 85.

Stoica, G. E. et al. Oncogene 2003, 22, 7998.
Tan, T. T. und White, E. Adv Exp Med Biol 2008, 615, 81.
Toy, W. et al. Nat Genet 2013, 45, 1439.
Toy, W. et al. Cancer Discov 2017, 7, 277.
Turner, N. C. et al. N Engl J Med 205, 373, 209.
Webb. P. et al. Mol Endocrinol 1998, 12, 1606.
Vora, S. R. et al.Cancer Cell 2014, 26, 136.
Yamnik, R. L. et al. J Biol Chem 2009, 284, 6361.
Yardley, D. A. et al. Adv Ther 2013, 30, 870.
Yuan, J. et al. Biochim Biophys Acta 2004, 1693, 37.
Zajchowski, D. A. et al. J Biol Chem 2000, 275, 15885.
Zardavas, D. et al. J Clin Oncol 2018, JOC2017748301.
Zhang, X. et al. Proc Natl Acad Sci USA 2013, 110, 17284.
Zhang, J. et al. Cell Death Dis 2017, 8: e2732.
Zhou, Q. et al. Cancer Biol Ther 2007, 6, 64.

10. Tamoxifen-Synthesen

1966 konnte Tamoxifen zum ersten Mal als 1:1-Gemisch des Z- und des E-Isomers von Harper und Walpole synthetisiert werden (Harper und Walpole 1966). Im selben Jahr berichteten Bedford und Richardson ebenfalls über eine Tamoxifen-Synthese. Der Clou ihrer Synthese liegt in der Separation der beiden Tamoxifen-Diastereomere über eine selektive Rekristallisation (Bedford und Richardson 1966). Über die Jahrzehnte hinweg hat sich Tamoxifen zu einem der etabliertesten Arzneistoffe entwickelt. Der hohen Nachfrage entsprechend ist der Bedarf nach einer Synthese im großen Maßstab (large scale) hoch. Der traditionelle Ansatz einer organometallischen nukleophilen Reaktion benötigt bis zu sechs Reaktionsschritte und führt in der Regel zu einem Diastereomerengemisch, das aufwändig durch separate Rekristallisation oder präparative Dünnschichtchromatografie getrennt werden muss. Einen Fortschritt brachte die McMurry-Kupplung, die Z:E-Diastereomerengemische im Verhältnis von 3:1 oder sogar 4:1 liefert. Die wichtigste Entwicklung innerhalb der Tamoxifen-Synthesen ist aber unbestritten die stereoselektive Synthese des Z-Tamoxifens in fünf Reaktionsschritten mittels einer Carbomatall-Reaktion. Die Reaktionen wurden im Laufe der Zeit verfeinert. Zum einen konnte die Ausbeute beträchtlich erhöht werden, zum anderen wurde die Anzahl der notwendigen Reaktionsschritte auf nur noch zwei reduziert. Diese Verbesserungen unterstreichen die Bedeutung der Carbometall-Reaktionen, die für die stereoselektive Triarylethlen-Synthese einen völlig neuen synthetischen Rahmen bilden (Kasiotis und Haroutouian 2012).

10.1 Nicht oder wenig selektive Tamoxifen-Synthesen über metallorganische Verbindungen

Die ersten Synthesen des Tamoxifens sind mit metallorganischen Verbindungen durchgeführt worden. Vor allem organische Magnesium-Verbindungen, sprich Grignard-Reagenzien, sind verwendet worden. Bedford und Richardson nutzten Phenylmagnesiumbromid. Die Grignard-Reaktion des Phenylmagnesiumbromids mit einem Keton liefert, wie in Abbildung 10.1 dargestellt, einen tertiären Alkohol, der durch saure Dehydratation das ungesättigte Triphenylethylen-Gerüst als Diastereomeren-Gemisch aus Z- und E-Isomer ergibt (Bedford und Richardson 1966, Kasiotis und Haroutouian 2012).

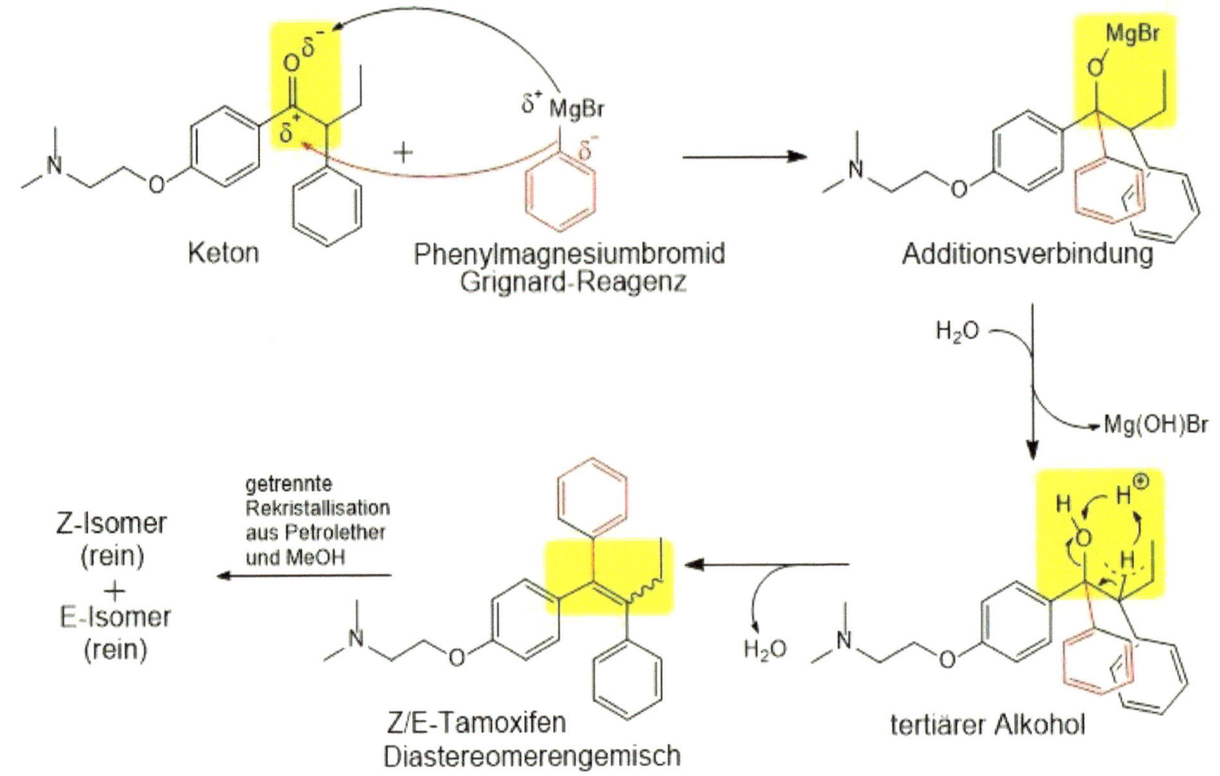

Abbildung 10.1: Synthese des Z/E-Diastereomerengemisches von Tamoxifen nach Bedford und Richardson mit nachfolgender Trennung der einzelnen Isomere durch separate Kristallisation (Bedford und Richardson 1966)

Bedford und Richardson verwenden für ihren finalen Schritt die Grignard-Reaktion. Als Grignard-Reagenz dient Phenylmagnesiumbromid. Der Magnesiumhalogenrest (hier mit Bromid) lagert sich als Kation an das elektronegativere Atom der Keto-Gruppe des 1-[4-(2-Dimethylaminoethoxy)-phenyl]-2-phenylbutan-1-ons, dem Sauerstoff, an. Der Aryl-Rest lagert sich als Carbanion an das Atom mit der geringeren Elektronegativität an, hier am Kohlenstoffatom der Keto-Gruppe. Es ergibt sich eine Additionsverbindung, aus der der Magnesiumbromid-Rest bei der Hydrolyse gegen Wasserstoff ausgetauscht wird. Es kommt zur Bildung des tertiären Alkohols. Die Dehydratation des tertiären Alkohols führt zur Ausbildung der Doppelbindung. Man erhält das Tamoxifen als Diastereomerengemisch aus Z- und E-Form, die durch separate Rekristallisation getrennt werden können. Zunächst aus Petrolether gewinnt man spezifisch das E-Isomer. Das Z-Isomer erhält man durch Abtrennung der Petrolether-Phase und Aufnahme in Methanol (MeOH).

Diese Reaktion ist 1971 durch Collins und Mitarbeitern verfeinert worden (Collins et al. 1971). Ihnen gelang die Darstellung des tertiären Alkohols bzw. Carbinols als Intermediat aus der Organomagnesium-Verbindung 4-(Dimethylaminoethoxy)-phenylmagnesiumbromid. Die Dehydratation des Carbinols führt zu äquimolaren Mengen an Z- und E-Isomer (Abbildung 10.2).

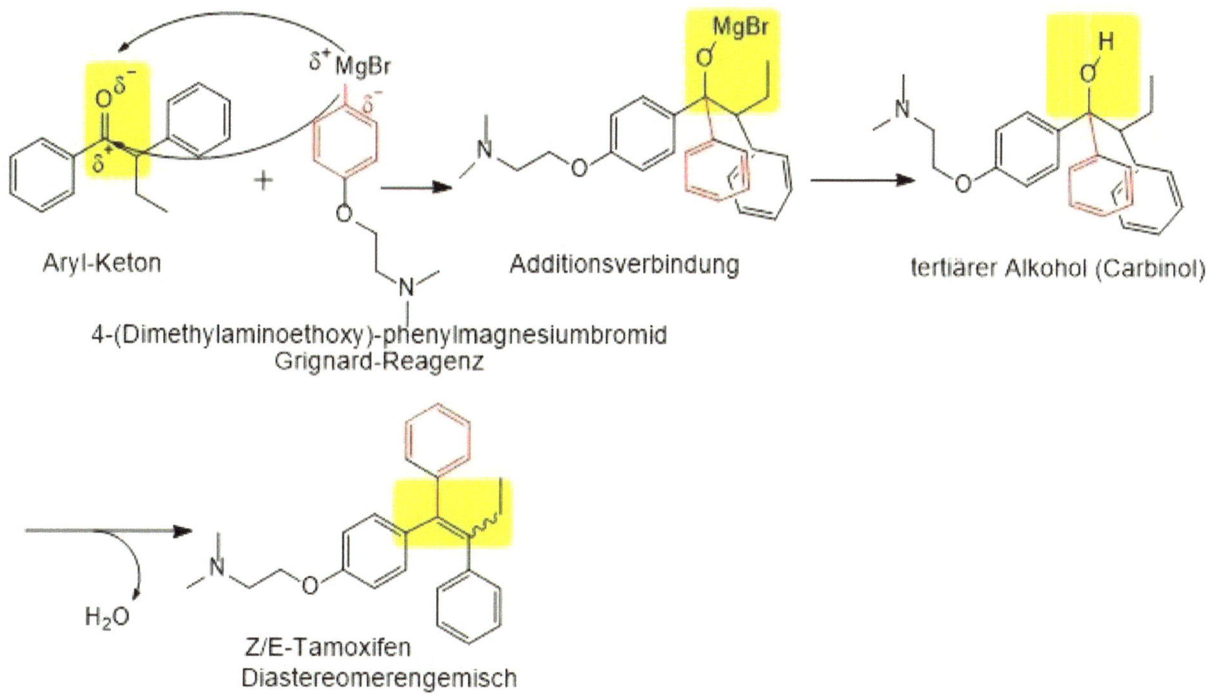

Abbildung 10.2: Verbesserung der Bedford-Richardson-Synthese des Tamoxifens durch Collins und Mitarbeiter (Collins et al. 1971)

Um den Wirkmechanismus und die Pharmakokinetik des Tamoxifens zu untersuchen, war der Bedarf an gelabelten Tamoxifen-Derivaten groß (Kasiotis und Haroutounian 2012). Robertson und Katzenellenbogen entwickelten eine Synthese für tritiierte [^{3}H]-gelabelte Diastereomere des Tamoxifens (Robertson und Katzenellenbogen 1982). Als Substrate dieser Synthese-Route dienen Anisol und 4-Bromphenylessigsäure, die über eine simple Friedel-Crafts-Acylierung problemlos das entsprechende Ethanon in 78 % Ausbeute liefern. Als acylierendes Agens dient ein Gemisch aus PCl_5/$SnCl_4$. Der Reaktionsverlauf entspricht einer elektrophilen Substitution an Aromaten (Abbildung 10.3).

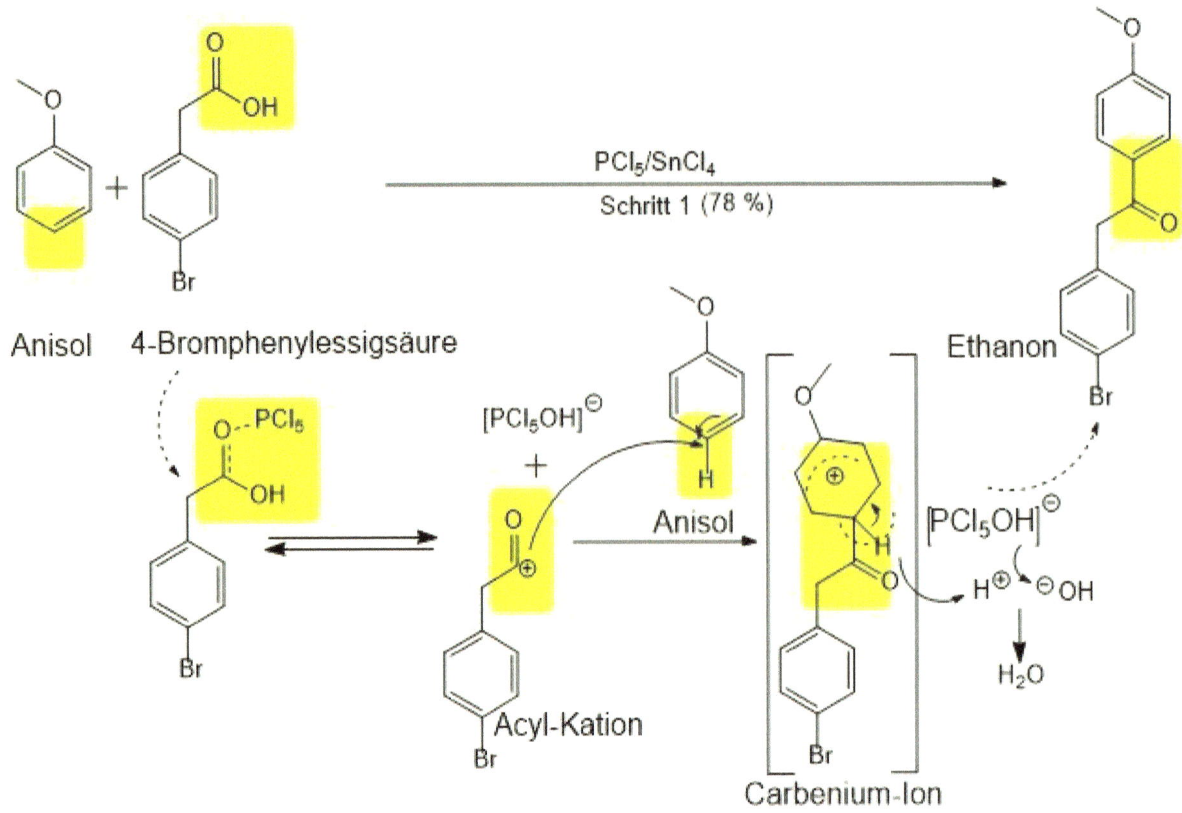

Abbildung 10.3: Erster Reaktionsschritt der Bromtamoxifen-Synthese nach Robertson und Katzenellenbogen (1982)

Robertson und Katzenellenbogen nutzten als Substrate Anisol, das im ersten Schritt durch das zweite Substrat, 4-Bromphenylessigsäure, mittels einer Friedels-Craft-Acylierung unter Katalyse der Lewis-Säuren $PCl_5/SnCl_4$ acyliert wird zum Ethanon-Derivat. Durch die Einwirkung der Lewis-Säuren bildet sich ein Acyl-Kation, das elektrophil und wegen des +M-Effektes der p-Methoxy-Gruppe selektiv die p-Position acyliert. Über das intermediäre Carbenium-Ion und Abspaltung eines Protons bildet sich das aromatische System des nun acylierten Anisols zurück.

Im zweiten Schritt der Reaktion erfolgt die Ethylierung. Dafür wird NaH eingesetzt, um das Enolat-Anion des Ketons (Ethanon) zu bilden. Das Natriumenolat wird mit Ethyliodid (das Iodid-Anion ist eine sehr gute Abgangsgruppe und ermöglicht problemlos eine SN_2-Reaktion) versetzt, um nahezu quantitativ (94 % Ausbeute) das alkylierte bzw. ethylierte Ethanon (Butanon) zu erhalten (Abbildung 10.4) (Robertson und Katzenellenbogen 1982, Kasiotis und Haroutounian 2012).

Anschließend erfolgt im dritten Reaktionsschritt die Deprotektion der phenolischen OH-Gruppe, die bis zu diesem Zeitpunkt noch methoxyliert ist. Hierfür wird wiederum eine metallorganische Verbindung eingesetzt: Lithiumethanthiolat ist eine starke Base, die die Abspaltung der Methyl-Gruppe erleichtert, und man erhält das Butanon mit freier phenolischer OH-Gruppe in einer Ausbeute von 96 % (Abbildung 10.4) (Robertson und Katzenellenbogen 1982, Kasiotis und Haroutounian 2012).

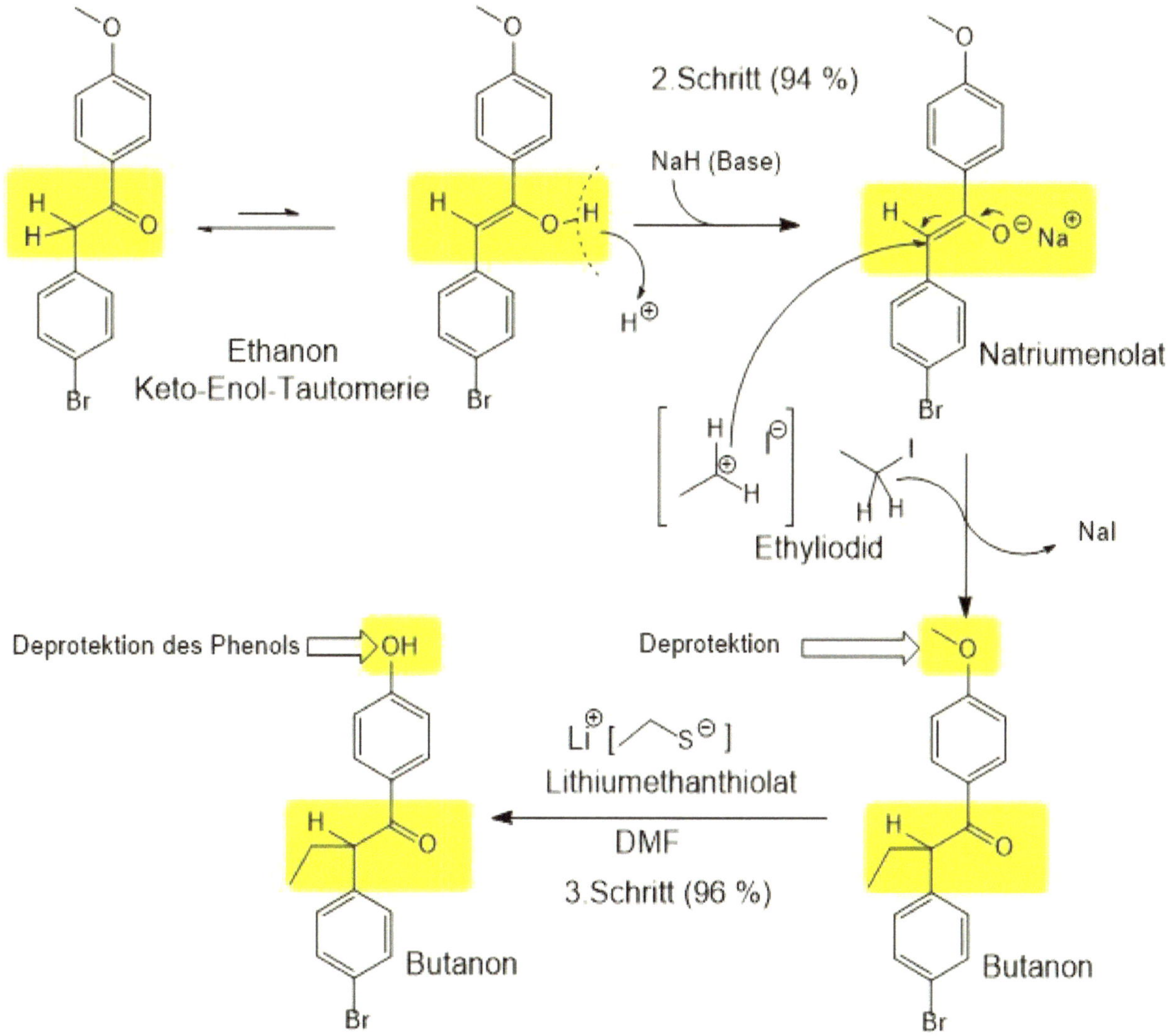

Abbildung 10.4: Reaktionsschritte 2 und 3 der Bromtamoxifen-Synthese nach Robertson und Katzenellenbogen (1982)

Normalerweise liegt das Gleichgewicht der Keto-Enol-Tautomerie für das Ethanon (Keton) und das Ethenol (Enol) weit auf der Seite des Ketons. Durch Zugabe von Natriumhydrid als Base wird das azide α-C-Atom an der Keto-Gruppe abgespalten, und es bildet sich das Enolat. Das Enolat wird nun an der Doppelbindung alkyliert. Hierzu wird Ethyliodid in THF verwendet, da Iodid eine sehr gute Abgangsgruppe darstellt. Man erhält das ethylierte Ethanon (Butanon) in einer Ausbeute von 94 %. Im dritten Reaktionsschritt erfolgt die Deprotektion der phenolischen Hydroxyl-Gruppe, die methoxyliert vorliegt. Hierzu wird in DMF die metallorganische Verbindung und starke Base Lithiumethanthiolat verwendet. Das freie Phenol wird in einer Ausbeute von 96 % erhalten.

Die Alkylierung der freien phenolischen Hydroxyl-Gruppe bildet den vierten Reaktionsschritt. Dieser erfolgt mit Dimethylaminoethylchlorid in EtOH unter Reflux für 12 Stunden in einer Ausbeute von 74 %. Damit ist die charakteristische, sogenannte antiestrogene Seitenkette des Tamoxifens bereits in das Molekül eingebaut (Abbildung 10.5) (Robertson und Katzenellenbogen 1982, Kasiotis und Haroutounian 2012). Chlorid ist eine gute Abgangsgruppe und hinterlässt das Carbenium-Ion, das an das Phenolat elektrophil angreifen kann.

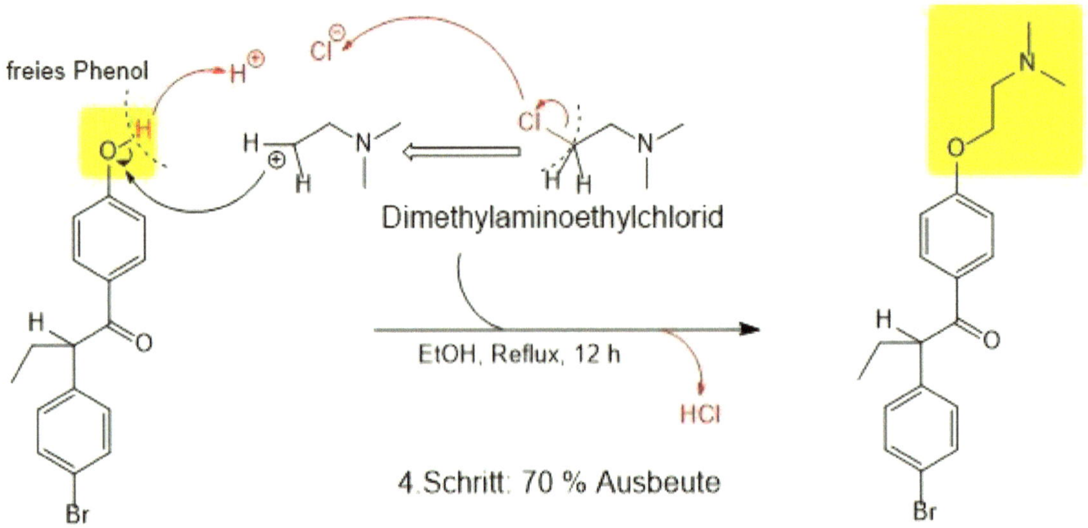

Abbildung 10.5: Reaktionsschritt 4 der Bromtamoxifen-Synthese nach Robertson und Katzenellenbogen (1982)

Die Alkylierung der freien phenolischen OH-Gruppe mit Dimethylaminoethylchlorid liefert bereits die sogenannte antiestrogene Seitenkette des Tamoxifens. Die Alkylierung läuft unter Reflux für 12 Stunden in EtOH ab. Das Alkylierungs-Reagenz Dimethylaminoethylchlorid spaltet unter diesen drastischen Bedingungen Chlorid als Abgangsgruppe ab. Das resultierende Carbenium-Ion stabilisiert sich durch einen Angriff an das Phenolat-Anion. Die Ausbeute beträgt 70 %.

Der fünfte Reaktionsschritt wird mit einem Grignard-Reagenz durchgeführt. Das Reagenz Phenylmagnesiumbromid erhält man durch Reaktion des Brombenzols mit Magnesium in trockenem Ether. Die Reaktion verläuft entsprechend zur Abbildung 10.1. Der zentrale tertiäre Alkohol wird in methanolischer HCl-Lösung dehydratisiert und ergibt 4''-Bromtamoxifen als 1,3:1-Diastereomerengemisch (E:Z-Verhältnis) in 84-prozentiger Ausbeute (Abbildung 10.6) (Robertson und Katzenellenbogen 1982, Kasiotis und Haroutounian 2012).

Auch eine Tritiierung des Bromtamoxifens ist ohne weiteres möglich mittels eines katalytischen Wasserstoff-Halogen-Austausches über 5 % Palladium auf Kohlenstoff. Somit erhält man [^{3}H]-Tamoxifen in einer Ausbeute von 92 %. Z- und E-Isomere können über präparative DC getrennt werden. Als Fließmittel wird ein Benzol-Triethylamin-Gemisch im Verhältnis 9:1 angegeben (Robertson und Katzenellenbogen 1982, Kasiotis und Haroutounian 2012).

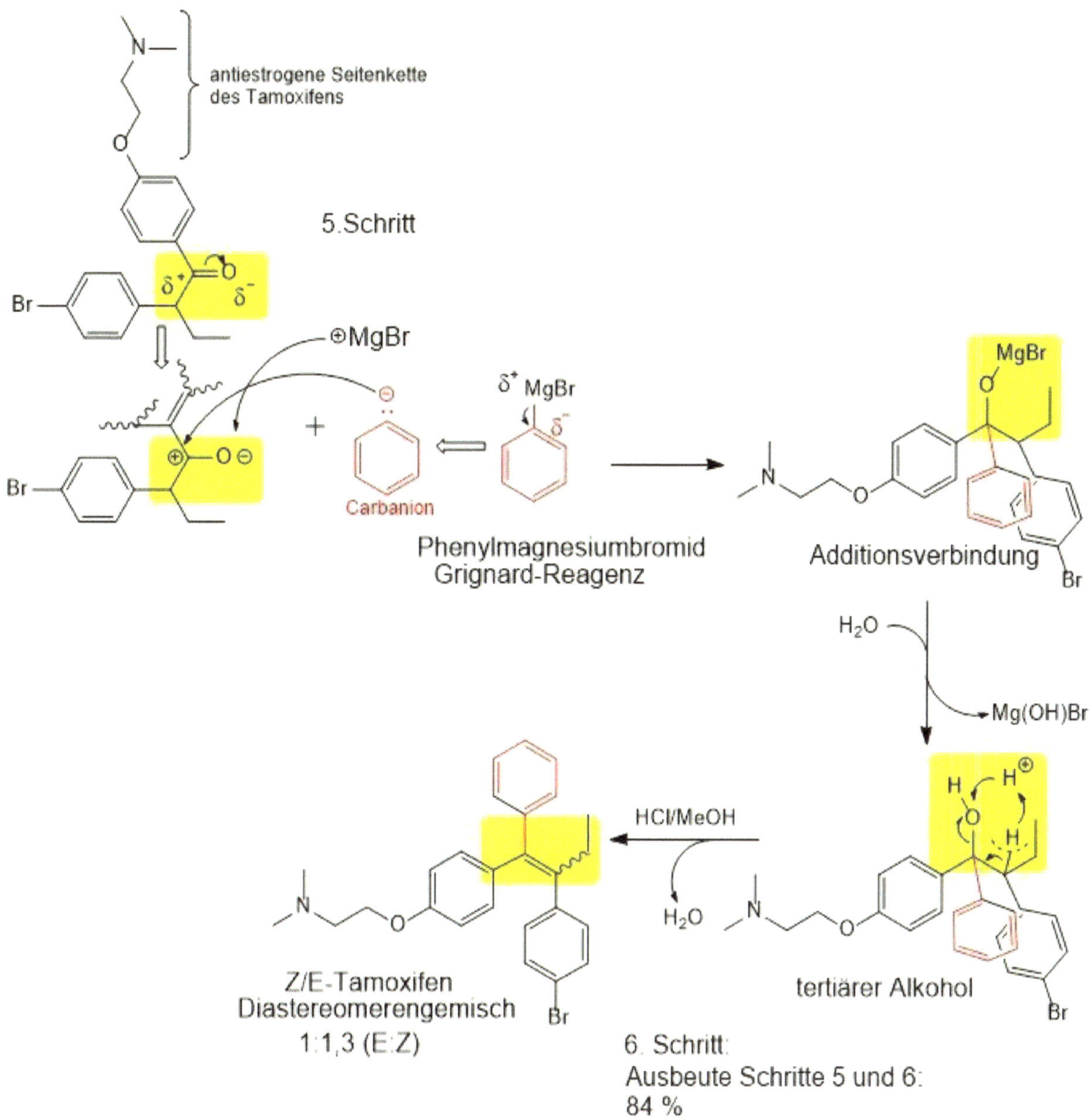

Abbildung 10.6: Reaktionsschritte 5 und 6 der Bromtamoxifen-Synthese nach Robertson und Katzenellenbogen (1982)

Phenylmagnesiumbromid reagiert im fünften Schritt mit der Keto-Gruppe, wobei das Carbanion an das positivierte C-Atom des Ketons anlagert, wodurch man die Additionsverbindung erhält. Die Hydrolyse liefert den tertiären Alkohol, der in methanolischer HCl-Lösung dehydratisiert zum Bromtamoxifen. Die Reaktionsschritte 5 und 6 liefern zusammen eine Ausbeute von 84 %. Das Bromtamoxifen liegt als Diastereomerengemisch vor, wobei das E-Isomer leicht überwiegt (E-Isomer 1,3:1 Z-Isomer).

Das Keton, das den fünften Reaktionsschritt einleitet und das bereits die vollständige antiestrogene Seitenkette enthält, kann auch als Intermediat für die Synthese des 4″-Brom-4-hydroxytamoxifens dienen. Die synthetische Route sieht hierfür eine Reaktion mit dem Grignard-Reagenz [4-[(2-Tetrahydropyranyl)oxy]phenyl]magnesiumbromid vor, gefolgt von Dehydratation und Demethylierung der phenolischen OH-Gruppe. So erhält man 4″-Brom-4-hydroxytamoxifen als 1:1-Diastereomerengemisch der Isomere Z und E. Die Ausbeute beträgt 63 %. Auch hier ist wiederum eine Tritiierung über einen Wasserstoff-Halogen-Austausch möglich, der das tritiierte 4-Hydroxytamoxifen liefert (Kasiotis und Haroutounian 2012).

McMurry-Kupplung

Eine weitere effiziente Synthese der Tamoxifen-Derivate gelingt über die Dimerisierung zweier Ketone zu einem Alken in Gegenwart von Titan(III)-chlorid und eines Reduktionsmittels. Diese Methode, symmetrisch genauso wie unsymmetrisch substituierte Alkene herzustellen, wird nach ihrem Entdecker McMurry-Kupplung genannt (McMurry und Fleming 1974). Die neu formierte Doppelbindung liegt zwischen den C-Atomen der beiden Carbonyl-Gruppen. Die McMurry-Kupplung ist präparativ ein deutlicher Gewinn, da sie aus Ketonen bzw. Aldehyden in einem Schritt ohne Isolierung des Diols nach Zugabe von Wasser die entsprechenden Alkene zugänglich macht (Walter und Francke 2004). Da es sich bei Tamoxifen um ein unsymmetrisch substituiertes Alken handelt, ist es möglich, dieses mittels einer McMurry-Kupplung darzustellen (Kasiotis und Haroutounian 2012).

Die einfachste Art der McMurry-Kupplung ist die reduktive Dimerisierung von zwei Äquivalenten Aceton zum zweiwertigen tertiären Alkohol Pinakol. Als Reduktionsmittel können Natrium- oder Magnesiumamalgam fungieren. Die Reaktion gelingt auch elektrolytisch (Walter und Francke 2004) (Abbildung 10.7). Diese reduktive Hydrodimerisierung verläuft durch Elektronentransfer vom entsprechenden Metall an die Carbonyl-Verbindung unter Bildung eines Radikalanions (Abbildung 10.7 unten) (Walter und Francke 2004).

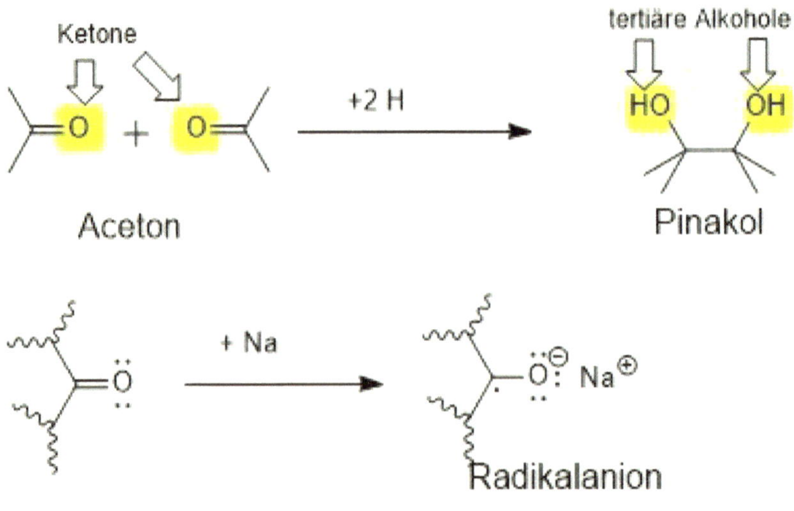

Abbildung 10.7: Allgemeiner Ablauf der McMurry-Kupplung
Zwei Moleküle Aceton reagieren mittels einer reduktiven Hydrodimerisierung über einen radikalischen Mechanismus (unten) zum zweiwertigen tertiären Alkohol Pinakol (nach Walter und Francke 2004).

Über die McMurry-Kupplung gelang es erstmals, das Diastereomerenverhältnis weiter zugunsten des Z-Tamoxifens zu verschieben. Coe und Scriven haben eine solche McMurry-Kupplung 1986 erstmals beschrieben, bei der vorwiegend das Z-Isomer gebildet wird (Coe und Scriven 1986). Initial wird 4-Hydroxybenzophenon mit den entsprechenden Halogeniden zu den Derivaten umgesetzt (Abbildung 10.8).

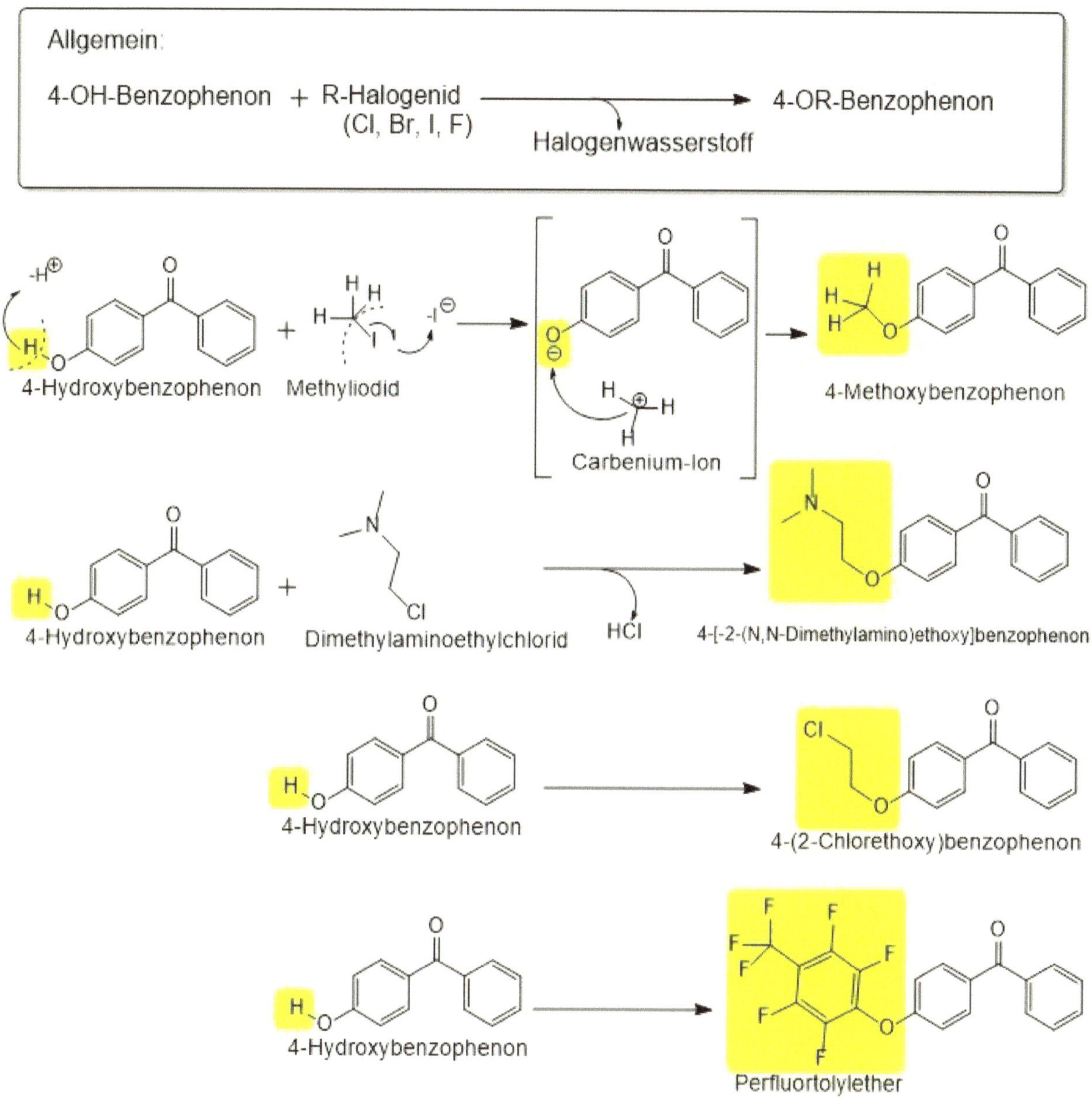

Abbildung 10.8: Benzophenon-Derivate als Vorstufen der McMurry-Kupplung nach Coe und Scriven (1986)

Zur eigentlichen Kupplungsreaktion der 4-derivatisierten Benzophenone mit Propiophenon wird niedrigvalentes Titan *in situ* aus dem entsprechenden Titanhalogenid und dem Reduktionsmittel – in diesem Fall zunächst aus Titan(III)-chlorid und Lithium – hergestellt (Abbildung 10.9). Die Reaktion liefert die entsprechenden Tamoxifen-Analoga. Allerdings sind die Ausbeuten extrem gering. Durch die trockenen Bedingungen, unter denen man arbeiten muss, sind keine größeren Ausbeuten möglich. Diese Problematik kann umgangen werden, indem Titan(IV)-chlorid und Zink unter Reflux-Bedingungen verwendet werden. Unter diesen Reaktionsbedingungen erhält man Tamoxifen in einer Ausbeute von 88 % aus 4-[2-(N,N-Dimethylamino(ethoxy))]benzophenon. Das Isomerenverhältnis Z zu E beträgt 3:1 (Abbildung 10.9) (Coe und Scriven 1986, Kasiotis und Haroutounian 2012). Für die Reaktion von 4-Hydroxybenzophenon mit Butyrophenion liegt das Z/E-Isomerenverhältnis sogar bei 9:1 (Coe und Scriven 1986).

Allgemein:

4-OR-Benzophenon + Propiofenon $\xrightarrow{TiCl_4,\ Zn,\ Reflux,\ THF}$ Tamoxifen-Derivat
Z-Isomer > E-Isomer

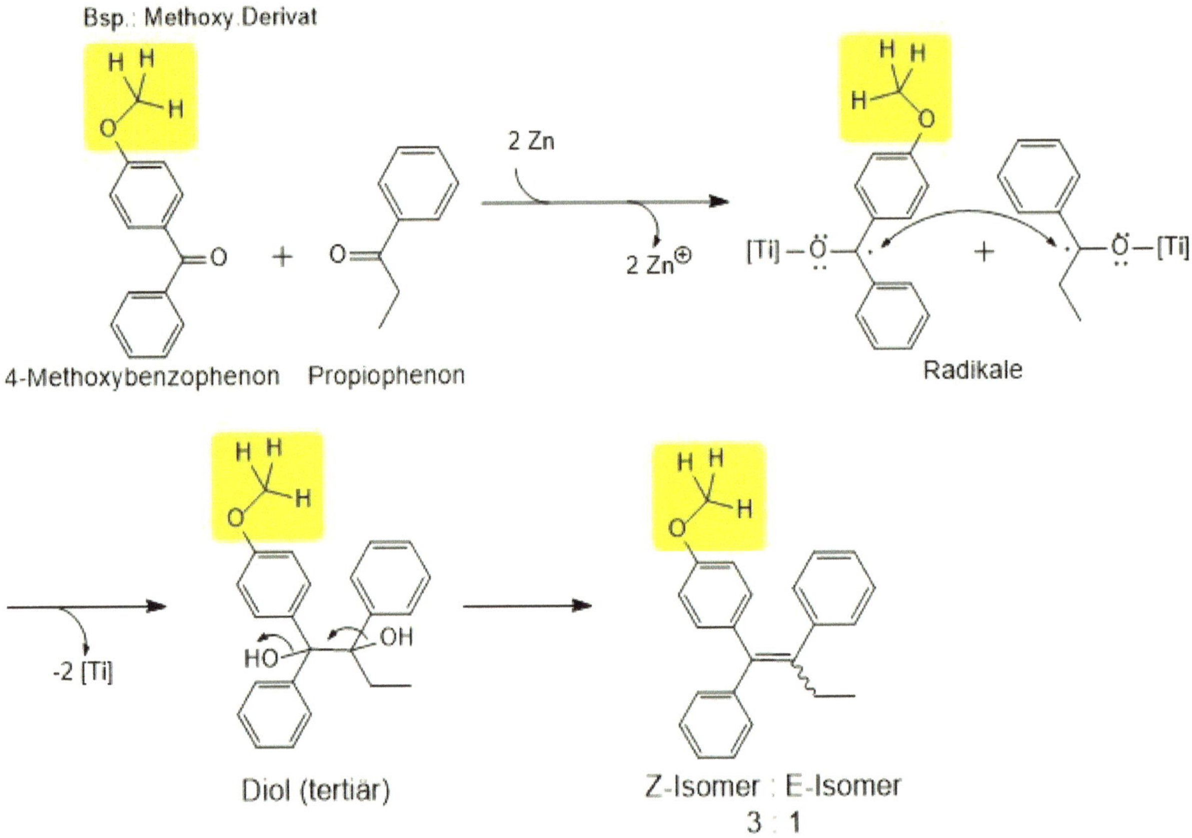

für die an Position 4 unsubstituierte Verbindung (Metabolit E) ergibt sich:

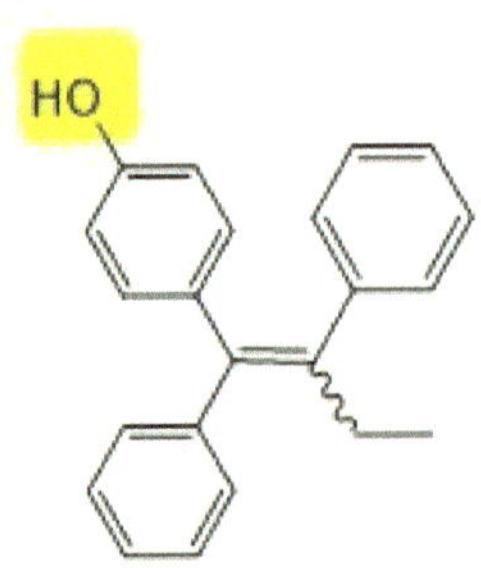

Z-Metabolit E : E-Metabolit E
9 : 1

Abbildung 10.9: Umsetzung der Benzophenon-Derivate mit Propiophenon mit $TiCl_4$ und Zn unter Reflux (nach Coe und Scriven 1986)

Die Reaktion ist beispielhaft dargestellt für 4-methoxyliertes Benzophenon mit Propiophenon.

Unten: Das 4-Hydroxyphenon liefert bei der Umsetzung nach McMurry sogar ein Z/E-Diastereomerenverhältnis von 9:1 (Coe und Scriven 1986).

Eine andere selektive McMurry-Kupplung unter Verwendung von Titan(IV)-chlorid und Zn gelang Detsi und Mitarbeitern (Detsi et al. 2002). Für ihre Umsetzung nutzten sie ein Benzophenon, das an beiden C4-Positionen der Phenyl-Ringe eine phenolische Hydroxyl-Gruppe trägt (Abbildung 10.10). Die eine der beiden ist durch eine Benzyl-Gruppe geschützt, sodass sich als Benzophenon-Komponente ein (4-Benzyloxyphenyl)-(4-hydroxyphenyl)methanon ergibt. Dieses wird mit Propiophenon, $TiCl_4$ und Zn in THF unter Reflux nach McMurry gekoppelt. Die Reaktion liefert in einer Ausbeute von 72 % zwei isomere Triarylethylene. Das Isomerenverhältnis von Z- zu E-Form beträgt 1:4 (Abbildung 10.10).

Allgemein:

4'-OH-4-OBn-Benzophenon + Propiofenon $\xrightarrow{TiCl_4,\ Zn,\ Reflux,\ THF}$ Triarylethylen-Derivat
Z-Isomer : E-Isomer
1 : 4

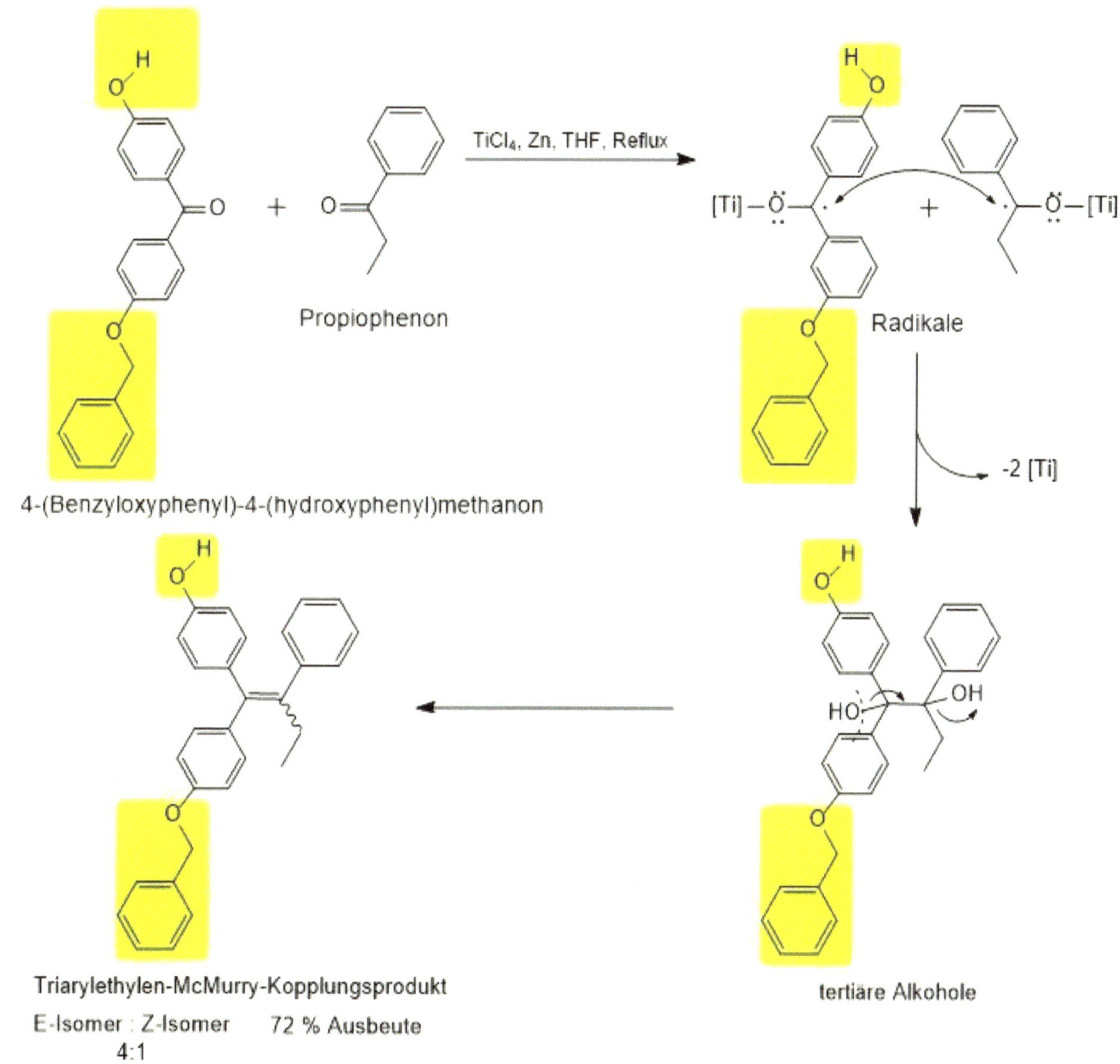

Abbildung 10.10: Reaktionsschritt 1 der stereoselektiven Z-4-Hydroxytamoxifen-Synthese nach Detsi et al. (2002)
Bildung des Triarylethylen-McMurry-Kopplungsprodukts in einer Ausbeute von 72 % und einem E/Z-Verhältnis von 4:1

Aus dem Diastereomerengemisch werden die entsprechenden Perfluortolylether durch Reaktion mit $C_6H_5CF_3$ in Gegenwart von $(n\text{-}Bu)_4SO_4$ in Dichlormethan hergestellt. Das gewünschte Isomer erhält man durch Rekristallisation aus Pentan (Abbildung 10.11).

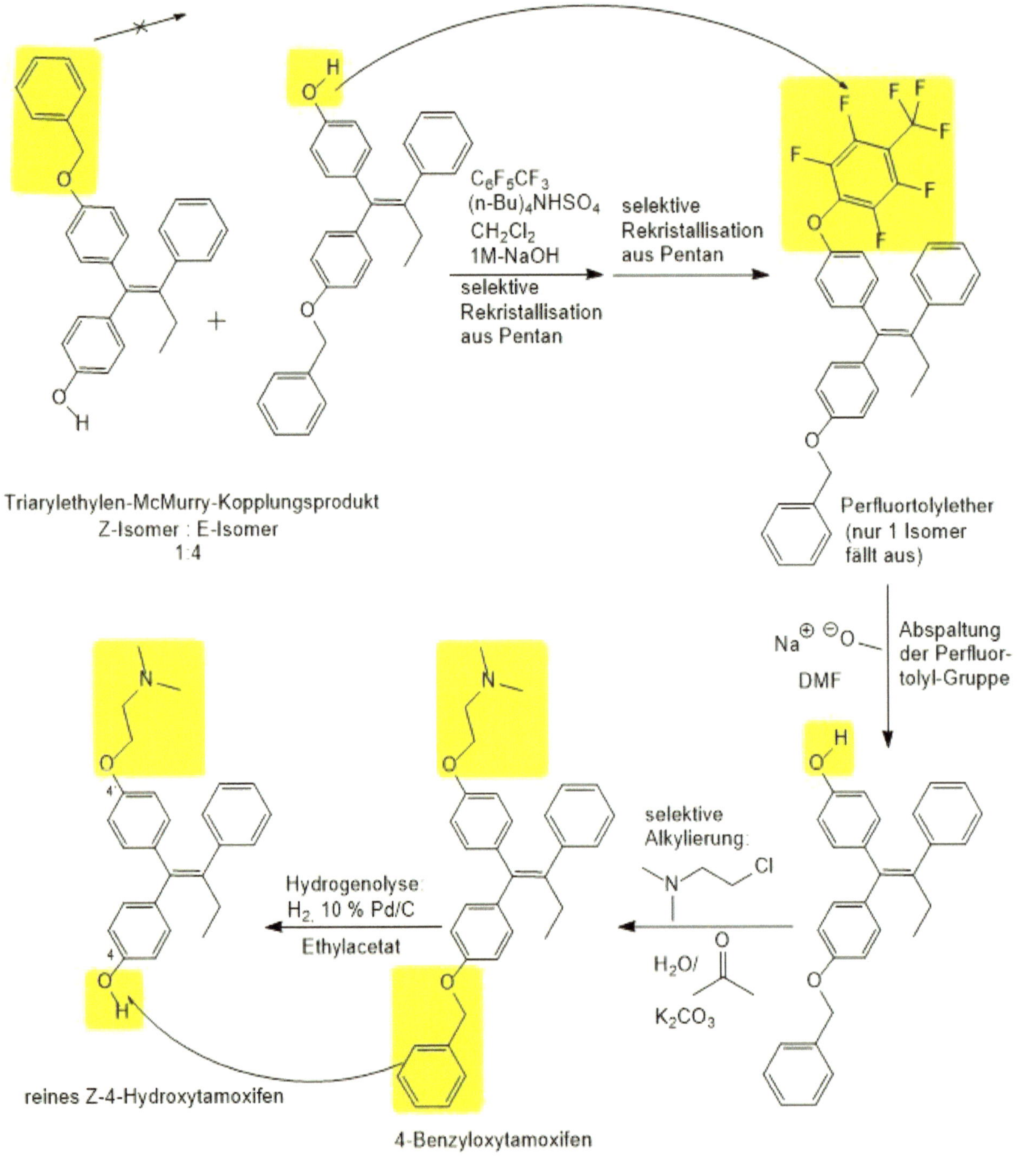

Abbildung 10.11: Reaktionsschritte 2, 3 und 4 der stereoselektiven Z-4-Hydroxytamoxifen-Synthese nach Detsi et al. (2002)

Herstellung des O-Perfluortolylethers, abschließende Rekristallisation aus Pentan. Nur das gewünschte Isomer fällt aus. Danach wird selektiv wiederum die Perfluortolyl-Gruppe abgespalten und die freie OH-Gruppe des 4-Benzyloxytamoxifens mit Dimethylaminoethylchlorid alkyliert. Zuletzt muss nur noch die Benzyl-Schutzgruppe an O4 abgespalten werden, und man erhält das reine Z-4-Hydroxytamoxifen.

Das andere Isomer verbleibt in Lösung. Anschließend wird die Perfluortolyl-Gruppe mit Natriummethanolat in Dimethylformamid abgespalten, ohne dass es zu einer Isomerisierung kommt (Abbildung 10.11). Die nachfolgende Alkylierung mit Dimethylaminoethylchlorid in einem Wasser-Aceton-Gemisch unter Zusatz von Kaliumcarbonat und unter Reflux liefert 4-Benzyloxytamoxifen, ebenfalls, ohne dass es zu einer Isomerisierung kommt (Abbildung 10.11). Die anschließende Hydrogenolyse unter Abspaltung der benzylischen Schutzgruppe an O4 liefert in reiner Form das Z-4-Hydroxtamoxifen (Abbildung 10.11) (Detsi et al. 2002, Kasiotis und Haroutounian 2012).

Bei der Synthese aus dem Jahre 1986 durch Detsi und Mitarbeitern sind vier Reaktionsschritte bis zum gewünschten reinen Tamoxifen-Isomer nötig. 2003 ist eine simple und effiziente, zwei Reaktionsschritte umfassende Synthese des Z-4-Hydroxytamoxifens vorgestellt worden (Yu et al. 2003). Als Reduktionsmittel kommt Titan(IV)-chlorid mit elementarem Zink zum Einsatz, das die Sauerstoff-Atome entfernt und die gewünschte Doppelbindung kreiert (Abbildung 10.12) (Yu et al. 2003, Kasiotis und Haroutounian 2012).

Bei dieser Synthese werden 4,4′-Dihydroxybenzophenon und Propiophenon als Edukte reduktiv in THF unter Reflux miteinander gekoppelt, was zur Bildung des 1,1-Bis(4-hydroxyphenyl)-2-phenylbut-2-en führt. Das Tamoxifen-Derivat erhält man in einer Ausbeute von 87 %. Anschließend erfolgt die direkte selektive Alkylierung einer der beiden freien OH-Gruppen, in diesem Fall der 4′-OH-Gruppe: Zunächst wird in Gegenwart von Cäsiumcarbonat (Cs_2CO_3) (2,4 eq.) bei 70–80 °C in DMF für 10 Minuten gerührt. Dann wird das Dimethylaminoethylchlorid als Hydrochlorid im Überschuss (3,6 eq.) hinzugegeben. Die Reaktionszeit für die Alkylierung beträgt 1,5 Stunden. Man erhält ein äquimolares Gemisch der Z- und E-Isomere des 4-Hydroxytamoxifens. Auch hier können die geometrischen Isomere erfolgreich durch selektive Rekristallisation voneinander getrennt werden. Z-4-Hydroxytamoxifen kristallisiert aus Hexanol (49 %), E-4-Hydroxytamoxifen aus Methanol (41 %) (Abbildung 10.12) (Yu et al. 2003, Kasiotis und Haroutounian 2012). Der Vorteil dieser Synthese liegt sicherlich in den wenigen Arbeitsschritten und der Einfachheit der Synthese. Allerdings ist auch hier wie bei anderen reduktiven Kupplungsreaktionen eine Rekristallisation zur Trennung der Isomere nötig.

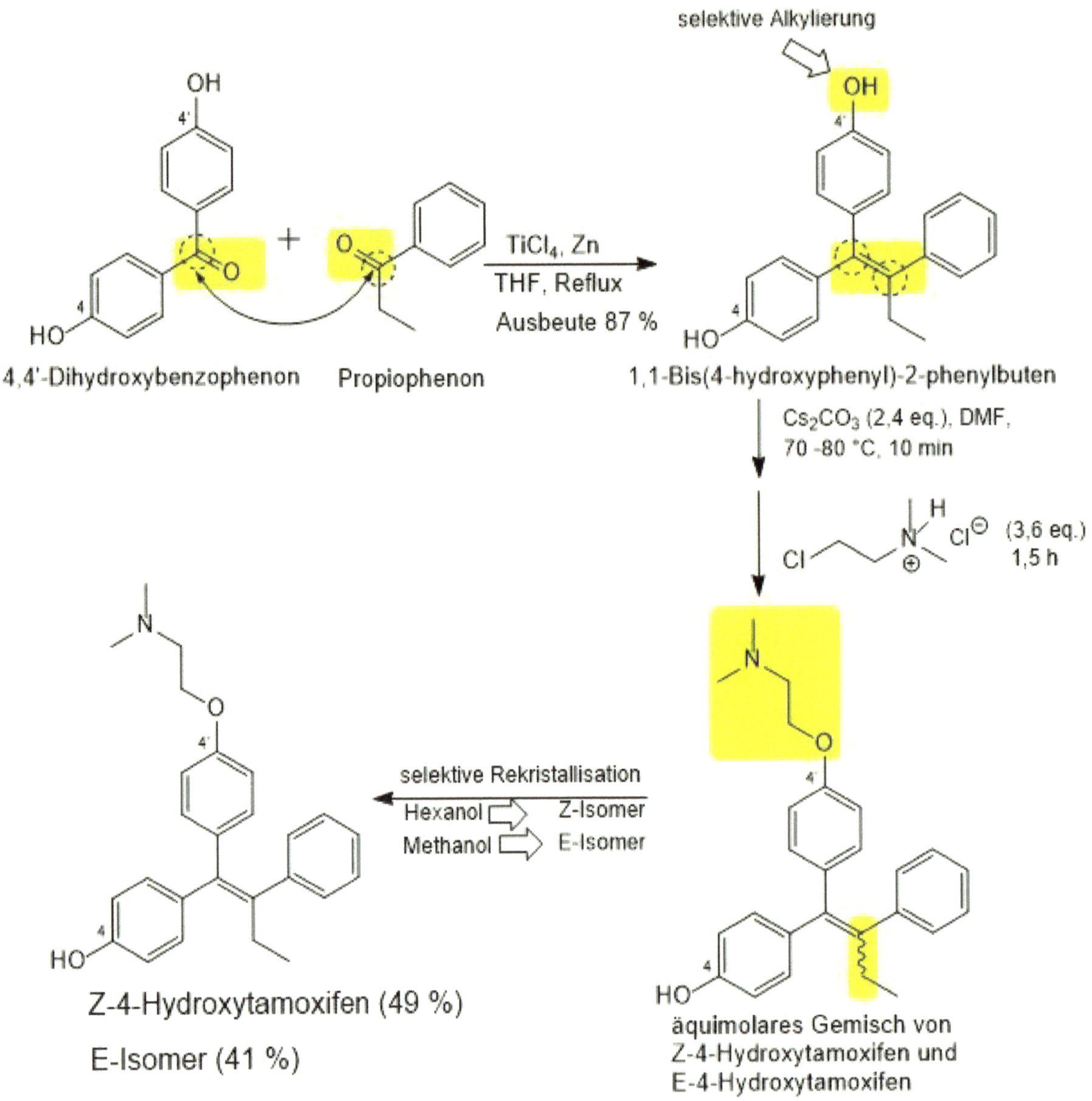

Abbildung 10.12: 2-Schritt-Synthese von Z/E-4-Hydroxytamoxifen und Trennung der geometrischen Isomeren durch selektive Rekristallisation (nach Yu et al. 2003)

Der erste Reaktionsschritt besteht in der Umsetzung von Dihydroxybenzophenon und Propiphenon, den beiden Carbony-Komponenten nach McMurry mit $TiCl_4$ und Zn in Tetrahydrofuran unter Reflux. Dieser erste Schritt liefert in einer Ausbeute von 87 % das Tamoxifen-Grundgerüst mit zwei freien phenolischen OH-Gruppen. Es fehlt lediglich die antiestrogene Seitenkette. Durch Wahl der Reaktionsbedingungen gelingt eine selektive Alkylierung mit Dimethylaminoethylchlorid an der 4'-OH-Gruppe. 4-Hydroxytamoxifen ist nun in zwei Stufen hergestellt, liegt aber als 1:1-E/Z-Diastereomerengemisch vor. Die Trennung der Diastereomere erfolgt durch selektive Rekristallisation. Das Z-4-Hydroxytamoxifen kristallisiert aus Hexanol aus (49 %), das E-Isomer aus Methanol (41 %).

10.2 Carbometallierung

Die Carbometallierung hat den Durchbruch bei der stereoselektiven Synthese des Tamoxifens gebracht. 1985 beschrieben Miller und Al-Hasan erstmals die stereoselektive Synthese des Z-Tamoxifens mit einer Gesamtausbeute von 35 % über fünf Reaktionsstufen (Miller und Al-Hassan 1985). Diese Synthese ist im Laufe der Zeit noch verfeinert worden (Südemann und

Knochel 1997, Südemann et al. 1998). Südemann und Mitarbeiter gelang die Synthese von Z-Tamoxifen mit einer hohen Gesamtausbeute in nur zwei Reaktionsschritten. Hierfür benutzten sie substituierte Acetylene. Eine Gesamtausbeute von nahezu 70 % ist auch mit der 2003 publizierten Sonogashira-Kupplung möglich (Tessier et al. 2003). Durch diese Synthesen wird die Bedeutung der Carbometallierungen für die stereoselektiven Synthesen von Triarylethylenen deutlich (Kasiotis und Haroutounian 2012).

Eine Carbometallierung ist eine nukleophile Additionsreaktion mit einem Metallorganyl (M-R) und einer organischen Verbindung mit Doppelbindung (Alken) oder Dreifachbindung (Alkin) als Edukten. Damit stellt die Carbometallieung eine konzertierte 1,2-Addition des Metallorganyls (M-R) an Alkene bzw. Alkine dar. Andersherum betrachtet, wird ein Alken oder Alkin in ein Metallorganyl inseriert. Die Reaktion verläuft konzertiert polar, stereoselektiv (cis) und regioselektiv (anti-Markownikow). Ein Beispiel stellt die cis-Addition von n-Butyllithium an 1,2-Diphenylalkin dar (Abbildung 10.13).

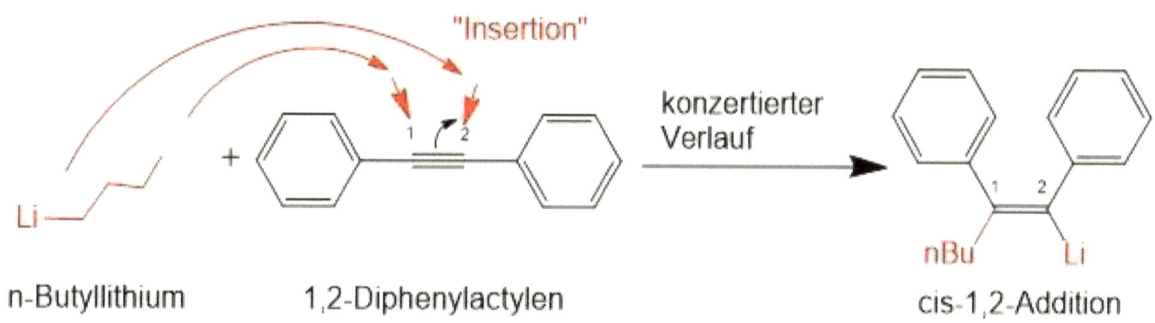

Abbildung 10.13: Carbometallierung am Beispiel von n-Butyllithium
n-Butyllithium lagert sich an die Dreifachbindung des 1,2-Diphenylacetylens in einer 1,2-Addition an („Insertion"). Statt der Dreifach-Bindung des Eduktes verbleibt beim Produkt eine Doppel-Bindung. Die Carbometallierung läuft konzertiert ab, d. h., es läuft alles gleichzeitig und nicht nacheinander ab.

Stereo- und regioselektive und fünf Reaktionsstufen umfassende Carbometallierung zur Z-Tamoxifen-Synthese mit einer Gesamt-Ausbeute von 37 % (nach Miller und Al-Hassan 1985, Kasiotis und Haroutounian 2012)

Die erste stereoselektive Carbometallierung des Z-Tamoxifens erfolgte 1985 durch Miller und Al-Hassan (Miller und Al-Hassan 1984, Miller und Al-Hassan 1985) über ein Alkinylsilan in fünf Stufen mit einer Gesamtausbeute von 37 %. Im ersten Schritt kommt es direkt zum Einsatz des Metallorganyls, des 2- Phenyl-1-trimethylsilylacetylens (Abbildung 10.13). Die Carbometallierung des Acetylen-Derivates ist auch der entscheidende Schritt für die Stereospezifität der Reaktion. Diese Reaktion legt die Stereochemie für die Doppelbindung fest. Das Phenyltrimethylsilylacetylen wird carbometalliert mit Diethylaluminiumchlorid-Titanocendichlorid in Dichlormethan. Es bildet sich eine intermediäre organometallische Verbindung, die durch N-Bromsuccinimid gespalten wird. Die Ausbeute an Alken liegt bei 85 % (Abbildung 10.14).

Titanocendichlorid mit der Halbstrukturformel $Ti(Cp)_2Cl_2$ ist ein Metallocen, eine metallorganische Verbindung. Das Ti^{4+}-Kation ist dabei tetraedrisch von zwei Chlor-Liganden und zwei Cyclopentadienyl-Ringen fixiert und dient als Reaktant und Katalysator. Die Carbometallierung verläuft stereoselektiv und regioselektiv. Das cis-Alken (Ethyl-Substituent und Br-Substituent auf einer Seite der Doppelbindung) wird erhalten. Anschließend ergibt eine Palladium-katalysierte Kupplung des Alkans mit Phenylzinkchlorid – nach stereospezifischem Austausch des Brom-Substituenten – das Vinylsilan in THF unter Reflux in einer Ausbeute von 95 %. Der Austausch der Trimethylsilyl-Gruppe gelingt dann relativ einfach durch ein geeignetes Halogen-Atom. Dazu wird das Vinylsilan mit Bromin-Natriummethoxid bei -78 °C umgesetzt. Das entsprechende Vinylbromid erhält man in einer Ausbeute von 85 % (Abbildung 10.14) (Miller und Al-Hassan 1984, Miller und Al-Hassan 1985).

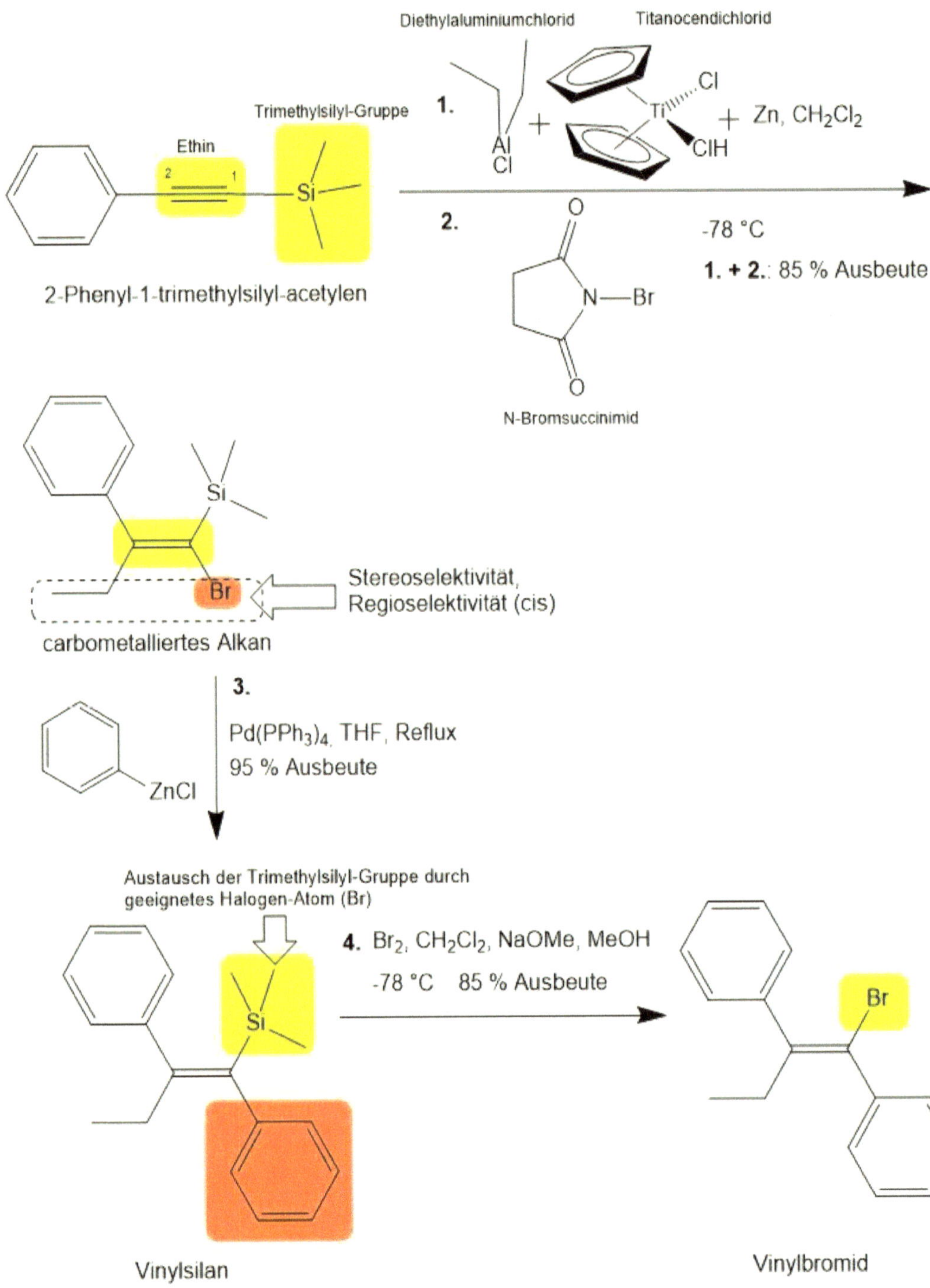

Abbildung 10.14: Die ersten drei Reaktionsschritte (1.–4.) der ersten stereospezifischen Z-Tamoxifen-Synthese über eine Carbometallierung eines Alkinylsilans (nach Miller und Al-Hassan 1985)

Daraufhin wird das Vinylbromid wiederum Palladium-katalysiert in Tetrahydrofuran und unter Reflux mit (p-Methoxyphenyl)zinkchlorid umgesetzt. Die Substitution des Br-Atoms durch den p-Methoxyphenyl-Substituenten gelingt in einer Ausbeute von 84 %. Man erhält das p-Methoxy-phenyl-substituierte Olefin, das das typische Triarylethylolefin-Gerüst des Tamoxifens aufweist, in einer Ausbeute von 84 % (Abbildung 10.15) (Miller und Al-Hassan 1984, Miller und Al-Hassan 1985).

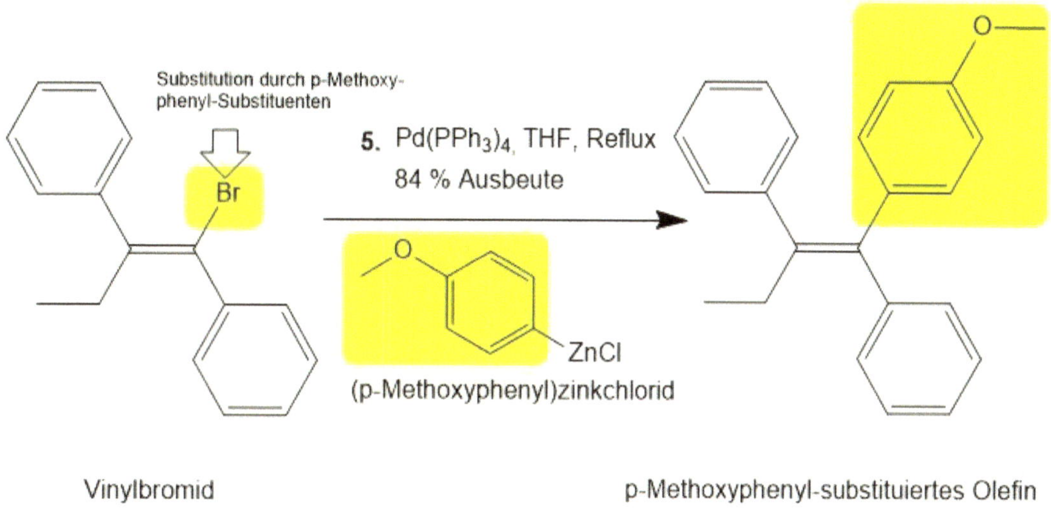

Abbildung 10.15: Der vierte Reaktionsschritt der stereospezifischen Z-Tamoxifen-Synthese (nach Miller und Al-Hassan 1985)

Der Brom-Substituent wird mittels einer Palladium-katalysierten Reaktion mit (p-Methoxyphenyl)zinkchlorid durch einen p-Methoxyphenyl-Substituenten ersetzt.

Die Methoxy-Gruppe wird anschließend mit Natriumethylthiolat in siedendem DMF demethyliert (Abbildung 10.16). Das durch Zugabe von Natriumethanolat entstehende Phenolat-Ion wird mit dem Hydrochlorid des Dimethylaminoethylchlorids in Ethanol unter Reflux umgesetzt. Das Z-Tamoxifen erhält man als rohes Produkt, das als Hydrochlorid vorliegt. Das Rohprodukt wird in 0,5-N Natronlauge aufgenommen, was zur Bildung der kristallinen Z-Tamoxifen-Base führt. Ausgehend vom p-Methoxyphenyl-substituierten Olefin erhält man das kristalline Produkt in einer Ausbeute von 60 % (Abbildung 10.16) (Miller und Al-Hassan 1984, Miller und Al-Hassan 1985, Kasiotis und Haroutounian 2012).

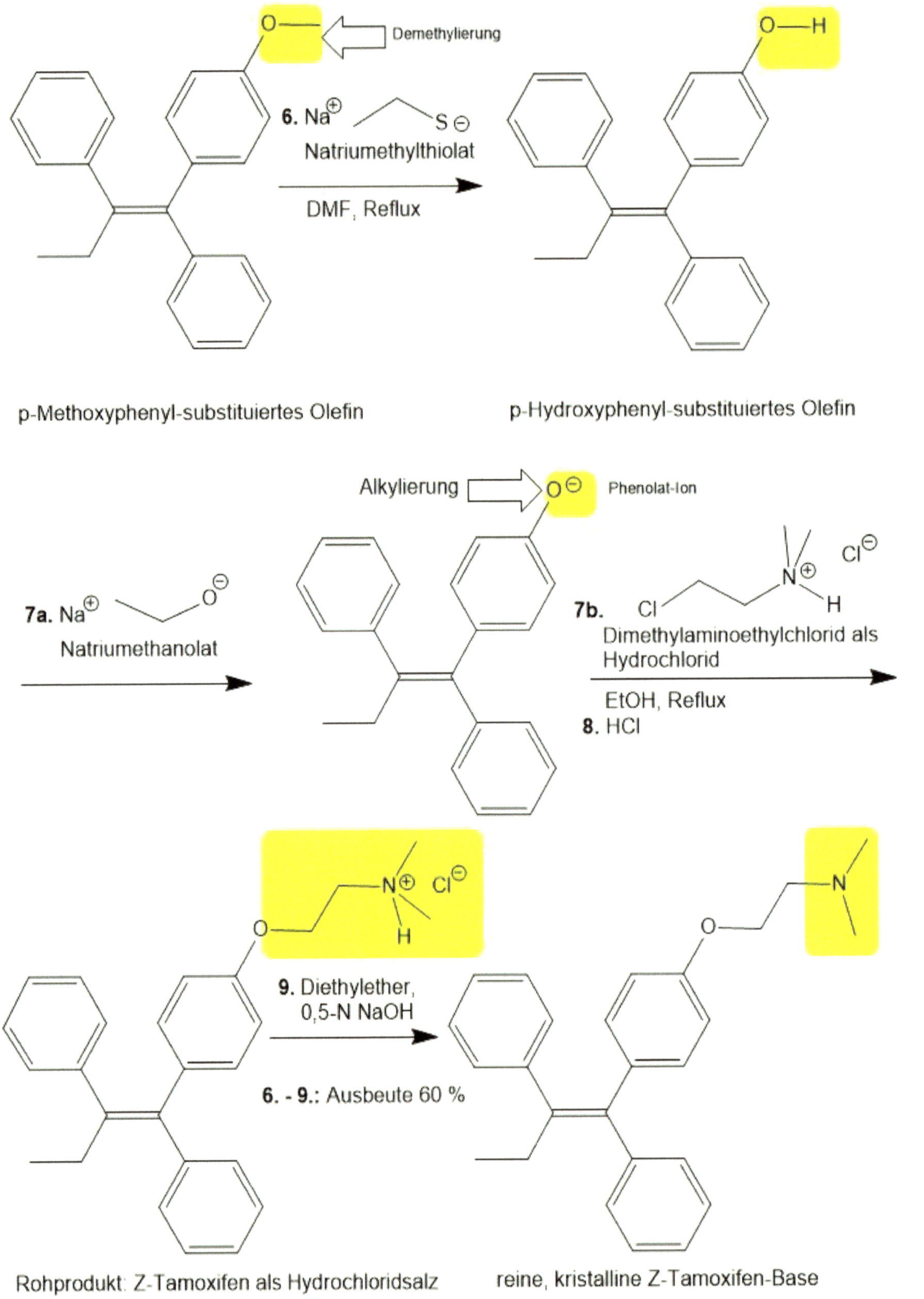

Abbildung 10.16: Der fünfte Reaktionsschritt (6.–9.) der ersten stereospezifischen Z-Tamoxifen-Synthese über eine Carbometallierung eines Alkinylsilans (nach Miller und Al-Hassan 1985)

Zweistufige stereo- und regioselektive Carbometallierung nach Stüdemann mit einer Gesamtausbeute von 69 % (Stüdemann und Knochel 1997, Stüdemann et al. 1998)

Stüdemann et al. (1998) produzierten in nur zwei Reaktionsschritten eine Gesamtausbeute von 69 % Z-Tamoxifen. Die oben beschriebene stereoselektive Synthese über fünf Reaktionsschritte wurde somit ab 1997 von Stüdemann und Mitarbeitern noch einmal verbessert (Stüdemann und Knochel 1997, Stüdemann et al. 1998, Kasiotis und Haroutounian 2012). Hierzu ließen sie 1-Phenyl-1-butin und Diphenylzink unter katalytischem Zusatz von Nickel(II)-acetylacetonat ($Ni(acac)_2$) in THF-NMP über 3 Stunden bei -35 °C miteinander reagieren. Die Addition des Diphenylzinks an das Alkin verläuft unter vollständiger Stereo- und Regioselektivität (Abbildung 10.17).

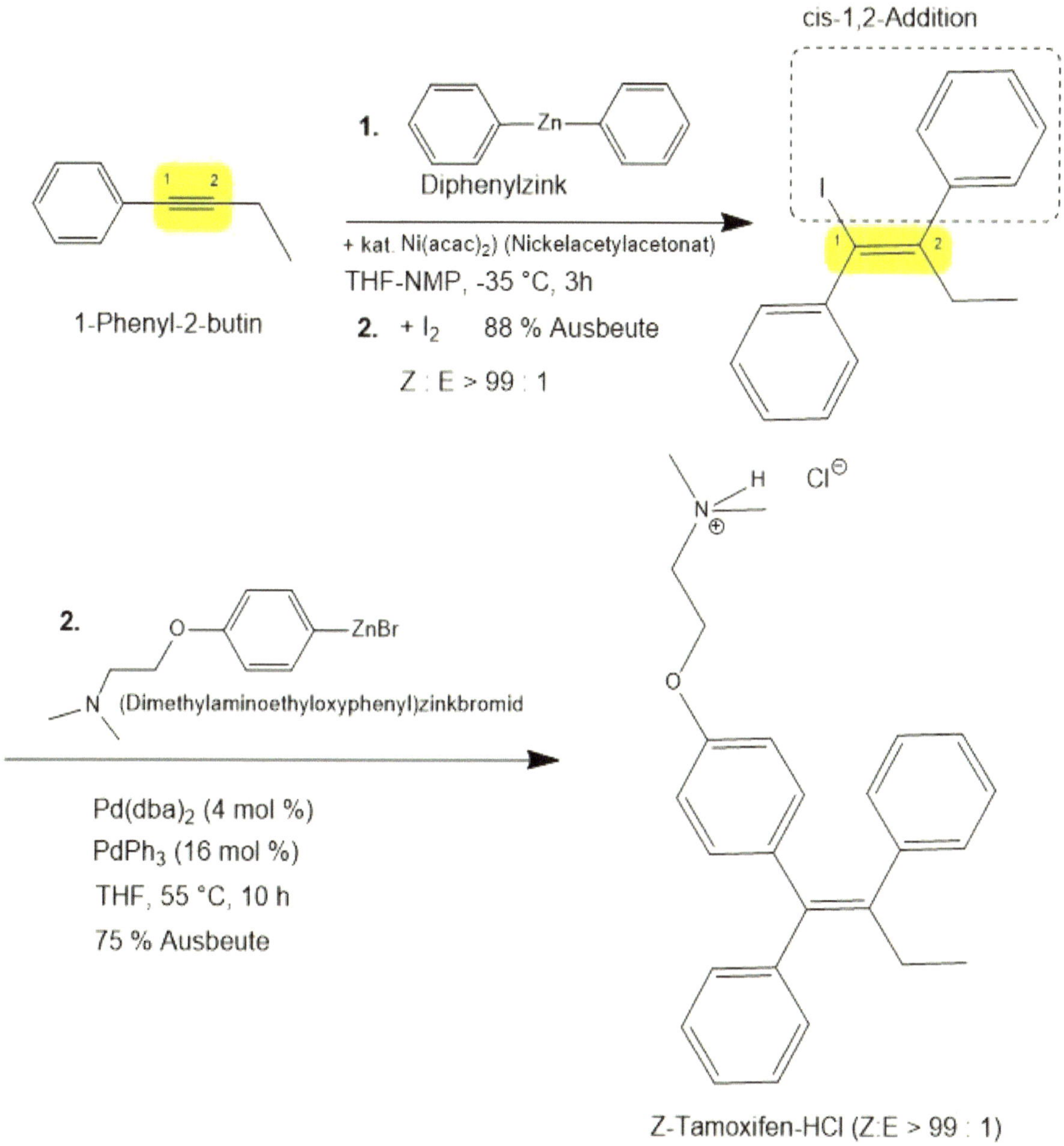

Abbildung 10.17: Zweistufige stereospezifische Synthese nach Stüdemann und Mitarbeitern, die als Verbesserung zur fünfstufigen Synthese nach Miller und Al-Hassan (Abbildungen 10.13–10.16) auch wegen der höheren Ausbeute anzusehen ist (Stüdemann und Knochel 1997, Stüdemann et al. 1998)

Nach Iodolyse erhält man das Alkenyliosid in 88 % Ausbeute bei einem Z/E-Isomerenverhältnis von >99:1 (Abbildung 10.17). Durch die nachfolgende Reaktion des iodierten Olefins mit dem passenden Arylzinkbromid unter Katalyse mittels Palladium für 10 Stunden bei +55 °C erhält man Z-Tamoxifenhydrochlorid in 75-prozentiger Ausbeute bei einem Diastereomerenverhältnis Z zu E von 99:1. Die Gesamtausbeute beträgt für beide Hauptreaktionsschritte 69 % (Abbildung 10.17) (Stüdemann und Knochel 1997, Stüdemann et al. 1998, Kasiotis und Haroutounian 2012).

10.3 Sonogashira-Kupplung im Rahmen einer stereo- und regioselektiven Z-Tamoxifen-Synthese

Im Jahr 2003 etablierte die Arbeitsgruppe um Tessier die Sonogashira-Kupplung (Sonogashira 2002) erfolgreich innerhalb einer stereoselektiven Tamoxifen-Synthese mit einer Gesamtausbeute von 69 % (Tessier et al. 2003). Die Sonogashira-Kreuzkupplung ist eine Palladium-katalysierte Kupplungsreaktion mit einem Cokatalysator – meist Cu^{+}-Kationen – zwischen Arylhalogeniden und endständigen Alkinen. Tessier et al. (2003) verwendeten zwei Katalysatoren: einen nullwertigen Palladiumkomplex, hier $PdCl_2(PPh_3)_2$ u. a. mit zwei Triphenylphosphan-Liganden, der sich während der Reaktion bildet, und einwertige Kupfer-Kationen, meist als Kupfer(I)-halogenid (hier: CuI). Zusätzlich wird ein Amin als Base benötigt. Hier ist es Triethylamin (Tessier et al. 2003). Das allgemeine Reaktionsschema der Sonogashira-Reaktion ist Abbildung 10.18 zu entnehmen.

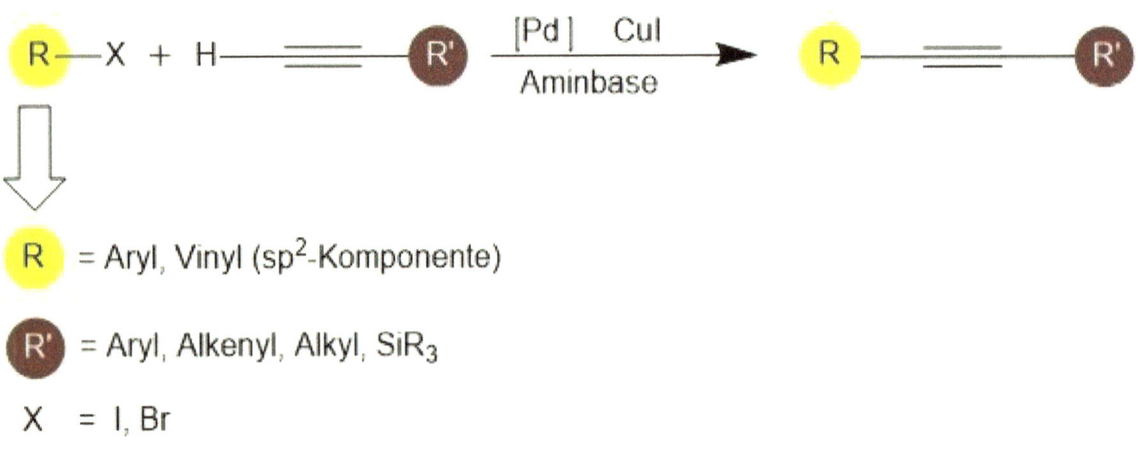

Abbildung 10.18: Allgemeiner Ablauf der Sonogashira-Kreuzkupplungsreaktion

Der klassische Katalysezyklus für Palladium-vermittelte Kupplungen beinhaltet einen dreistufigen Mechanismus: 1. oxidative Addition; 2. Transmetallierung und 3. reduktive Eliminierung. Innerhalb der Kreuzkupplungsreaktion insertiert der Pd^{0}-Komplex in die Kohlenstoff-Halogen-Verbindung R-X und geht in einen quadratisch-planaren Pd-Komplex über. Es folgt die Transmetallierung mit dem Cokatalysator CuI und der Base, die das C-H-azide Wasserstoff-Atom der Alkin-Komponente bindet (Abbildung 10.19). Der Rest R′ wird an das Palladium übertragen und führt somit zur Bildung des quadratisch-planar koordinierten Komplexes 2. Der trans-Komplex durchläuft eine trans-cis-Isomerisierung. Anschließend folgt die Produkt-bildende reduktive Eliminierung unter Rückbildung des katalytisch aktiven Pd^{0}, das nun für einen weiteren Katalysezyklus zur Verfügung steht (Abbildung 10.19) (Sonogashira 2002, Tessier et al. 2003, an der Heiden 2006). Es gibt noch einige andere Varianten, die in der Fachliteratur vorgeschlagen werden, so z. B. ein anionischer Katalysezyklus. Der hier vorgestellte ist der, der im Rahmen der Sonogashira-Kreuzkupplungsreaktion immer wieder auftaucht.

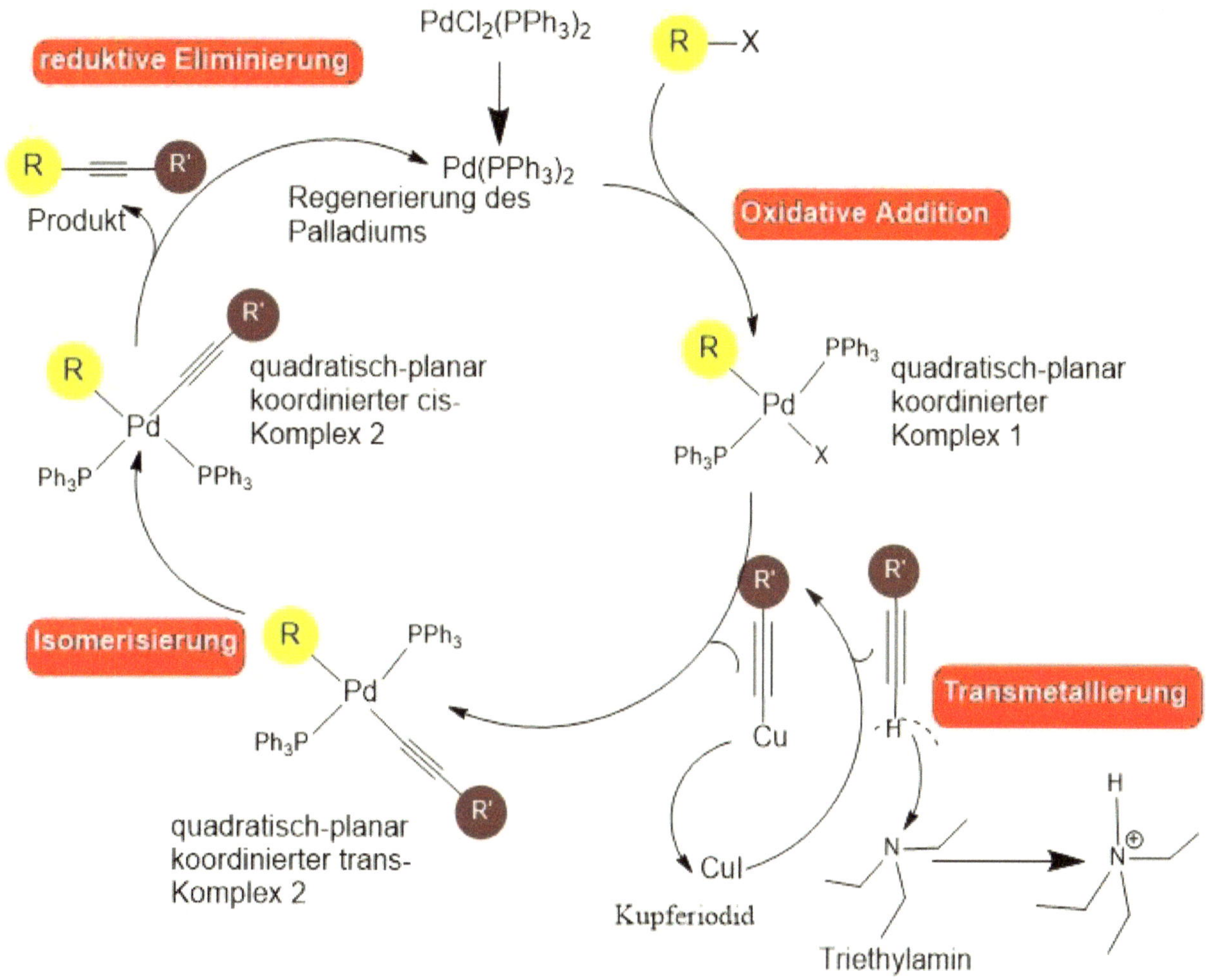

Abbildung 10.19: Klassischer Katalysezyklus einer Palladium-vermittelten-Sonogashira-Kreuzkupplungsreaktion (nach an der Heiden 2006)

Die von Tessier und Mitarbeitern entwickelte Synthese benutzt als Ausgangspunkt der Z-Tamoxifen-Synthese die Sonogashira-Kreuzkupplungsreaktion eines Arylhalogenids mit der endständigen Alkin-Komponente, dem Propargylalkohol. Das Produkt dieser Reaktion ist das Alkinol, bei dem R und R′ (Abbildungen 10.18 und 10.19) kovalent miteinander verknüpft sind. Als Palladium-Katalysator wird $PdCl_2(PPh_3)_2$ (0,1 eq.) eingesetzt und als Cokatalysator Kupfer(I)-Chlorid CuI (0,1 eq.). Die Amin-Komponente ist Triethylamin. Die Reaktion läuft in THF, bei Raumtemperatur (22 °C) für 18 Stunden ab und liefert eine Ausbeute von 83 % (Abbildung 10.20) (Tessier et al. 2003, Kasiotis und Haroutounian 2012). Als Arylhalogenid wird ein Iod-substituiertes Benzol-Derivat eingesetzt, das in p-Position bereits die antiestrogene Seitenkette enthält. Das endständige CH-azide Alkin ist Propargylalkohol (Abbildung 10.20).

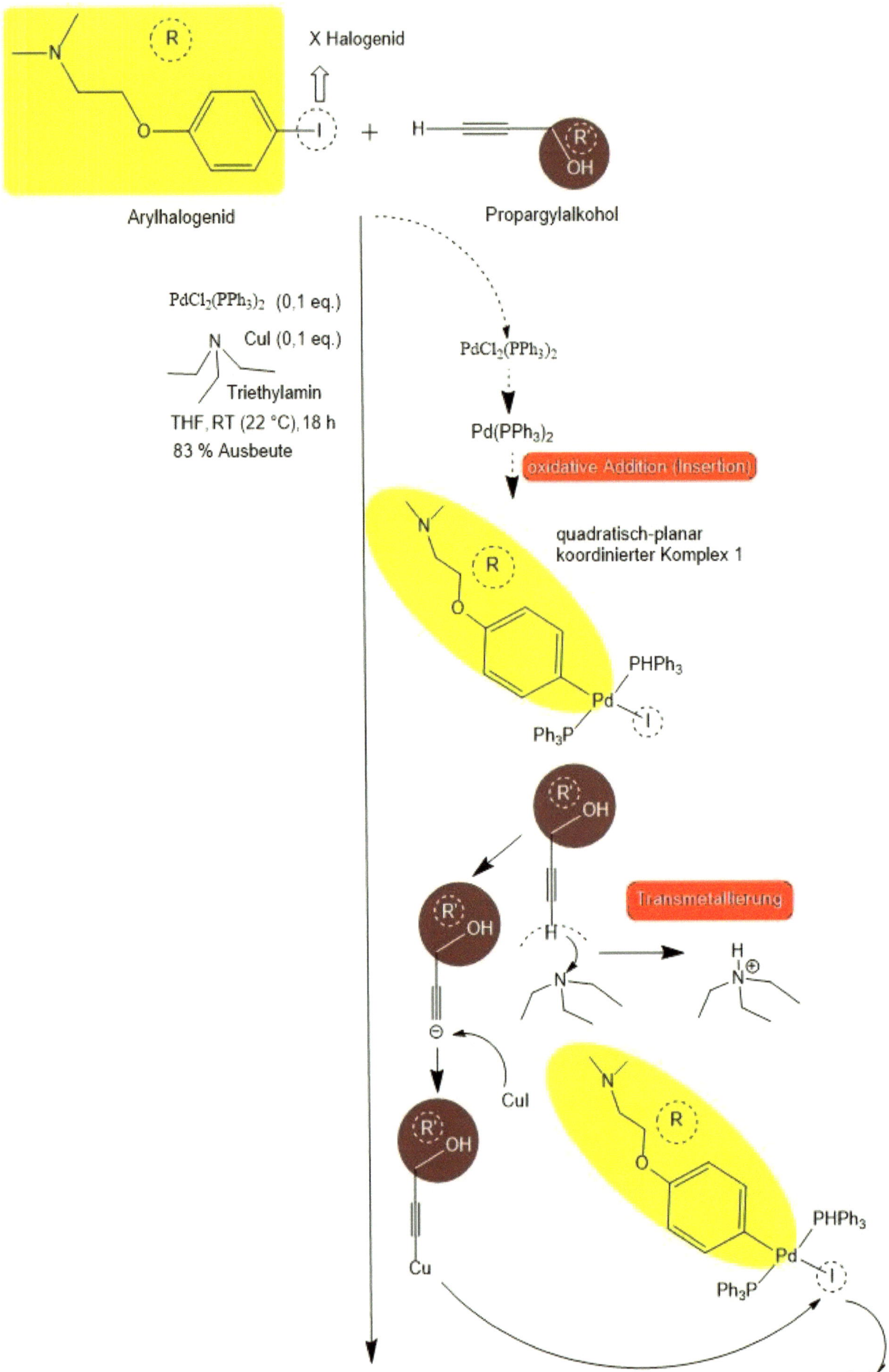
X Halogenid
Arylhalogenid
Propargylalkohol
PdCl2(PPh3)2 (0,1 eq.)
CuI (0,1 eq.)
Triethylamin
THF, RT (22 °C), 18 h
83 % Ausbeute
PdCl2(PPh3)2
Pd(PPh3)2
oxidative Addition (Insertion)
quadratisch-planar
koordinierter Komplex 1
PHPh3
Pd
Ph3P
Transmetallierung
CuI
Cu
CuI

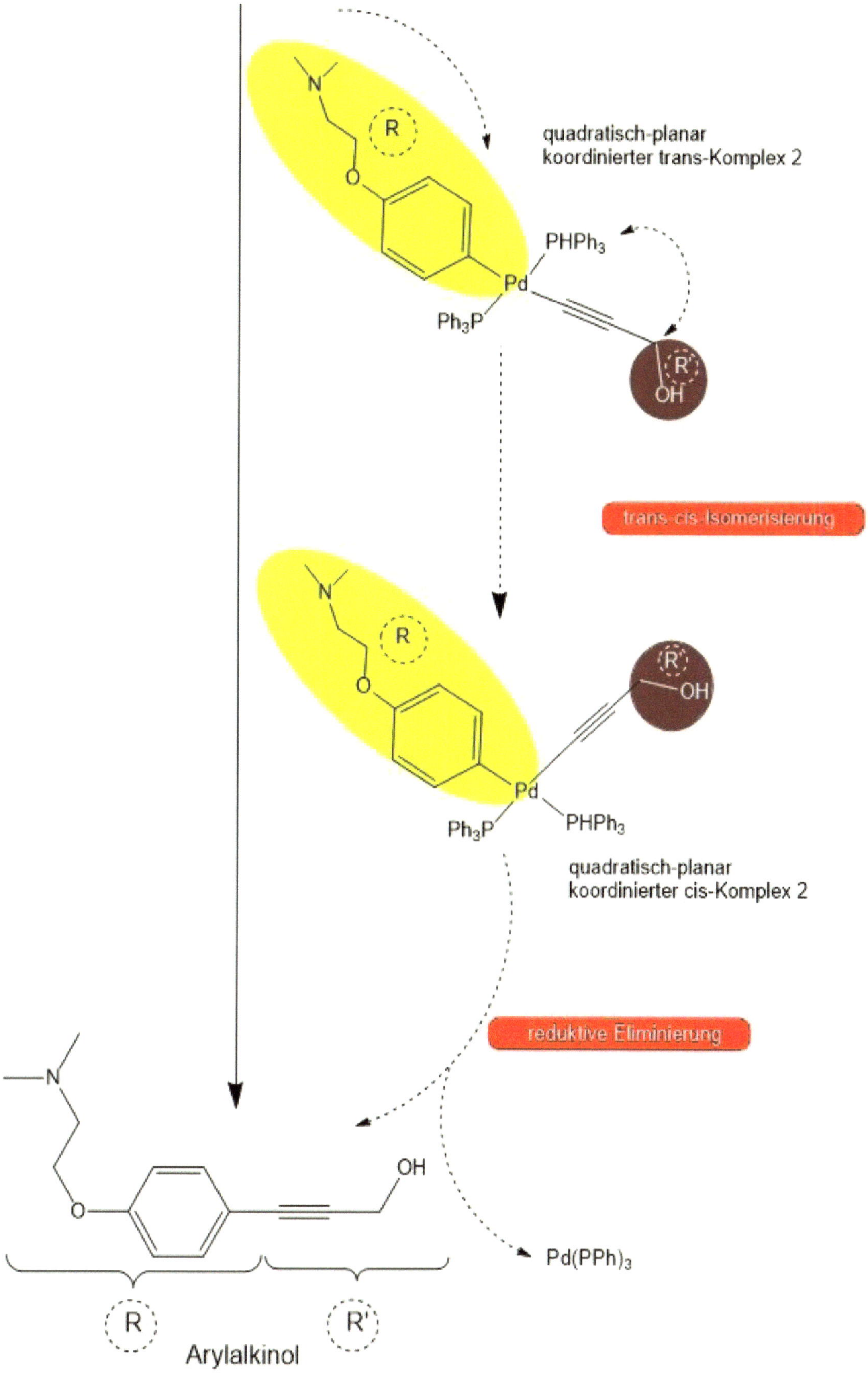

Abbildung 10.20: Stereoselektive Z-Tamoxifen-Synthese, wobei der erste Schritt eine Sonogashira-Kreuzkupplungsreaktion des Arylhalogenids mit der Alkinkom-ponente, dem Propargylalkohol, darstellt (nach Kasiotis und Haroutounian 2012)

Das Arylalkinol reagiert weiter via einer Standard-Carbometallierung mit Phenylmagnesiumchlorid. Dann erfolgt die Addition von $Pd(PPh_3)_4$ und Phenyliodid als Kreuzkopplungspartner. Das Tamoxifen-Derivat mit einer OH-Gruppe am Ethyl-Substituenten erhält man in einer Ausbeute von 71 % (Abbildung 10.21).

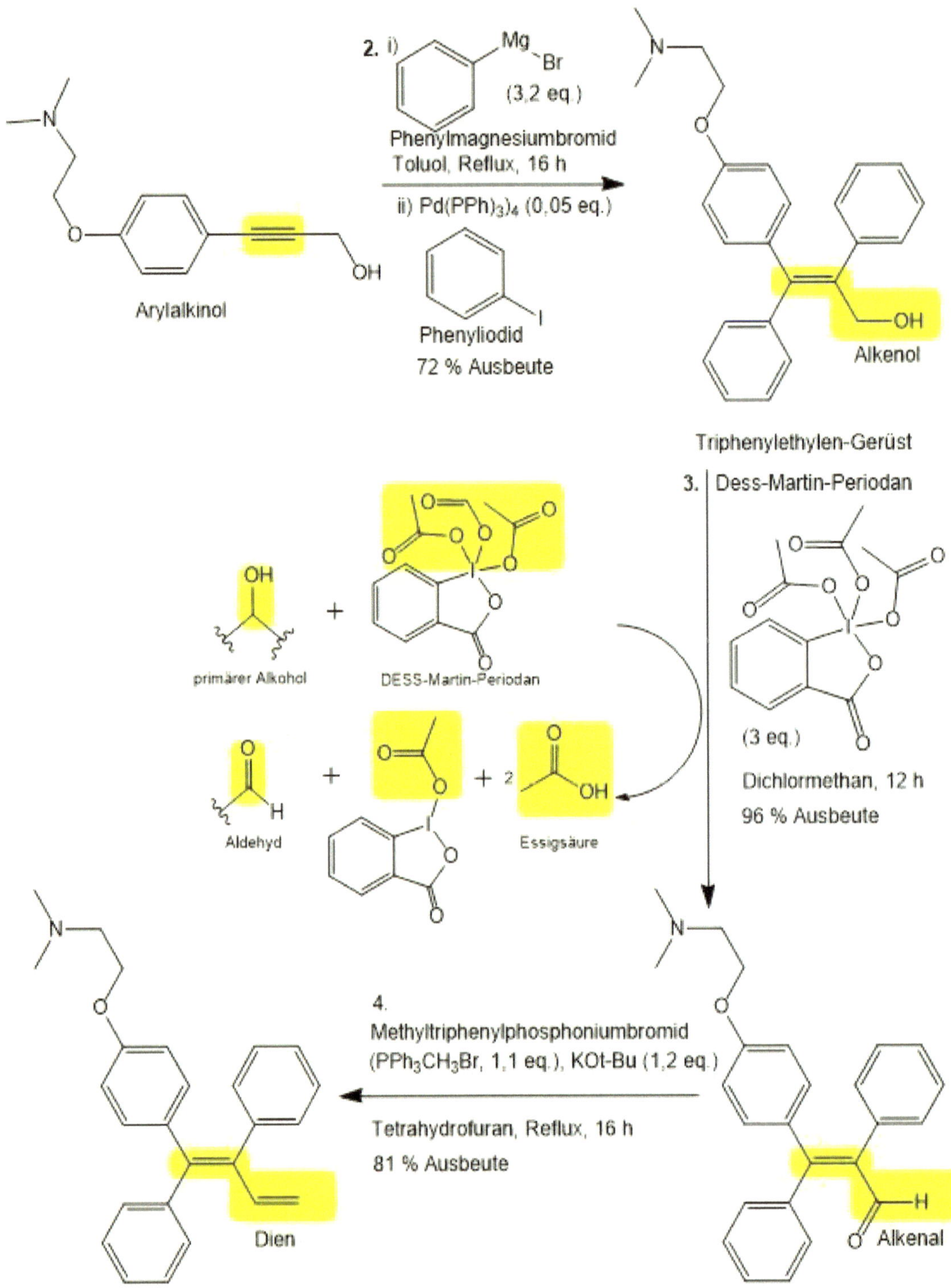

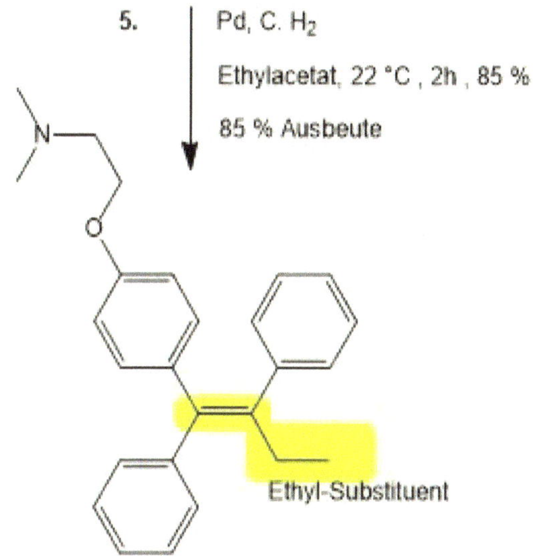

Z-Tamoxifen
Gesamtausbeute über 5 Reakionsstufen: 69 %

Abbildung 10.21: Die Reaktionsstufen 2 bis 5 bis hin zum z-Tamoxifen in einer Gesamtausbeute von 69 % nach dem ersten bereits die Stereoselektivität bestimmenden Schritt der Sonogashira-Kupplung (vgl. Abbildung 10.19) (nach Kasiotis und Haroutounian 2012)

Die Oxidation dieses Alkenols zum entsprechenden ungesättigten Aldehyd in Dichlormethan gelingt mit Dess-Martin-Periodinan, einem Triacetoxy-Periodinan bzw. 1,1,1-Triacetoxy-1,1-dihydro-1,2-benziodoxol-3(1H)-on, das zur Oxidation primärer Alkohole zu den korrespondierenden Aldehyden genutzt wird (Abbildung 10.21) (Dess und Martin 1983, Dess und Martin 1991). Die Ausbeute an Alkenal beträgt 81 %. Das Alkenal kann im vierten Reaktionsschritt mit Methyltriphenylphosphoniumbromid zum entsprechenden konjugierten Dien umgesetzt werden (Abbildung 10.21). Im fünften und letzten Reaktionsschritt erfolgt eine selektive Hydrogenation der weniger gehinderten Doppelbindung des Dien-Systems (10 % Pd/C, H_2), womit man selektiv Z-Tamoxifen in einer Ausbeute von 85 % erhält. Die Gesamtausbeute über alle fünf Reaktionsschritte liegt bei 69 % (Kasiotis und Haroutounian 2012).

Alternative Sonogashira-Kreuzkupplungsrektion

Eine alternative Sonogashira-Kreuzkupplungsreaktion ist 2004 von Pilli und Robello vorgestellt worden (Pilli und Robello 2004). Als Edukt für die Synthese dient kommerziell erhältliches 4-Iodphenol, das zum Derivat mit Chlorethyl-Schutzgruppe für die phenolische Hydroxyl-Gruppe verethert wird (Abbildung 10.22). Anschließend wird die Dreifachbindung an den Aromaten gebunden. Dies geschieht mit Trimethylsilylacetylen. Als Katalysator dient $Pd(PPh_3)_4Cl_2$ (5 %) und als Cokatalysator Kupfer(I)-oxid (4 %). Die Aminkomponente ist Triethylamin. Die Reaktion verläuft bei Raumtemperatur und ergibt eine Ausbeute von 99 %. Anschließend folgen die TMS-Deprotektion (Trimethylsilan) in Methanol mit 1-N Kalilauge bei Raumtemperatur und einer Reaktionsdauer von zwei Stunden (Ausbeute 92 %) sowie danach die Alkylierung des terminalen Acetylens zunächst mit n-Butyllithium in Tetrahydrofuran bei -78 °C für Minuten und im Anschluss mit dem eigentlichen alkylierenden Reagenz Ethyliodid in Dimethylpropylharnstoff (DMPU) ebenfalls beginnend bei -78 °C bis zum Erreichen der Raumtemperatur (90 % Ausbeute) (Abbildung 10.22).

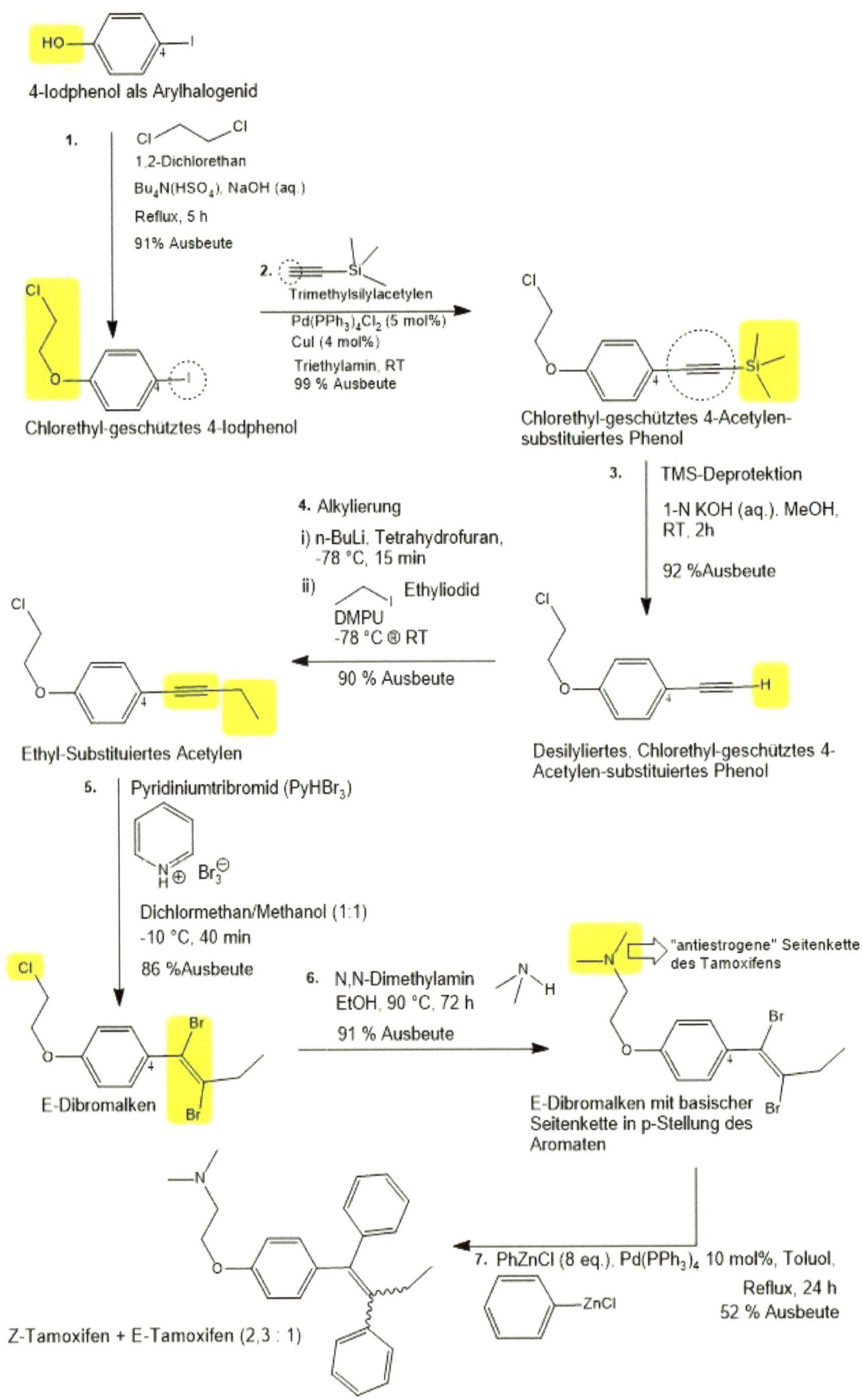

Abbildung 10.22: Alternative Sonogashira-Kreuz-Kopplungsreaktion innerhalb einer 7-stufigen Tamoxifen-Synthese (nach Pilli und Robello 2004)

Durch Reaktion mit dem Bromierungsreagenz Pyridiniumtribromid in einer 1:1-Mischung aus Dichlormethan und Methanol bei -10 °C für 40 Minuten wird das E-Dibromalken in einer Ausbeute von 86 % erhalten. Die Substitution des terminalen Chlor-Atoms durch die Dimethylamino-Gruppe liefert in einer Ausbeute von 91 % die antiestrogene, basische Seitenkette des Tamoxifens. Als Reagenz dient N,N-Dimethylamin in ethanolischer Lösung bei 90 °C über 72 Stunden. Aus dem E-Dibromalken wird über eine Pd^0-katalysierte Kreuzkupplungsreaktion mit Phenylzinkchlorid (8 eq.) in siedendem Toluol Tamoxifen als Diastereomerengemisch des E- und Z-Isomers erhalten. Phenylzinkchlorid wird erst *in situ* durch Transmetallierung einer 0,5-molaren Lösung von Phenyllithium mit Zink(II)-chlorid in Tetrahydrofuran generiert. Das Diastereomerenverhältnis des Tamoxifens beträgt 2,3:1 zugunsten der Z-Form (Abbildung 10.22) (Pilli und Robello 2004, Kasiotis und Haroutounian 2012).

10.4 Synthese von Z-Tamoxifen ausgehend von Trans-Stilben mittels Palladium-katalysierter Kreuzkupplungsreaktion

Nuñes und Mitarbeiter verwendeten trans-Stilben als Ausgangssubstanz für eine Tamoxifen-Synthese (Nuñes et al. 2009). Die Schlüsselreaktion stellt dabei eine Palladium-katalysierte Kreuzkupplungsreaktion an der Stilben-Doppelbindung dar. Insgesamt besteht die Synthese aus vier, maximal fünf Reaktionsschritten mit einer 40-prozentigen Gesamtausbeute und einem moderaten Z/E-Verhältnis von 3:1.

Die Suzuki-Reaktion ist eine 1979 von Suzuki und Miyaura entwickelte und der Sonogashira-Reaktion ähnelnde Kreuzkupplungsreaktion (Miyaura und Suzuki 1979, Miyaura et al. 1979). Zur Katalyse werden Palladium^0-Komplexe eingesetzt, z. B. die Palladiumphosphane $Pd(PPh_3)_4$ oder $Pd(PPh_3)_3$. Das besondere Charakteristikum der Suzuki-Kupplung ist, dass sie unter Verwendung von Bororganylen (Organoboranen) abläuft. Organoborane wie 9-Borbicyclo[3.3.1] nonan (9-BBN) reagieren mit Halogen-substituierten Aromaten oder Halogen-substituierten Vinyl-Gruppen unter Katalyse eines Pd^0-Komplexes und einer Base (z. B. NaOH, KOH, Na_2CO_3). Die allgemeine Gleichung der Suzuki-Kreuzkupplungsreaktion ist in Abbildung 10.23 dargestellt.

Initial kommt es bei der von Nunes und Mitarbeitern entwickelten Tamoxifen-Synthese zur Verknüpfung der Phenyl-substituierten Partialstruktur 4-($(CH_3)_2N$-CH_2-CH_2-O-C_6H_4) an das trans-Silben-Grundgerüst mittels einer Bromierungs-/Dehydrobromierungs-Suzuki-Reaktionssequenz (Abbildung 10.24), was zur Bildung der Triphenylethylen-Grundstruktur mit basischer, antiestrogener Seitenkette am Ring B in 4′-Position führt. Die Bromierung erfolgt mit Pyridiniumtribromid (Py-HBr_3) in wässriger Lösung, gefolgt von der Zugabe von Kaliumcarbonat in einem Methanol-Tetrahydrofuran-Lösungsmittelgemisch bei Raumtemperatur (Abbildung 10.25).

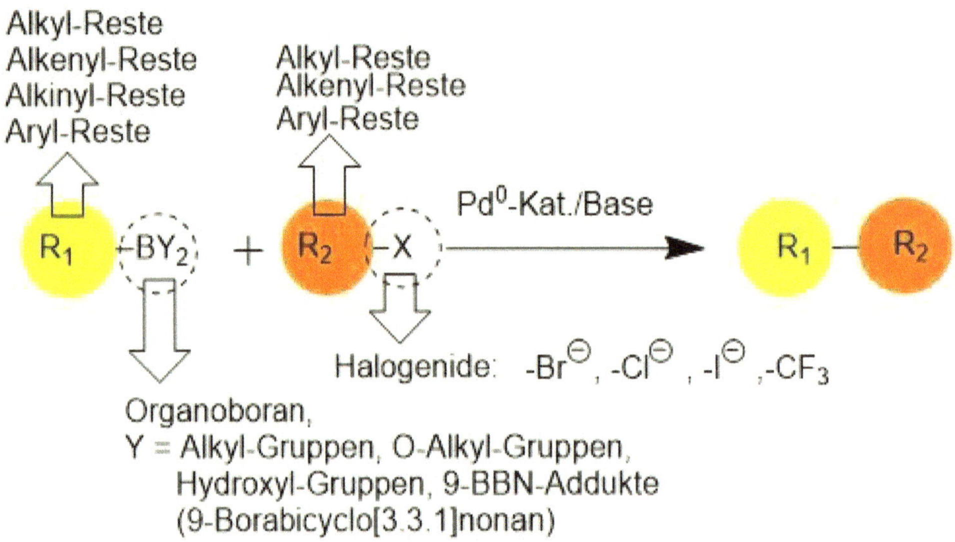

Abbildung 10.23: Allgemeine Reaktionsgleichung einer Suzuki-Kreuzkupplungsreaktion

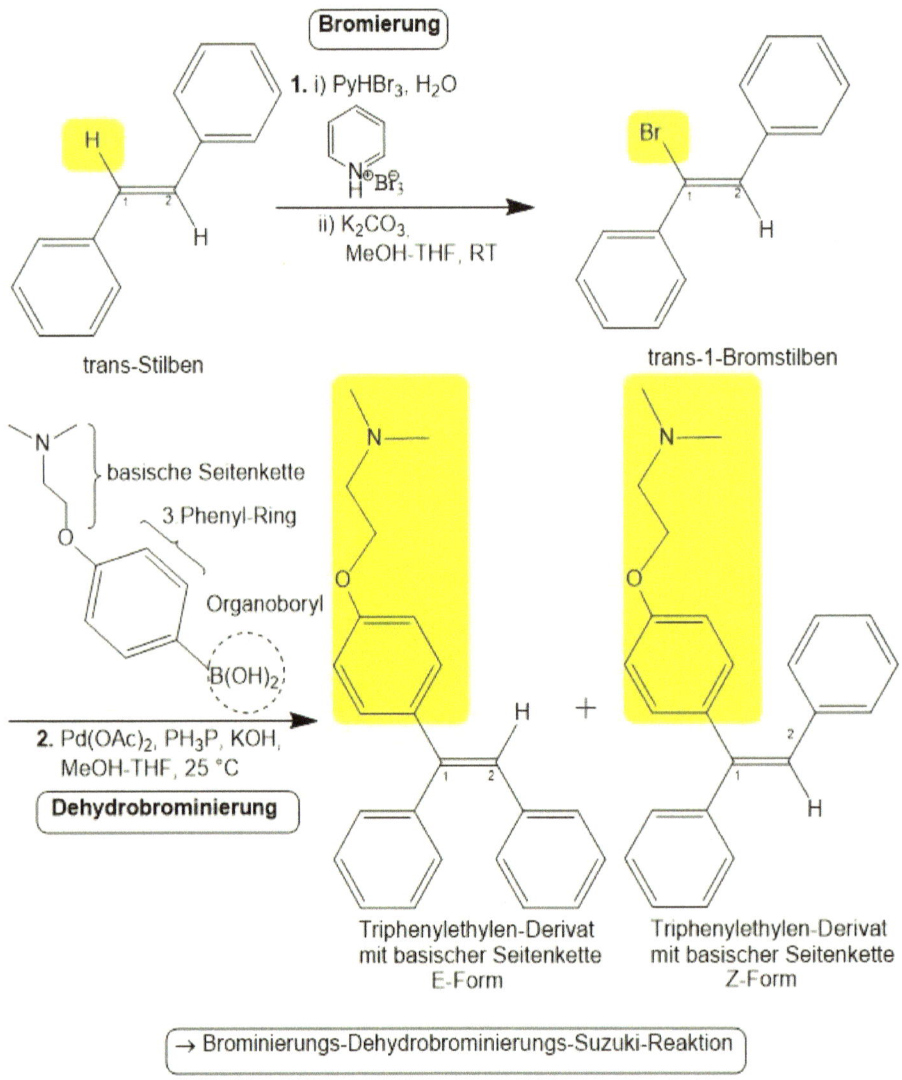

Abbildung 10.24: Reaktionsschritte 1 bis 3 einer Tamoxifen-Synthese ausgehend von trans-Stilben in fünf Schritten mit einer Gesamtausbeute von 40 % und einem zufriedenstellenden Z/E-Verhältnis von 3:1 (nach Nunes et al. 2009)

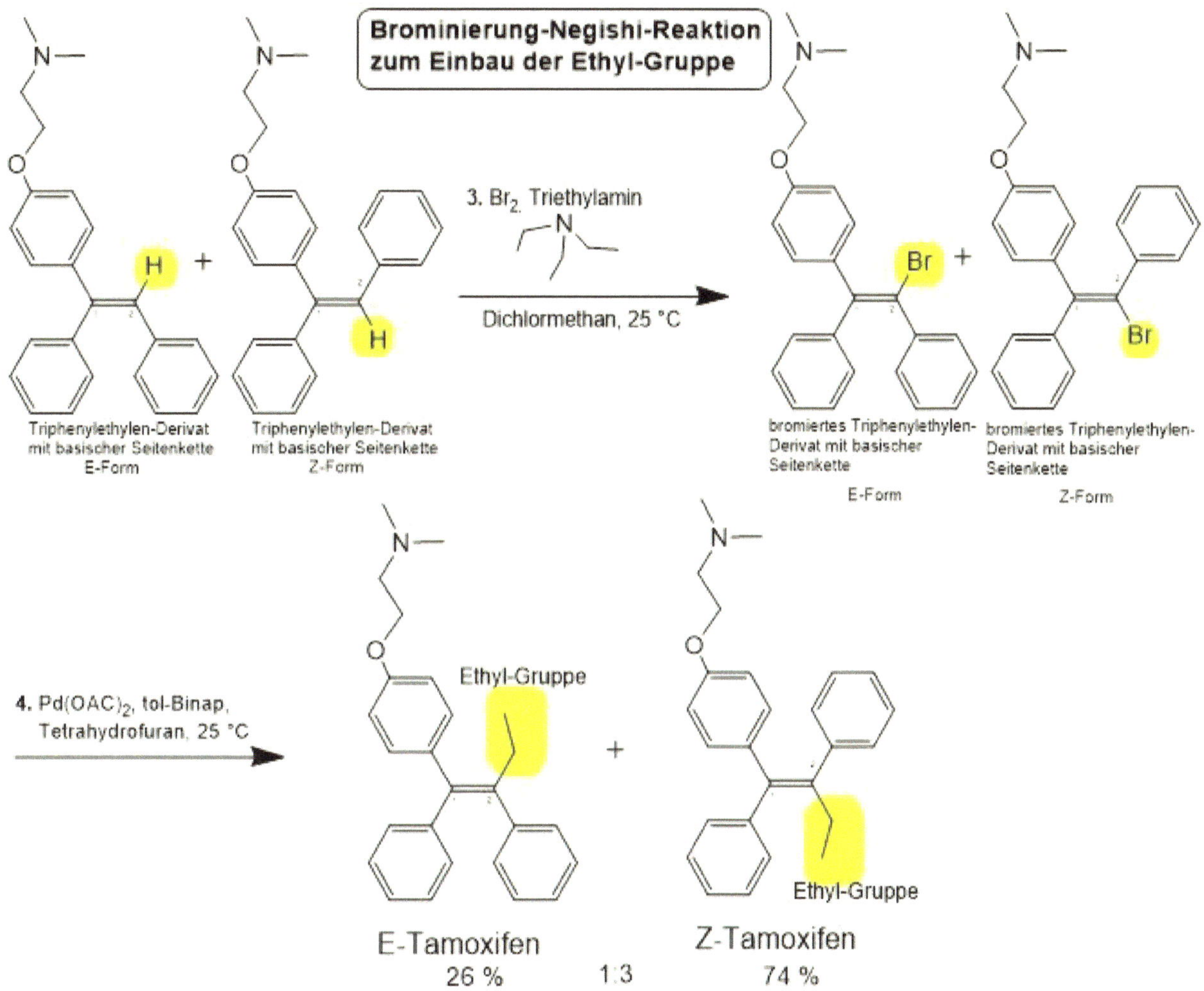

Abbildung 10.25: Die letzten beiden Reaktionsschritte der Bromierungs-Negishi-Reaktion zum Einbau der Ethyl-Gruppe in das basisch substituierte Triphenylethylen-Gerüst (nach Nunes et al. 2009)

Die Ethyl-Gruppe wird mittels eines Bromierungs-Negishi-Kreuzkupplungsprozesses mit der Doppelbindung verknüpft (King et al. 1977). Es sollte erwähnt werden, dass Z-Tamoxifen auch in einer dreistufigen Reaktion mit einer Gesamtausbeute von 57 % und einem Z/E-Diastereomerenverhältnis von 65:35 hergestellt werden kann, indem eine Reaktionssequenz aus Heck-Reaktion und Bromierungs-Negishi-Reaktion angewendet wird (Abbildung 10.26) (Kasiotis und Haroutounian 2012). Auch die Heck-Reaktion ist eine Pd^0-katalysierte Kupplungsreaktion; sie ermöglicht die direkte Einführung einer Doppelbindung an Arylhalogeniden, wobei das Halogenid gegen die einzuführende Alkenyl-Gruppe substituiert wird (Heck und Nolley Jr. 1972).

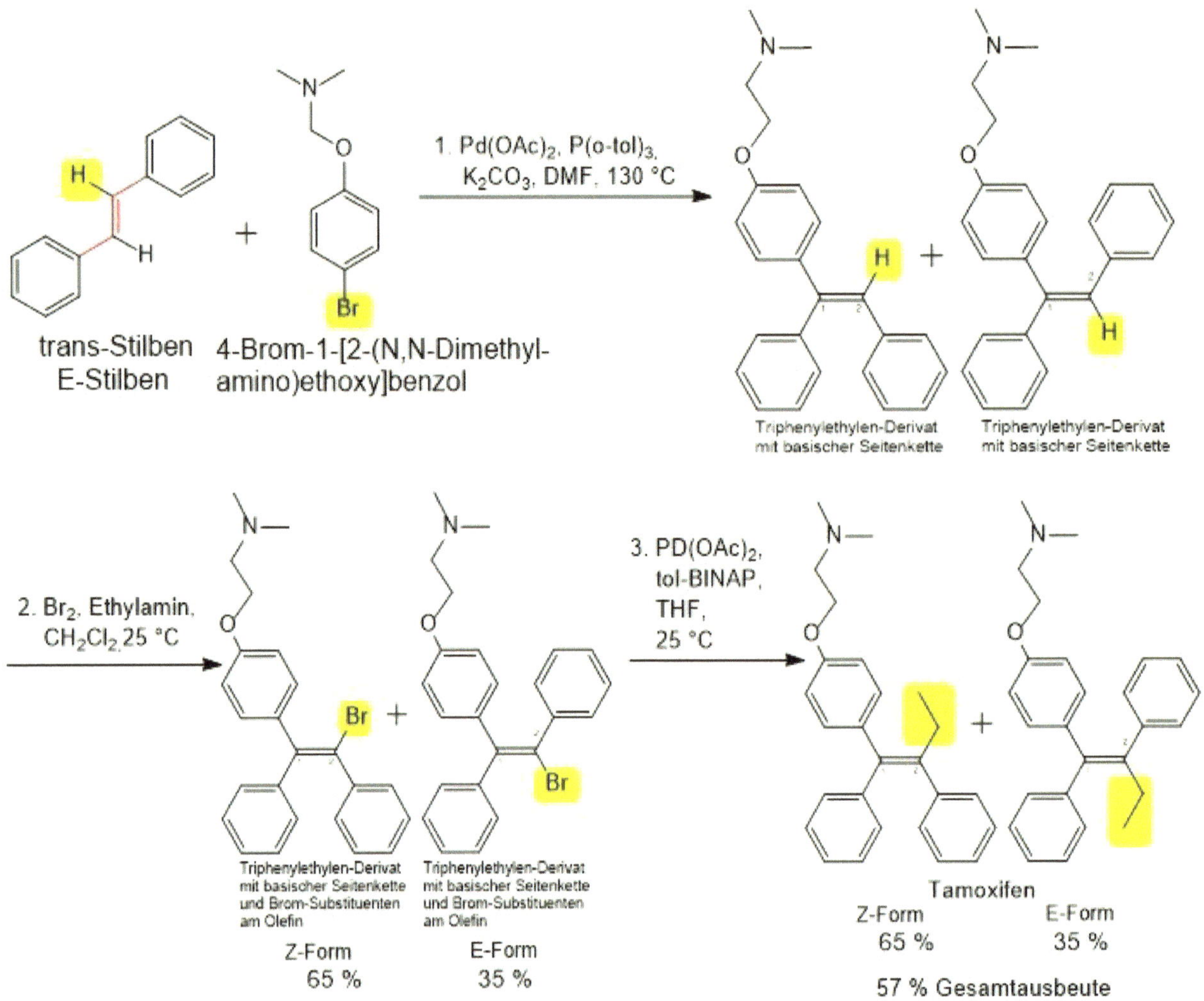

Abbildung 10.26: Dreistufige Alternativ-Reaktion ausgehend von trans-Stilben über eine Reaktionssequenz einer Heck-Reaktion und einer Bromierungs-Negishi-Reaktion (Kasiotis und Haroutounian 2012)

Daneben gibt es zahlreiche weitere Synthesen für Z-Tamoxifen, insbesondere Kombinationen aus Carbometallierungen und Kreuzkupplungsreaktionen, aber auch mittels der altbekannten Aldol-Reaktion ist eine Synthese beschrieben (Shina et al. 2007, Kasiotis und Haroutounian 2012).

10.5 Tamoxifen-Synthese mittels des Wittig-Horner-Ansatzes

Ein neuerer Ansatz besteht darin, die bekannte Wittig-Horner-Reaktion zu nutzen, um das Tamoxifen-Grundgerüst darzustellen (Pandey et al. 2005). Mittels der Wittig-Horner-Reaktion kann man stereoselektiv die E-Diastereomere von Alkenen herstellen. Phosphonsäuredialkylester werden in Gegenwart einer Base zur Carbonylolefinierung eingesetzt. Um das zu erreichen, werden Ketone (oder Aldehyde) nicht wie bei der Wittig-Reaktion mit Phosphoryliden (P-Ylide), sondern mit deprotonierten, anionischen Phosphonaten umgesetzt (Abbildung 10.27). Die Carbanionen der Phosphonate sind mesomeriestabilisiert. In Abbildung 10.27 ist das Carbanion durch den elektronenziehenden Carbonsäureethylester mit seinem -M-Effekt abgeschwächt in seiner Nukleophilie. Verallgemeinert heißt das, dass die Nukleophilie/Basizität immer noch hoch genug ist trotz der Elektronenakzeptor-Gruppen, die da platziert sind. Sie sind in jedem Fall basischer/nukleophiler als die Ylide der Wittig-Reaktion, sodass sie theoretisch auch alkyliert werden können. Tritt so etwas auf, können diese Nebenprodukte durch wässrige Extraktion leicht entfernt werden.

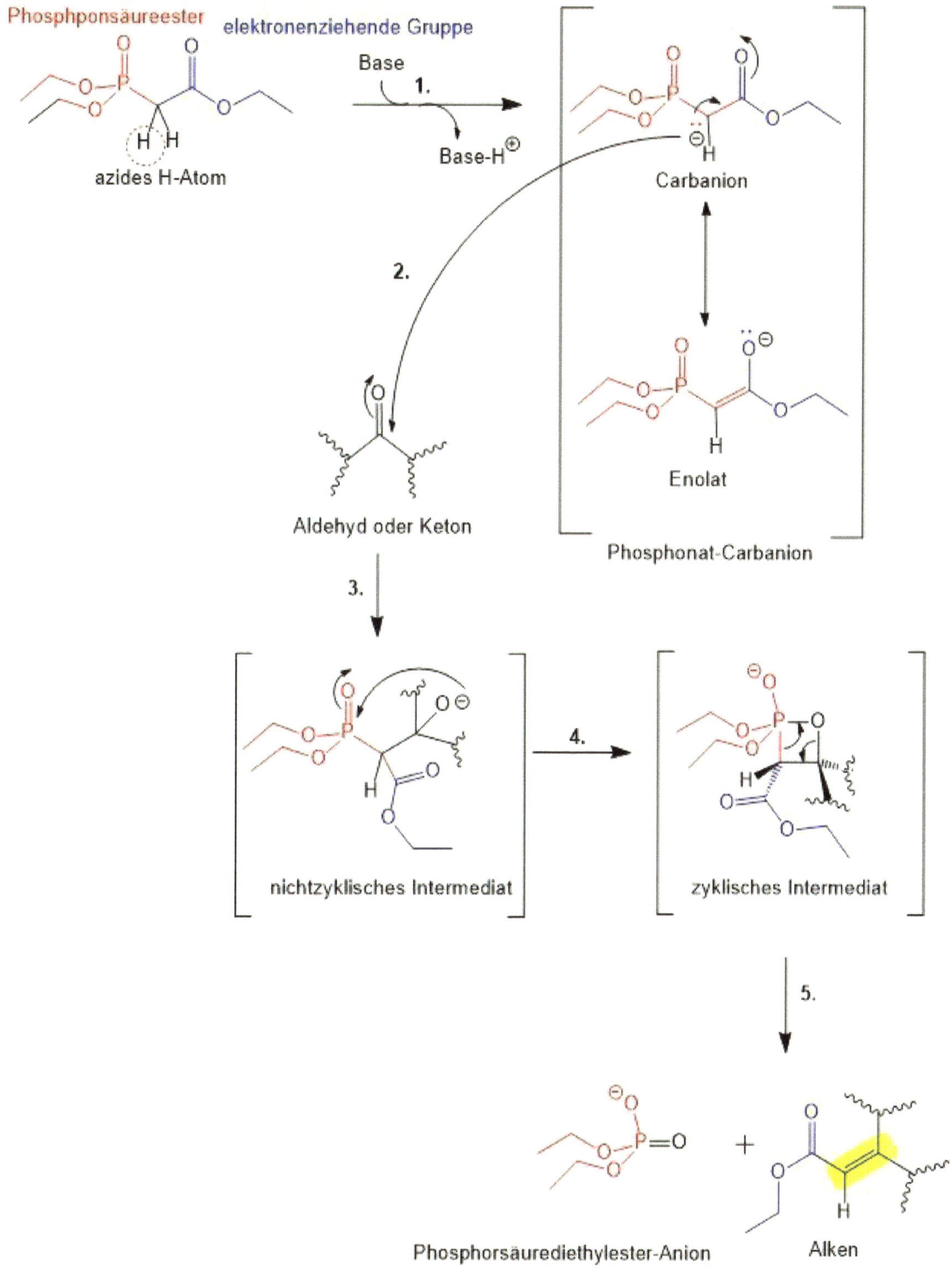

Abbildung 10.27: Vereinfachter postulierter Verlauf der Wittig-Horner-Reaktion

Die Wittig-Horner-Synthese ist eine Weiterentwicklung der Wittig-Synthese. Aufgrund der verwendeten Substrate kann die auch als „Horner-Wadsworth-Emmons-Synthese" bezeichnete Herstellungsmethode zur Carbonylolefinierung genutzt werden. Dazu werden Aldehyde bzw. Ketone in Gegenwart einer Base mit Phosphonsäuredialkylestern umgesetzt. Die Methylen-Gruppe zwischen der Phosphonsäureester-Struktur (rot) und der elektronenziehenden Gruppe (blau) besitzt eine CH-Azidität. Durch die

Zugabe einer Base kommt es zur Bildung des mesomeriestabilisierten Phosphonat-Carbanions (1.). Das Carbanion ist aber noch ausreichend nukleophil, um die Carbonyl-Gruppe des Aldehyds bzw. des Ketons an deren elektrophilen C-Atom anzugreifen (2.). Es bildet sich zunächst ein nichtzyklisches intermediäres Addukt (3.), das intramolekular durch Angriff des ehemaligen Carbonyl-Sauerstoffs an das Phosphor-Atom intermediär zyklisiert (4.). Durch Abspaltung eines Phosphorsäuredialkylesters kommt es zur Bildung der Wittig-Horner-Produkte, der Carbonylolefine bzw. einfach nur der Alkene (5.).

Innerhalb der Tamoxifen-Synthese, die von Pandey und seinen Mitarbeitern entwickelt worden ist (Pandey et al. 2005), ist das Phosphonat sicherlich eine Schlüssel-Verbindung (Abbildung 10.28). Es wird über zwei Reaktionsstufen aus o-Cresol (2-Methylphenol) über das Tritolylphosphin in einer Gesamtausbeute von 45 % gewonnen. 1-Brom-1-phenyl-1-Propanol, das zur Herstellung des Phosphonats benötigt wird, erhält man durch Umsetzung mit 1-Phenyl-1-propanol in 95-prozentiger Ausbeute (Pandey et al. 2019).

Die zweite wichtige Schlüsselsubstanz ist 4-(4-dimethylamino-ethoxy)-phenyl-methanon als Keton-Komponente. Sie kann in einer Ausbeute von 90 % durch eine Reaktion von 4-Hydroxybenzophenon mit 2-(N,N-Dimethylamino)ethylchlorid in Gegenwart von Natriumethoxid dargestellt werden (Abbildung 10.29).

Zuletzt läuft die Witter-Horner-Reaktion zwischen dem Phosphonat und der Keton-Komponente in Gegenwart von n-BuLi oder NaHMDS bei -78 °C ab. Das Z/E-Diastereomerenverhältnis beträgt 7:3. Das Z-Tamoxifen wird mehr als doppelt so häufig gebildet. Die Trennung der beiden Diastereomere erfolgt bei Pandey et al. (2005) mittels Säulenchromatografie und ergibt das gewünschte Z-Isomer des Tamoxifens in einer Gesamtausbeute von nur 28 %. Allerdings können die Ausgangsverbindungen zurückgewonnen und wiederverwendet werden (Abbildung 10.30) (Pandey et al. 2005, Kasiotis und Haroutounian 2012), was die Gesamtsynthese attraktiver macht.

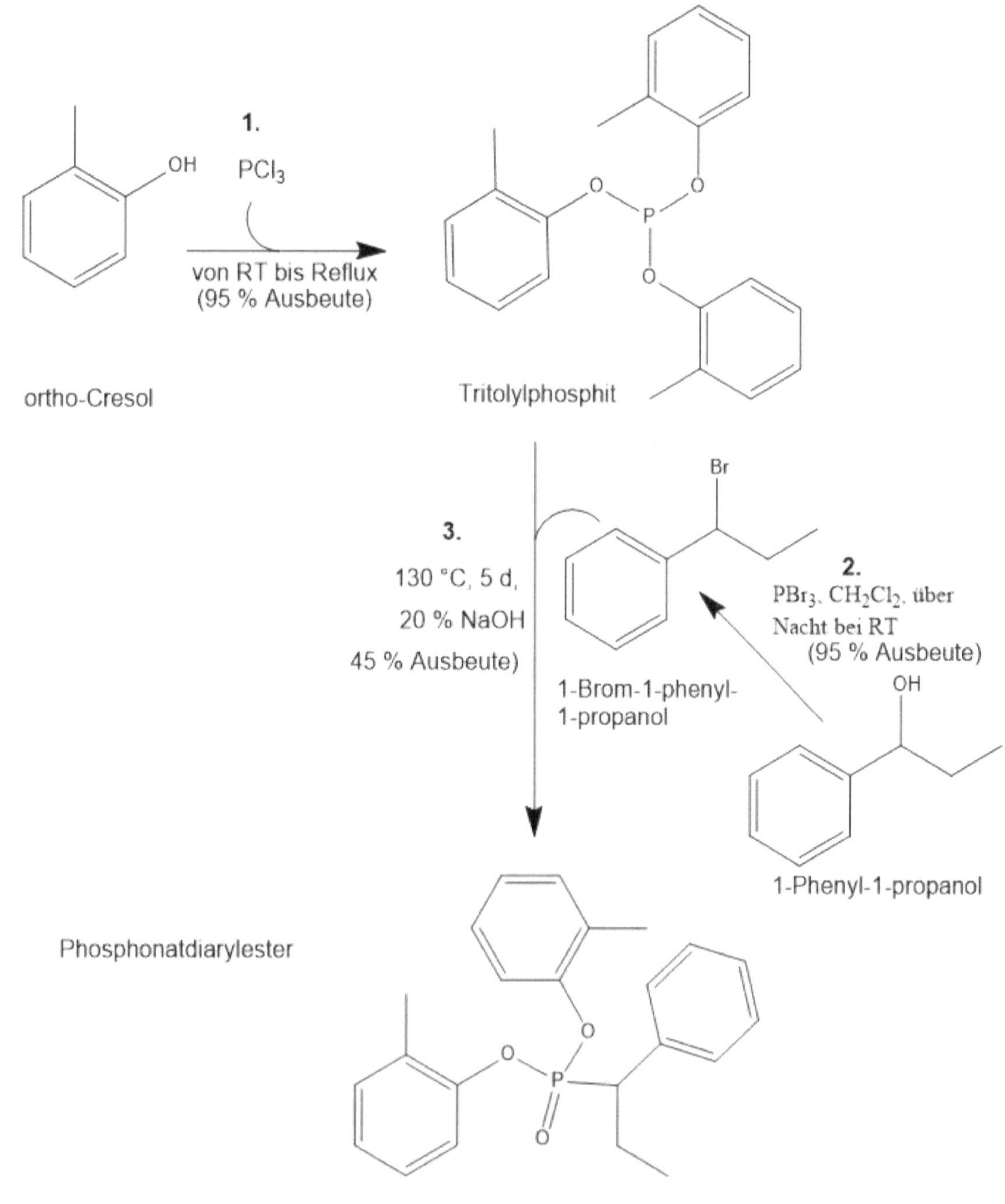

Abbildung 10.28: Stereoselektive Z-Tamoxifen-Synthes mittels Wittig-Horner-Synthese – Synthese der Phosphonatdiester-Komponente in drei Reaktionsstufen (nach Pandey et al. 2005, Kasiotis und Haroutounian 20012)

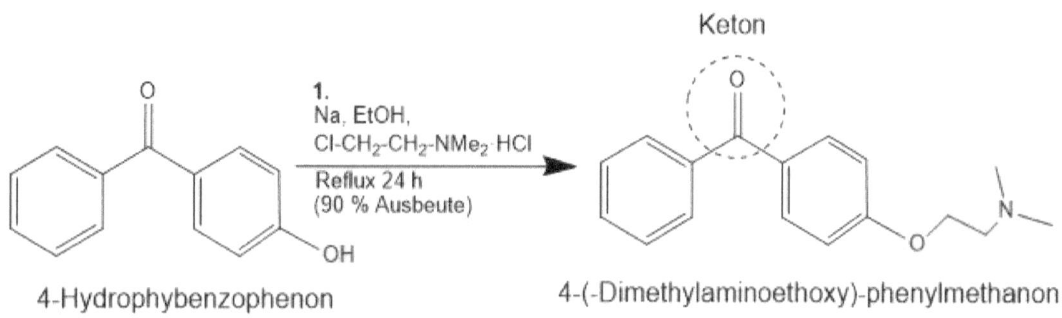

Abbildung 10.29: Stereoselektive Z-Tamoxifen-Synthese mittels Wittig-Horner-Synthese – Synthese der Carbonyl-Komponente in der ersten Reaktionsstufen aus 4-

Hydroxybenzophenon (nach Pandey et al. 2005, Kasiotis und Haroutounian 20012)

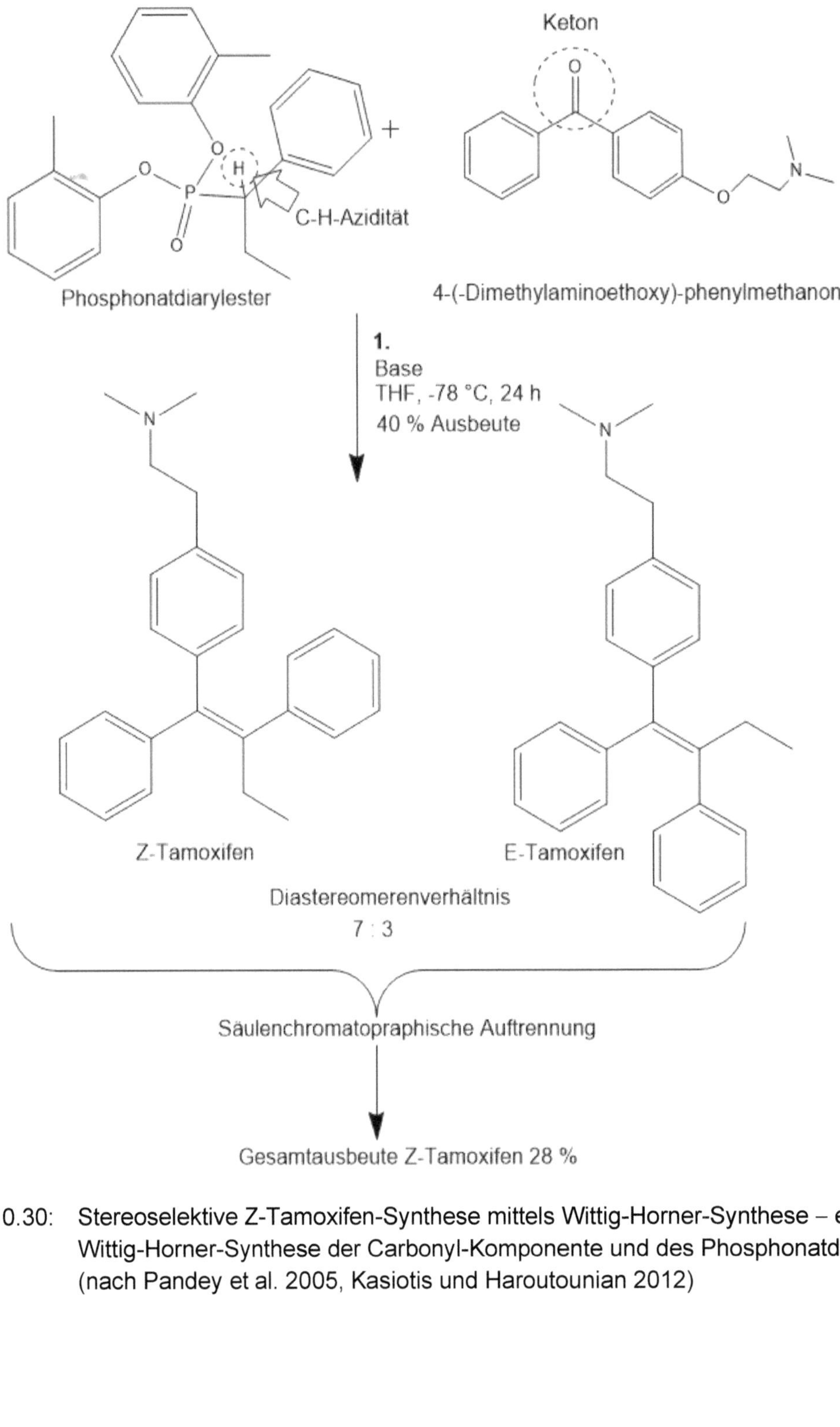

Abbildung 10.30: Stereoselektive Z-Tamoxifen-Synthese mittels Wittig-Horner-Synthese – eigentliche Wittig-Horner-Synthese der Carbonyl-Komponente und des Phosphonatdiarylesters (nach Pandey et al. 2005, Kasiotis und Haroutounian 2012)

Literatur

Bedford, G. R. und Richardson, D.N. Nature 1966, 212, 733.

Coe, P. L. und Scriven, C. E. J Chem Soc Perkin Trans 1 1986, 475.

Collins, D. J. et al. J Med Chem 1971, 14, 952.

Dess, D. B. und Martin, J.C. J Org Chem 1983, 48, 4155.

Dess, D. B. und Martin, J.C. J Am Chem Soc 1991, 113, 7277.

Detsi, A. et al. J Org Chem 2002, 67, 4608.

an der Heiden, M. R. Dissertation 2006, Fachbereich Chemie der Technischen Universität Darmstadt.

Harper, M. J. und Walpole, A.I. Nature 1966, 212, 87.

Heck, R. F. und Nolley Jr. J.P. J Org Chem 1972, 37, 2320.

Kasiotis, K. M. und Haroutounian, S.A. Curr Org Chem 2012, 16, 335.

King, A. O. et al. Chem Commun 1977, 683.

McMurry, J. E. und Fleming, M. P. J Am Chem Soc 1974, 96, 4708.

Miller, R. B. und Al-Hassan, M. J. J Org Chem 1984, 49, 725.

Miller, R. B. und Al-Hassan, M. J. J Org Chem 1985, 50, 2121.

Miyaura, N. und Suzuki, A. J Chem Soc Chem Commun 1979, 1979, 19, 866.

Miyaura, N. et al. Tetrahedron Lett 1979, 20, 3437.

Nuñes, C. M. et al. Synthesis 2009, 16, 2761.

Pandey, R. K. et al. Synth Commun 2005, 35, 2795.

Pilli, R. A. und Robello, L. G. J Braz Chem Soc 2004, 15, 938.

Robertson, D. W. und Katzellenbogen, J.A. J Org Chem 1982, 47, 2387.

Shiina, I. et al. Bioorg Med Chem 2007, 15, 7599.

Sonogashira, K. J Organomet Chem 2002, 653, 46.

Stüdemann, T. M. und Knochel, P. Angew Chem Int Ed Engl 1997, 36, 93.

Stüdemann, T. M. et al. Tetrahedron 1998, 54, 1299.

Tessier, P. E. et al. Org Lett 2003, 5, 2089.

Walter, W. und Francke, W. In: Beyer-Walter Lehrbuch der Organischen Chemie 2005, 24. Aufl., S. Hirzel Verlag, Stuttgart.

Yu, D. D. et al. J Org Chem 2003, 68, 9489.